U0198427

单髁与全膝关节置换术关键康复

Critical Rehabilitation for Partial and Total Knee Arthroplasty

主　编　（美）弗兰克·R.诺伊斯（Frank R. Noyes）

　　　　（美）苏·巴伯－威斯汀（Sue Barber-Westin）

主　译　许鹏　李辉

北方联合出版传媒（集团）股份有限公司

辽宁科学技术出版社

·沈　阳·

First published in English under the title
Critical Rehabilitation for Partial and Total Knee Arthroplasty: Guidelines and Objective Testing to Allow Return to Physical Function, Recreational and Sports Activities
edited by Frank R. Noyes and Sue Barber-Westin

图书在版编目（CIP）数据

单髁与全膝关节置换术关键康复 /（美）弗兰克·R.诺伊斯（Frank R. Noyes），（美）苏·巴伯－威斯汀（Sue Barber–Westin）主编；许鹏，李辉主译 . — 沈阳：辽宁科学技术出版社，2023.6
　　ISBN 978–7–5591–2941–3

　　Ⅰ . ①单… Ⅱ . ①弗… ②苏… ③许… ④李… Ⅲ . ①人工关节—膝关节—移植术（医学）—康复训练 Ⅳ . ①R687.409

　　中国国家版本馆CIP数据核字（2023）第046102号

出版发行：辽宁科学技术出版社
　　　　　（地址：沈阳市和平区十一纬路25号　邮编：110003）
印 刷 者：辽宁新华印务有限公司
经 销 者：各地新华书店
幅面尺寸：210mm×285mm
印　　张：12
插　　页：4
字　　数：300千字
出版时间：2023年6月第1版
印刷时间：2023年6月第1次印刷
责任编辑：吴兰兰
封面设计：顾　娜
版式设计：袁　舒
责任校对：栗　勇

书　　号：ISBN 978–7–5591–2941–3
定　　价：168.00元

投稿热线：024–23284363
邮购热线：024–23284502
E–mail:2145249267@qq.com
http://www.lnkj.com.cn

译者名单

主　译　许　鹏　李　辉

参译人员（按姓氏汉语拼音排序）

　　　侯卫坤　胡守业　金昇宇　刘开鑫　鲁　超

　　　彭　侃　许　珂　张斌飞

译者简介

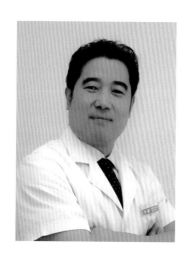

许鹏，一级主任医师，博士，西安市红会医院副院长，西安市红会医院关节病医院院长、学科带头人，西安交通大学博士研究生导师。主要从事股骨头坏死及髋部相关疾病的临床诊疗及发病机制研究、膝髋人工关节置换术的临床应用。擅长股骨头坏死、骨性关节炎、先天性髋关节发育不良、类风湿性关节炎、强直性脊柱炎及大骨节病的手术、非手术治疗。对髋、膝人工关节置换技术有扎实的理论基础及丰富的操作经验，每年施行关节置换手术千余例。

近年来主要承担及负责中美及中德、中韩国际合作项目和国家自然科学基金项目、中国博士后科研基金项目及省部级项目10余项。发表论文190余篇，其中SCI收录100余篇，出版学术专著1部，副主编西安交通大学研究生教材1部，参编、参译著作8部。研究成果获陕西省科学技术一等奖、二等奖、三等奖各1项，陕西高等学校科学技术一等奖2项、二等奖1项，西安市科学技术二等奖、三等奖各1项。

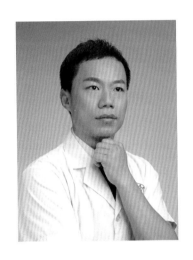

李辉，医学博士，副主任医师，硕士研究生导师，西安市红会医院关节病医院关节矫形病区副主任。

2011年毕业于北京协和医学院，获骨科学博士学位，先后于美国纽约大学关节病医院、德国Endo诊所、奥地利维也纳矫形外科医院等世界顶级骨科医疗机构访学。

主攻个性化、数字化关节外科，研究方向为骨性关节炎、股骨头坏死发病机制及早期诊断和治疗。主持国家自然科学基金1项，参与国家级及省部级基金5项，以第一作者发表论文6篇，获国家发明专利1项、实用新型专利2项。

社会任职：中国医师协会骨科分会保髋学组委员，中国中药协会骨科青委会副主任委员，中国骨科菁英会会员，中国医师协会骨科分会青委会创新与转化学组委员，中国老年学和老年医学学会骨科分会中西医结合学组委员，吴阶平基金会骨科青年医师联盟常务委员，陕西中西医结合学会骨伤专委会常务委员。

译者序

膝关节置换术是 20 世纪最成功的外科手术之一，也是应用最广泛的术式之一。据不完全统计，2020 年我国膝关节置换手术量接近 40 万例，同期我院已超过 4000 例，随着人口的老龄化以及医保支付系统的改革，这一数量将持续增长。

进入 21 世纪以来，我国关节外科发展迅猛。复杂疑难病例的手术技术相比国外同行已不遑多让，数字骨科、人工智能在关节外科中的开展正方兴未艾。与外科手术蓬勃发展形成强烈对比的是，康复医学发展相对缓慢。关节置换围手术期康复技术的推广与康复体系的建立更是一个明显的短板。

康复一词译自英语 rehabilitation，由拉丁语 re-（重新）和 habilitation（使得到能力或适应）组合而成，即使其重新得到能力或使其恢复原来状态之意。从这个角度讲，关节置换手术只是让患者康复的手段之一，康复才是治疗的主线与最终目的。而现实则是重手术轻康复，这可从手术类专著汗牛充栋，而康复类专著凤毛麟角略见一斑。

Frank R. Noyes 和 Sue Barber-Westin 编写的《单髁与全膝关节置换术关键康复》便是关节外科康复的"龙凤"之作，编者 Noyes 是国际著名的膝关节外科专家，由其创立的 Noyes 膝关节研究所在膝关节疾病与康复方面也是声名卓著，成绩斐然。书中不仅对现有的文献进行了科学全面的总结，基于编者深刻学科理解和丰富临床经验的评述更是让本书兼具极佳的实用性和科学性。

阅读本书将对以下专业人士多有裨益。关节外科医生将获取与自身临床、科研密切相关的康复技术与评价指标，将本书中这些有益的、经过验证的康复策略融入日常临床工作将大大改善患者术后活动与运动水平；康复科医生将深入了解膝关节置换围手术期康复的特点与要求，对康复学科的关节专业建设大有裨益；基层医生也会据此开展一些常规的康复和评估，将助力于我国的康复体系建设。

序言

单髁与全膝关节置换术的成功是多因素的，离不开详细的术前计划和全流程各细节的严格把控，这包括术前评估，对患者期望值和个性化需求的理解以及术中技术细节实施。最重要的，即本书的主题，是成功的术后康复流程，这是术后恢复膝关节活动范围、功能、力量和重返日常及休闲活动的关键。

很多年轻的、活跃的患者希望在膝关节置换术后能够重启活跃的生活方式。设计和执行术后能够重返高水平运动的康复计划对临床团队来说有时候很不容易。对于希望术后重获接近正常的膝关节功能的年轻患者，设置切合实际的目标和期望值也是一个艰巨的任务。

由于疾病经常会拖延数年，关节炎相关症状会让术后康复变得更复杂。常见的有肌肉萎缩以及髋和整个下肢肌群功能的改变，可能需要术前预康复，以改善肌肉力量和功能，这些康复项目的有效性将在本书中详细叙述。

很遗憾的是此前发表的膝关节置换康复项目都没有提供患者术后重返体育活动的数据，缺乏个性化评估、功能和力量的客观评价以及重返休闲和体育活动的特异性结局指标。膝关节运动损伤后康复和重返运动也曾如此，但近 10 年已大为改观。在我们研究所，膝关节运动损伤和置换术后康复流程并无显著区别。我们的大量经验表明，膝关节置换术后希望重返运动的患者需要更积极和高级的康复流程。

现有的大多数膝关节置换术后康复流程在术后 12 周结束。对于希望术后重返休闲和体育活动的患者而言，本书强调的延长康复周期以完全重塑下肢功能、力量和协调性是必要的。个性化康复方案可能需要长达 12 个月，以达到患者目标和期望值，最终使患者满意。不全康复，或者手术及术前不活动导致的广泛肌肉失用性萎缩和功能不良依然存在，就草草结束术后康复的日子已经一去不复返了。

感谢《单髁与全膝关节置换术关键康复》所有的编者，他们在临床监测和结构化康复项目中的丰富经验对本书贡献良多。这些经验将帮助全世界的医疗机构将这些康复策略融入他们各自的术后康复方案中。本书所述的高级康复理念将帮助膝关节置换患者在术后重新开始活跃的生活方式，从而提高患者满意度。

编者名单

Albert T. Anastasio Department of Orthopaedic Surgery, Duke University Medical Center, Durham, NC, USA

Sue Barber-Westin Noyes Knee Institute, Cincinnati, OH, USA

Lefko T. Charalambous Department of Orthopaedic Surgery, Duke University Medical Center, Durham, NC, USA

Niall H. Cochrane Department of Orthopaedic Surgery, Duke University Medical Center, Durham, NC, USA

Timothy Heckmann Noyes Knee Institute, Cincinnati, OH, USA

David L. Kerr Department of Orthopaedic Surgery, Duke University Medical Center, Durham, NC, USA

A. J. Kievit Department of Orthopedic Surgery, Amsterdam Movement Sciences, Amsterdam Centre for European Studies, Amsterdam University Medical Centers, Amsterdam, Netherlands

P. P. F. M. Kuijer Department of Public and Occupational Health, Amsterdam Public Health Research Institute, Amsterdam Movement Sciences, Amsterdam University Medical Centers, Amsterdam, Netherlands

Frank R. Noyes Cincinnati SportsMedicine and Orthopaedic Center, The Noyes Knee Institute, Cincinnati, OH, USA

M. U. Schafroth Department of Orthopedic Surgery, Amsterdam Movement Sciences, Amsterdam Centre for European Studies, Amsterdam University Medical Centers, Amsterdam, Netherlands

Thorsten M. Seyler Department of Orthopaedic Surgery, Duke University Medical Center, Durham, NC, USA

Mark Wu Department of Orthopaedic Surgery, Duke University Medical Center, Durham, NC, USA

目录

第一章 序言：年轻患者膝关节置换术的流行病学

Sue Barber-Westin, Frank R. Noyes

许 珂 许 鹏 / 译

1.1 引言

全膝关节置换术（Total Knee Arthroplasty，TKA）是美国应用最广泛的择期外科手术之一，近几十年其数量呈指数式增长[1-7]。2011—2012年，美国症状性膝关节骨性关节炎（Osteoarthritis，OA）患者数量高达1400万~1500万，其中超过一半因病情进展需要TKA手术治疗[8]。2012年全美TKA手术超过70万例，人群占比高达223/10万人[9]，在经合组织（经济合作与发展组织）成员国中最高。其他TKA人群占比较高的国家包括：奥地利（218/10万人）、德国（206/10万人）和瑞士（205/10万人）[10]。2005—2011年65岁以下的患者成为全球TKA年增长最快的人群，这与国民生产总值增长（$r=0.53$，$P < 0.01$）、医保费用提高（$r=0.68$，$P < 0.001$）及肥胖发病率增加（$r=0.46\sim0.72$，$P < 0.05$）显著相关。

许多研究使用不同的流行病学模型对TKA总量和年手术率进行预测[6, 11-15]，其中TKA的年手术率是特定时期内接受TKA的手术量除以同时期美国总人口数量（根据美国人口普查局数据）。本章评估了美国截至2020年5月的最新数据，讨论了年龄、性别等因素对TKA数量及年手术率的影响，并预测了未来TKA数量。此外，还评估了长期运动及运动损伤对未来发生膝关节OA和TKA风险的影响。

1.2 美国历年初次TKA的数量和年手术率

美国历年进行初次TKA的数量和年手术率统计见表1.1[3, 6, 7, 9, 12]。除一项研究外，所有研究均使用了同一个数据库，即全国住院患者样本库（National Inpatient Sample，NIS），但研究结果却不尽相同。NIS由美国医疗保健费用与运行项目组（Healthcare Cost and Utilization Project，HCUP）和人口普查局发布，是对全美约1000家医院每年出院患者信息的统计，涵盖了全美95%的人口，所以在统计学上是有意义的。

Fingar等[9]在HCUP发表的一份报告中称，2003年全美进行了421 700例TKA手术，2012年增加到700 100例，总体增幅66%。这项研究涵盖了所有年龄段的患者。而另一项研究（同样涵盖所有年龄段患者）报道的TKA数量却相对较少。Sloan等[6]统计的TKA总量在2012年为369 405例，2013年为630 509例，与2000年相比，总体数量增加了71%。有趣的是，这些研究发现，

表 1.1 美国历年初次 TKA 的数量和年手术率

时间（年份）	文献	患者年龄（岁）	TKA 数量	每 100 000 人 TKA 年手术率
2000	Sloan 等 [6]	所有年龄段	274 025	97
	Inacio 等 [12]	≥ 40	274 463	229
	Kim 等 [3]	所有年龄段	281 534	未统计
2001	Sloan 等 [6]	所有年龄段	305 108	107
	Inacio 等 [12]	≥ 40	305 572	249
	Kim 等 [3]	所有年龄段	313 618	未统计
2002	Sloan 等 [6]	所有年龄段	339 225	118
	Inacio 等 [12]	≥ 40	339 681	272
	Kim 等 [3]	所有年龄段	350 122	未统计
2003	Sloan 等 [6]	所有年龄段	369 405	127
	Inacio 等 [12]	≥ 40	369 985	290
	Kim 等 [3]	所有年龄段	379 719	未统计
	Fingar 等 [9]	所有年龄段	421 700	145.4
2004	Sloan 等 [6]	所有年龄段	431 852	147
	Inacio 等 [12]	≥ 40	419 774	323
	Kim 等 [3]	所有年龄段	431 485	未统计
2005	Sloan 等 [6]	所有年龄段	482 369	163
	Inacio 等 [12]	≥ 40	483 067	365
	Kurtz 等 [15]	所有年龄段	471 088	未统计
	Pabinger 等 [10]	所有年龄段	未统计	185
2006	Sloan 等 [6]	所有年龄段	481 941	161
	Inacio 等 [12]	≥ 40	482 689	358
	Pabinger 等 [10]	所有年龄段	未统计	175
	Kurtz 等 [13]	所有年龄段 < 45 45~54 55~64	524 600 9900 59 100 147 100	未统计 未统计 未统计 未统计
2007	Sloan 等 [6]	所有年龄段	532 883	177
	Inacio 等 [12]	≥ 40	533 602	390
	Pabinger 等 [10]	所有年龄段	未统计	172
2008	Sloan 等 [6]	所有年龄段	591 564	194
	Inacio 等 [12]	≥ 40	592 323	427
	Losina 等 [41]	所有年龄段	615 050	未统计
	Pabinger 等 [10]	所有年龄段	未统计	201
2009	Sloan 等 [6]	所有年龄段	596 939	194
	Inacio 等 [12]	≥ 40	597 541	424
	Pabinger 等 [10]	所有年龄段	未统计	213
2010	Sloan 等 [6]	所有年龄段	632 091	204
	Inacio 等 [12]	≥ 40	632 862	442
	Williams 等 [7]	≥ 45	693 400	未统计
	Pabinger 等 [10]	所有年龄段	未统计	226

表 1.1（续）

时间（年份）	文献	患者年龄（岁）	TKA 数量	每 100 000 人 TKA 年手术率
2011	Sloan 等[6]	所有年龄段	617 945	198
	Inacio 等[12]	≥ 40	618 604	426
	Pabinger 等[10]	所有年龄段	未统计	235
2012	Sloan 等[6]	所有年龄段	630 509	201
	Inacio 等[12]	≥ 40	631 214	429
	Fingar 等[9]	所有年龄段	700 100	223
2013	Sloan 等[6]	所有年龄段	661 695	209
2014	Sloan 等[6]	所有年龄段	680 150	213

与 2000—2008 年这一时间段相比，2008—2014 年 TKA 手术量的年平均增长率有所下降（分别为 3.6% 和 10.2%，$P=0.015$ ）。值得注意的是，Inacio 等[12]统计的 40 岁以上患者的 TKA 手术量与 Sloan 等统计的结果非常相似，但年手术率却是 Sloan 的 2 倍多，具体原因不明。

两项对比 TKA 年手术率性别差异的研究发现[6, 7]，女性年手术率明显高于男性（表 1.2）。Williams 等[7]在美国卫生与公众服务部发表的一份报告指出，虽然男性和女性 TKA 手术 2000—

表 1.2　美国历年不同性别和不同年龄段初次 TKA 年手术率

时间（年份）	文献	年龄（岁）：年手术率	性别：年手术率	性别和年龄（岁）：年手术率
2000	Sloan 等[6]	＜ 45：3.0/100 000	女性：120.7/100 000	未统计
		45~54：66.7/100 000		
		55~64：249.6/100 000		
		65~69：498.3/100 000		
		70~74：614.7/100 000	男性：73.1/100 000	
		75~79：635/100 000		
		80~84：501.8/100 000		
		≥ 85：209.9/100 000		
	Williams 等[7]	未统计	女性：33.0/10 000	女性 45~64：16.4/10 000 男性 45~64：8.7/10 000 女性 ≥ 65：58.8/10 000 男性 ＞ 65：57.0/10 000
			男性：24.3/10 000	
2005	Pabinger 等[10]	≤ 64：36/100 000 ≥ 65：149/100 000	未统计	未统计
2006	Pabinger 等[10]	≤ 64：35/100 000 ≥ 65：140/100 000	未统计	未统计
2007	Pabinger 等[10]	≤ 64：35/100 000 ≥ 65：137/100 000	未统计	未统计
2008	Pabinger 等[10]	≤ 64：44/100 000 ≥ 65：157/100 000	未统计	未统计
2009	Pabinger 等[10]	≤ 64：48/100 000 ≥ 65：165/100 000	未统计	未统计

表 1.2（续）

时间（年份）	文献	年龄（岁）：年手术率	性别：年手术率	性别和年龄（岁）：年手术率
2010	Pabinger 等[10]	≤ 64：53/100 000 ≥ 65：173/100 000	未统计	未统计
2011	Pabinger 等[10]	≤ 64：58/100 000 ≥ 65：177/100 000	未统计	未统计
2014	Sloan 等[6]	< 45：5.8/100 000 45~54：168.3/100 000 55~64：525.3/100 000 65~69：909.2/100 000 70~74：1016.6/100 000 75~79：966.6/100 000 80~84：716.7/100 000 ≥ 85：259.2/100 000	女性：259.8/100 000 男性：165.3/100 000	未统计
2015	Williams 等[7]	未统计	女性：65.5/10 000	女性 45~64：46.6/10 000 男性 45~64：828.6/10 000 女性 ≥ 65：99.3/10 000 男性 > 65：82.6/10 000

2010 年的增长率基本相似（分别为 86% 和 99%），但女性接受 TKA 手术的比率却高于男性（2000年分别为 33.0/10 000 和 24.3/10 000，2010 年分别为 65.5/10 000 和 45.3/10 000），尤其在 45~64 岁的患者中，二者差异最为明显。Sloan 等[6] 分别于 2000 年和 2014 年报告了男性和女性 TKA 年手术率，发现二者间存在巨大差异。TKA 年手术率除了性别间的差异，同一年龄段患者在 2010 年和 2014 年相比，也有很大幅度的增长。例如，2000 年 65~69 岁患者的 TKA 年手术率为每 10 万人498.3 人，2014 年则为每 10 万人 909.2 人。

　　截至编写本书时，只有两项研究评估了美国 TKA 的人群手术率[16, 17]。人群手术率是指特定时间内接受过 TKA 的患者在人群中所占比例，而不考虑手术是在哪一年进行的。Maradit 等[16] 的研究指出，2010 年整个美国 ≥ 50 岁的人口中约有 4.55%（470 万人）接受过 TKA 手术，且这一比率随着年龄的增加而增加，如：50~59 岁的比率为 1.48%，60~69 岁为 4.59%，70~79 岁为8.80%，80~89 岁为 10.13%，> 90 岁为 7.40%；除 ≥ 90 岁的群体外（分别为 7.39% 和 7.41%），所有年龄段的女性 TKA 人群手术率均高于男性。由于统计方法的不同和纳入的数据年代较早，Weinstein 等[17] 公布的结果与 Maradit 等相比 TKA 人群手术率降低了约 20%。即便如此，该研究也发现各年龄段女性的人群手术率均高于男性，并且随着年龄的增长，TKA 人群手术率也在增加。

1.3 未来 TKA 数量的预测

　　各种模型（包括线性回归、泊松回归和逻辑回归）都被用来估计或预测 TKA 未来的数量和年手术率[3, 6, 11-15]，模型中的参数主要来自美国人口普查局的数据和 NIS 中获得的历年 TKA 数量。其中 NIS 涵盖了 44 个州的 1000 家医院的出院患者，覆盖了美国 95% 的人口[12]。另外，除了对美国人口增长率的预测，年龄、性别、种族、肥胖和所在地区等因素也被考虑进来，因为这些因素可能影响未来的 TKA 年手术率[6, 11, 14, 15]。泊松回归模型和线性回归模型是近年文献中最常用的预测模型，它们假定在研究时间内，TKA 手术需求量是持续增加或者呈指数增长的[6, 11-14]。而逻辑回归模型则在参数中设定了 TKA 的上限（预计最大 TKA 年手术率），因而预测结果相对保守[12]。

表 1.3 收录了最新发表的研究，这些研究对比了 2025—2050 年 TKA 的预测手术量和年手术率。如表中所示，即使利用同一统计模型，不同研究之间也存在巨大的差异。例如，同样使用泊松回归模型，TKA 2030 年的预测数量在不同研究中为 1 678 200~4 344 900 例不等。此外，对不同年龄段患者 TKA 数量的预测结果也不相同[6, 13]。例如，到 2030 年小于 45 岁患者 TKA 预测数量为 9800~95 200 例不等，45~54 岁为 51 500~994 600 例不等，55~64 岁为 162 300~1 300 200 例不等。

目前这些预测研究是利用历史数据来推算至少 10 年后的 TKA 数量，所以很多不可控或者未知因素掺杂其中，影响预测的准确性。这些因素包括：未来人口数量的改变、医保政策的变化、

表 1.3 美国未来初次 TKA 的预测数量和年手术率

时间（年份）	文献 / 回归模型	年龄（岁）/ 性别	TKA 数量	每 100 000 人中 TKA 年手术率
2025	Bashinskaya 等[11]/ 线性	所有年龄段	2 428 810	NA
	Inacio 等[12]/ 逻辑 / 泊松	> 40	1 027 494/1 446 387	603/849
2030	Bashinskaya 等[11]/ 线性	所有年龄段	3 008 718	NA
	Sloan 等[6]/ 线性 / 泊松	所有年龄段	1 252 900/1 678 200	NA
		< 45	17 900/25 600	NA
		45~54	123 500/158 600	NA
		55~64	334 800/452 800	NA
		65~69	284 400/400 500	NA
		70~74	278 200/410 600	NA
		75~79	209 400/310 500	NA
		80~84	104 600/163 800	NA
		≥ 85	28 600/49 800	NA
		所有男性	491 100/643 900	NA
		所有女性	761 800/1 026 100	NA
	Inacio 等[12]/ 逻辑 / 泊松	> 40	1 163 697/1 950 967	645/1082
	Kurtz 等[14]/ 泊松	所有年龄段	3 480 000	NA
	Kurtz 等[13]/ 泊松 / 常数	所有年龄段	4 344 900/792 200	NA
		< 45	95 200/9800	NA
		45~54	994 100/51 500	NA
		55~64	1 300 200/162 300	NA
2035	Bashinskaya 等[11]/ 线性	所有年龄段	3 394 921	NA
	Inacio 等[12]/ 逻辑 / 泊松	> 40	1 286 531/2 621 920	676/1379
2040	Bashinskaya 等[11]/ 线性	所有年龄段	3 656 712	NA
	Inacio 等[12]/ 逻辑 / 泊松	> 40	1 383 809/3 479 536	699/1757
2045	Bashinskaya 等[11]/ 线性	所有年龄段	3 884 707	NA
	Inacio 等[12]/ 逻辑 / 泊松	> 40	1 463 313/4 587 552	714/2239
2050	Bashinskaya 等[11]/ 线性	所有年龄段	4 174 554	NA
	Inacio 等[12]/ 逻辑 / 泊松	> 40	1 531 566/6 030 029	725/2854

NA. 无资料

社会因素、医生因素、运动损伤的增加、平均寿命的改变、肥胖发病率的上升、经济衰退以及发生可能影响择期手术的自然灾害（如最近流行的 COVID-19）等。因此，即使是短期预测也相当困难[8, 18]。此外，这些模型也没有考虑到未来科技发展对 TKA 的影响，如软骨修复、组织工程和药物治疗等方面的进展可能会减少患者对 TKA 的需求。因此，预测未来更长一段时间（如 30 年）的 TKA 数量则可能更不准确。

1.4 膝关节运动损伤对未来骨性关节炎和 TKA 的影响

严重的膝关节损伤是 OA 发生和发展的强烈危险因素[19-26]。而严重膝关节损伤包括前交叉韧带（Anterior Cruciate Ligament，ACL）断裂[25, 27, 28]，尤其是合并需进行半月板切除术的复杂半月板撕裂[20, 25, 29-31]，以及髌骨脱位[32-34] 和膝关节完全脱位[35-37] 等。最新的数据表明，ACL 损伤和半月板损伤会明显增加后续行 TKA 的风险。Khan 等[38] 对英国 49 723 例 TKA 患者和 104 353 例对照组进行的一项配对病例对照研究结果表明：既往有 ACL 损伤史的患者行 TKA 的概率增加了近 7 倍［比值比（OR），6.96；95% 可信区间（CI），4.73~10.31］，既往有半月板损伤史的患者行 TKA 的概率增加 15 倍（OR，15.24；95% CI，13.88~16.69）。该研究是基于 20 年的纵向数据，但遗憾的是没有明确 ACL 损伤和半月板损伤的治疗情况。而加拿大的一项配对病例对照研究[39] 明确了交叉韧带损伤重建后对 TKA 年手术率的影响，并得出了类似的结果。该报告称交叉韧带损伤重建（ACL 或后交叉韧带）后行 TKA 的人群手术率是对照组的 7 倍（OR，7.26；95% CI，5.79~9.11）。这项研究涉及 30 277 例接受交叉韧带重建的患者和 151 362 例对照人群，大多数随访患者的年龄小于 50 岁，TKA 手术一般发生在膝关节韧带损伤重建后 11 年内（平均）。

澳大利亚的一项研究随访了 64 038 例在 2000—2005 年期间经历运动损伤的患者，发现截至 2015 年，357 例患者（0.6%）进行了 TKA。经过校正年龄、性别、医保类型和住院时间等混杂因素后，该研究发现，与其他部位相比，膝关节损伤后导致 TKA 的风险增加了 1 倍多（OR，2.41；95% CI，1.73~3.37）[40]。

Suter 等[21] 使用 OA 数学模型预测无膝关节损伤、单纯 ACL 损伤保守治疗、单纯 ACL 损伤重建、ACL 损伤重建合并内侧半月板撕裂 4 个队列中 TKA 的人群手术率（表 1.4）。结果发现：与无膝关节损伤的队列相比，25 岁之前遭受 ACL 损伤合并半月板撕裂的患者，预计日后接受 TKA 的风险增加了近 4 倍（22.3%；95% CI，16.8~27.9）。

表 1.4 有症状的膝关节 OA 和 TKA 的发生风险 a

结果	无损伤	ACL 损伤重建 b	ACL 损伤保守治疗 b	ACL 损伤重建伴有半月板撕裂 b, c
有症状的膝关节 OA 的发生风险	13.5%	16.2%	17.3%	34.2%
TKA 的发生风险	6.0%	8.0%	8.9%	22.3%

a：摘自 Suter 等[21]

b：25 岁前受伤

c：保守或手术治疗

1.5 结论

最新数据显示，TKA 年手术率在过去 15 年里增加了 60%~70%。膝关节运动损伤史是导致 TKA 增加的重要因素。近 10 年，随着运动医学的发展，膝关节韧带损伤和半月板撕裂的治疗方案有了更多的选择，韧带及半月板损伤的治疗不再是单纯的切除而是修复重建，这些进步可能会减少膝关节 OA 发生的风险。尽管如此，在年轻或者运动较活跃的患者中，既往膝关节损伤（无论是运动性损伤还是其他创伤）史依然是增加 TKA 手术概率的风险因素。此外，得益于术前计划与评估、手术流程、手术器械以及患者健康教育等多个方面的进展，近年来 TKA 手术风险和并发症发生率大大降低。多项患者报告结局（Patient-Reported Outcome Measures，PROMs）研究显示，TKA 术后患者症状明显缓解，生活质量显著提高。因此，患者会更倾向于选择 TKA 治疗重度膝关节 OA，而非带病生存。这是一个动态变化的、涉及数以百万计膝关节 OA 患者的问题，本书旨在介绍和推广已在医院和研究所实施的各项重要进展。

参考文献

[1] Cram P, Lu X, Kates SL, Singh JA, Li Y, Wolf BR. Total knee arthroplasty volume, utilization, and outcomes among Medicare beneficiaries, 1991–2010. JAMA. 2012;308(12):1227–1236. https://doi.org/10.1001/2012.jama.11153.

[2] Jain NB, Higgins LD, Ozumba D, Guller U, Cronin M, Pietrobon R, Katz JN. Trends in epidemiology of knee arthroplasty in the United States, 1990–2000. Arthritis Rheum. 2005;52(12):3928–3933. https://doi.org/10.1002/art.21420.

[3] Kim S. Changes in surgical loads and economic burden of hip and knee replacements in the US: 1997–2004. Arthritis Rheum. 2008;59(4):481–488. https://doi.org/10.1002/art.23525.

[4] Kurtz SM, Ong KL, Schmier J, Zhao K, Mowat F, Lau E. Primary and revision arthroplasty surgery caseloads in the United States from 1990 to 2004. J Arthroplasty. 2009;24(2):195–203. https://doi.org/10.1016/j.arth.2007.11.015.

[5] Mehrotra C, Remington PL, Naimi TS, Washington W, Miller R. Trends in total knee replacement surgeries and implications for public health, 1990–2000. Public Health Rep. 2005;120(3):278–282.

[6] Sloan M, Premkumar A, Sheth NP. Projected volume of primary total joint arthroplasty in the U.S., 2014 to 2030. J Bone Joint Surg Am. 2018;100(17):1455–1460. https://doi.org/10.2106/JBJS.17.01617.

[7] Williams SN, Wolford ML, Bercovitz A. Hospitalization for total knee replacement among inpatients aged 45 and over: United States, 2000–2010. NCHS Data Brief. 2015;210:1–8.

[8] Deshpande BR, Katz JN, Solomon DH, Yelin EH, Hunter DJ, Messier SP, Suter LG, Losina E. Number of persons with symptomatic knee osteoarthritis in the US: impact of race and ethnicity, age, sex, and obesity. Arthritis Care Res. 2016;68(12):1743–1750. https://doi.org/10.1002/acr.22897.

[9] Fingar KR, Stocks C, Weiss AJ, Steiner CA. Most frequent operating room procedures performed in US hospitals, 2003–2012: statistical brief# 186. Healthcare Cost and Utilization Project (HCUP) Statistical Briefs. Rockville: Agency for Health Care Policy and Research (US); 2014.

[10] Pabinger C, Lothaller H, Geissler A. Utilization rates of knee-arthroplasty in OECD countries. Osteoarthr Cartil. 2015;23(10):1664–1673. https://doi.org/10.1016/j.joca.2015.05.008.

[11] Bashinskaya B, Zimmerman RM, Walcott BP, Antoci V. arthroplasty utilization in the United States is predicted by age-specific population groups. ISRN Orthop. 2012. https://doi.org/10.5402/2012/185938.

[12] Inacio MCS, Paxton EW, Graves SE, Namba RS, Nemes S. Projected increase in total knee arthroplasty in the United States - an alternative projection model. Osteoarthr Cartil. 2017;25(11):1797–1803. https://doi.org/10.1016/j.joca.2017.07.022.

[13] Kurtz SM, Lau E, Ong K, Zhao K, Kelly M, Bozic KJ. Future young patient demand for primary and revision joint replacement: national projections from 2010 to 2030. Clin Orthop Relat Res. 2009;467(10):2606–2612. https://doi.org/10.1007/s11999-009-0834-6.

[14] Kurtz S, Ong K, Lau E, Mowat F, Halpern M. Projections of primary and revision hip and knee arthroplasty in the United States from 2005 to 2030. J Bone Joint Surg Am. 2007;89(4):780–785. https://doi.org/10.2106/JBJS.F.00222.

[15] Kurtz SM, Ong KL, Lau E, Bozic KJ. Impact of the economic downturn on total joint replacement demand in the United

States: updated projections to 2021. J Bone Joint Surg Am. 2014;96(8):624–630. https://doi.org/10.2106/JBJS.M.00285.

[16] Maradit Kremers H, Larson DR, Crowson CS, Kremers WK, Washington RE, Steiner CA, Jiranek WA, Berry DJ. Prevalence of total hip and knee replacement in the United States. J Bone Joint Surg Am. 2015;97(17):1386–1397. https://doi.org/10.2106/JBJS.N.01141.

[17] Weinstein AM, Rome BN, Reichmann WM, Collins JE, Burbine SA, Thornhill TS, Wright J, Katz JN, Losina E. Estimating the burden of total knee replacement in the United States. J Bone Joint Surg Am. 2013;95(5):385–392. https://doi.org/10.2106/JBJS.L.00206.

[18] Sebbag E, Felten R, Sagez F, Sibilia J, Devilliers H, Arnaud L. The world-wide burden of musculoskeletal diseases: a systematic analysis of the World Health Organization Burden of Diseases Database. Ann Rheum Dis. 2019;78(6):844–848.

[19] Oiestad BE, Engebretsen L, Storheim K, Risberg MA. Knee osteoarthritis after anterior cruciate ligament injury: a systematic review. Am J Sports Med. 2009;37(7):1434–1443. https://doi. org/10.1177/0363546509338827.

[20] van Meer BL, Meuffels DE, van Eijsden WA, Verhaar JA, Bierma-Zeinstra SM, Reijman M. Which determinants predict tibiofemoral and patellofemoral osteoarthritis after anterior cruciate ligament injury? A systematic review. Br J Sports Med. 2015;49(15):975–983. https://doi.org/10.1136/bjsports-2013-093258.

[21] Suter LG, Smith SR, Katz JN, Englund M, Hunter DJ, Frobell R, Losina E. Projecting lifetime risk of symptomatic knee osteoarthritis and total knee replacement in individuals sustaining a complete anterior cruciate ligament tear in early adulthood. Arthritis Care Res. 2017;69(2):201–208. https://doi.org/10.1002/acr.22940.

[22] Prien A, Boudabous S, Junge A, Verhagen E, Delattre BMA, Tscholl PM. Every second retired elite female football player has MRI evidence of knee osteoarthritis before age 50 years: a cross-sectional study of clinical and MRI outcomes. Knee Surg Sports Traumatol Arthrosc. 2020;28(2):353–362. https://doi.org/10.1007/s00167-019-05560-w.

[23] Poulsen E, Goncalves GH, Bricca A, Roos EM, Thorlund JB, Juhl CB. Knee osteoarthritis risk is increased 4–6 fold after knee injury - a systematic review and meta-analysis. Br J Sports Med. 2019;53(23):1454–1463. https://doi.org/10.1136/bjsports-2018-100022.

[24] Silverwood V, Blagojevic-Bucknall M, Jinks C, Jordan JL, Protheroe J, Jordan KP. Current evidence on risk factors for knee osteoarthritis in older adults: a systematic review and meta-analysis. Osteoarthr Cartil. 2015;23(4):507–515. https://doi.org/10.1016/j.joca.2014.11.019.

[25] Sanders TL, Pareek A, Kremers HM, Bryan AJ, Levy BA, Stuart MJ, Dahm DL, Krych AJ. Long-term follow-up of isolated ACL tears treated without ligament reconstruction. Knee Surg Sports Traumatol Arthrosc. 2017;25(2):493–500. https://doi.org/10.1007/s00167-016-4172-4.

[26] Noyes FR, Barber-Westin S. Advantages and potential consequences of return to sport after ACL reconstruction: quality of life, reinjury rates, and knee osteoarthritis. In: Noyes FR, Barber-Westin S, editors. Return to sport after ACL reconstruction and other knee operations: limiting the risk of reinjury and maximizing athletic performance. Cham: Springer International Publishing; 2019. p. 3–23. https://doi.org/10.1007/978-3-030-22361-8_1.

[27] Chalmers PN, Mall NA, Moric M, Sherman SL, Paletta GP, Cole BJ, Bach BR Jr. Does ACL reconstruction alter natural history?: a systematic literature review of long-term outcomes. J Bone Joint Surg Am. 2014;96(4):292–300. https://doi.org/10.2106/JBJS.L.01713.

[28] Nordenvall R, Bahmanyar S, Adami J, Mattila VM, Fellander-Tsai L. Cruciate ligament reconstruction and risk of knee osteoarthritis: the association between cruciate ligament injury and post-traumatic osteoarthritis. A population based nationwide study in Sweden, 1987–2009. PLoS One. 2014;9(8):e104681. https://doi.org/10.1371/journal.pone.0104681.

[29] van Yperen DT, Reijman M, van Es EM, Bierma-Zeinstra SMA, Meuffels DE. Twenty-year follow-up study comparing operative versus nonoperative treatment of anterior cruciate ligament ruptures in high-level athletes. Am J Sports Med. 2018;46(5):1129–1136. https://doi.org/10.1177/0363546517751683.

[30] Claes S, Hermie L, Verdonk R, Bellemans J, Verdonk P. Is osteoarthritis an inevitable consequence of anterior cruciate ligament reconstruction? A meta-analysis. Knee Surg Sports Traumatol Arthrosc. 2013;21(9):1967–1976. https://doi.org/10.1007/s00167-012-2251-8.

[31] Barenius B, Ponzer S, Shalabi A, Bujak R, Norlen L, Eriksson K. Increased risk of osteoarthritis after anterior cruciate ligament reconstruction: a 14-year follow-up study of a randomized controlled trial. Am J Sports Med. 2014;42(5):1049–1057. https://doi.org/10.1177/0363546514526139.

[32] Sanders TL, Pareek A, Johnson NR, Stuart MJ, Dahm DL, Krych AJ. Patellofemoral arthritis after lateral patellar dislocation: a matched population-based analysis. Am J Sports Med. 2017;45(5):1012–1017.

[33] Sanders TL, Pareek A, Hewett TE, Stuart MJ, Dahm DL, Krych AJ. High rate of recurrent patellar dislocation in skeletally immature patients: a long-term population-based study. Knee Surg Sports Traumatol Arthrosc. 2018;26(4):1037–1043. https://doi.org/10.1007/s00167-017-4505-y.

[34] Conchie H, Clark D, Metcalfe A, Eldridge J, Whitehouse M. Adolescent knee pain and patellar dislocations are associated with patellofemoral osteoarthritis in adulthood: a case control study. Knee. 2016;23(4):708–711.

[35] Moatshe G, Dornan GJ, Ludvigsen T, Løken S, LaPrade RF, Engebretsen L. High prevalence of knee osteoarthritis at a minimum 10-year follow-up after knee dislocation surgery. Knee Surg Sports Traumatol Arthrosc. 2017;25(12):3914–3922.

[36] Engebretsen L, Risberg MA, Robertson B, Ludvigsen TC, Johansen S. Outcome after knee dislocations: a 2-9 years follow-up of 85 consecutive patients. Knee Surg Sports Traumatol Arthrosc. 2009;17(9):1013–1026. https://doi.org/10.1007/s00167-009-0869-y.

[37] Hantes M, Fyllos A, Papageorgiou F, Alexiou K, Antoniou I. Long-term clinical and radiological outcomes after multiligament knee injury using a delayed ligament reconstruction approach: a single-center experience. Knee. 2019;26(6):1271–1277.

[38] Khan T, Alvand A, Prieto-Alhambra D, Culliford DJ, Judge A, Jackson WF, Scammell BE, Arden NK, Price AJ. ACL and meniscal injuries increase the risk of primary total knee replacement for osteoarthritis: a matched case-control study using the Clinical Practice Research Datalink (CPRD). Br J Sports Med. 2019;53(15):965–968. https://doi.org/10.1136/bjsports-2017-097762.

[39] Leroux T, Ogilvie-Harris D, Dwyer T, Chahal J, Gandhi R, Mahomed N, Wasserstein D. The risk of knee arthroplasty following cruciate ligament reconstruction: a population-based matched cohort study. J Bone Joint Surg Am. 2014;96(1):2–10. https://doi.org/10.2106/JBJS.M.00393.

[40] Ackerman IN, Bohensky MA, Kemp JL, de Steiger R. Likelihood of knee replacement surgery up to 15 years after sports injury: a population-level data linkage study. J Sci Med Sport. 2019;22(6):629–634. https://doi.org/10.1016/j.jsams.2018.12.010.

[41] Losina E, Thornhill TS, Rome BN, Wright J, Katz JN. The dramatic increase in total knee replacement utilization rates in the United States cannot be fully explained by growth in population size and the obesity epidemic. J Bone Joint Surg Am. 2012;94(3):201–207. https://doi. org/10.2106/JBJS.J.01958.

第二章　术前营养及一般健康状况、手术适应证和选择标准

Frank R. Noyes, Sue Barber-Westin

张斌飞　李　辉 / 译

2.1　术前营养：营养不良对关节置换术预后的影响

营养不良是由于机体摄入或吸收不足导致机体组成成分和功能状态失常[1]。目前研究发现，营养不良患者在关节置换术人群中占 6%[2]~26%[3]。在全膝关节置换术（Total Knee Arthroplasty，TKA）术前，白蛋白 < 3.5g/dL、前白蛋白 < 16mg/dL、转铁蛋白 < 200mg/dL 和总淋巴细胞计数 < 1500 个 /mm³ 被定义为营养不良。白蛋白是骨科手术中使用最广泛的标志物[4]。它是运输脂肪酸、类固醇和激素的主要蛋白质，也是在切口愈合和免疫功能中起重要作用的一种血清成分。低白蛋白血症患者可能同时缺乏其他维生素，这些维生素对切口愈合和维持正常免疫功能至关重要。此类患者还可能合并肝脏疾病、心血管疾病和肾功能不全，这与 TKA 术后较高的并发症发生率[5, 6]、住院费用增长[7]等有关。许多研究已证实，低白蛋白水平（< 3.5g/dL）与关节置换术后并发症高度相关[5, 6, 8-13]。

前白蛋白在肝脏中生成，用于合成其他蛋白质。术前测定前白蛋白水平也可以评估患者的营养状况。前白蛋白低（< 16mg/dL）提示多种疾病的可能，包括：营养不良、肝脏疾病、消化系统疾病、锌摄入不足和甲状腺功能亢进。前白蛋白可以反映短期内营养状况及变化，而人血白蛋白适合评估长期的营养状态。因此前白蛋白是一个比人血白蛋白更可靠的检测指标，而且这个指标已经成为患者能否接受关节置换术的指征。血清球蛋白检测也可以用来评估患者的整体营养状况，但其对于诊断免疫系统疾病特异性更高。血清球蛋白的正常范围是 2.0~3.5g/dL。还有一些因素也影响关节置换患者的免疫系统功能，包括：维生素 D、血清锌水平和肥胖[14]。此外，肥胖、低体重指数（Body Mass Index，BMI）、既往胃旁路手术、营养吸收不良和高代谢状态也可能增加营养不良的风险。

一项纳入 20 项研究的系统评价指出，术前营养不良会导致关节置换术后营养状况进一步恶化，进而增加术后感染和切口愈合不良并发症的风险[10]。这 20 项研究均报道了白蛋白的水平，90% 的研究显示低白蛋白水平与预后不良有关。笔者的 Meta 分析表明：白蛋白水平低于 3.5g/dL，术后发生切口并发症的概率增加 1.18 倍（OR=2.18；95% CI：1.92~2.47）。Roche 等[13] 在一项 161 625 例 TKA 手术的研究中指出：与血清值正常的患者相比，术前较低的白蛋白（< 3.5g/dL）、前白蛋白（< 16mg/dL）和转铁蛋白（< 200mg/dL）会增加患者术后并发症的概率（表 2.1）。

Bohl 等[6] 在一项包含 49 603 例关节置换患者的研究中发现：与术前白蛋白水平正常相比，白

表2.1　术前营养不良与营养正常的患者相比，出现术后并发症的概率（n=161 625）[a]

术前异常的血清蛋白值	感染 OR	切口愈合不良 OR	伴随切口愈合不良的感染 OR	切口愈合不良后感染 OR
白蛋白＜ 3.5g/dL	2.20	2.30	2.90	2.87
前白蛋白＜ 16mg/dL	1.87	1.90	2.27	2.22
转铁蛋白＜ 200mg/dL	1.87	1.90	1.79	1.78

OR. 比值比
a：摘自 Roche 等[13]；备注：没有提供 95% CI

蛋白水平＜ 3.5g/dL 的患者发生总体并发症（7.3% 比 4.0%；RR=1.5；95% CI：1.2~1.7，$P < 0.001$）、严重并发症（2.1% 比 1.2%；RR=1.4；95% CI：1.0~1.9，$P < 0.05$）、手术部位感染（2.29% 比 0.96%；RR=2.0；95% CI：1.5~2.8，$P < 0.001$）、肺炎（1.27% 比 0.30%；RR=2.5；95% CI：1.6~4.0，$P < 0.001$）的风险增加。Nelson 等[12] 基于 37 143 例 TKA 病例，报道了低白蛋白血症与术后并发症之间在统计学上的相关性（表 2.2）。

Huang 等[11] 报道了一项包含 1911 例关节置换患者的研究。他们发现，与营养良好的患者相比，营养不良患者（白蛋白＜ 3.5g/dL 或转铁蛋白＜ 200mg/dL）发生各种并发症的风险明显增加（分别为 12.0% 和 2.9%，$P < 0.001$），同时住院时间也明显延长（＞ 3 天的比例分别为 45% 和 16%，$P < 0.001$）。与营养良好的患者相比，营养不良患者的心血管事件（分别为 0% 和 0.5%，$P=0.001$）、脑血管事件（分别为 0% 和 2.7%，$P < 0.001$）、肾脏疾病（分别为 0.8% 和 5.4%，$P < 0.001$）、需要冲洗清创的急性感染（分别为 0.6% 和 2.7%，$P=0.002$）、血肿（分别为 0.7% 和 3.8%，$P < 0.001$）和术后 3 个月内感染事件（分别为 0.4% 和 2.7%，$P < 0.001$）明显增加。

Blevins 等[5] 在 30 863 例患者的研究中报道，与其他指标（血小板、血红蛋白和血小板与白细胞比值）相比，白蛋白是预测关节置换术后 2 年内是否感染特异性最高的标志物，其阳

表2.2　白蛋白＜ 3.5g/dL 相关的术后并发症（n=37 143 TKA）[a]

并发症	术前白蛋白异常组（%）	术前白蛋白正常组（%）	OR, 95% CI	P 值
所有感染	5.0	2.4	2.0；1.53~2.61	＜ 0.001
所有大的并发症	2.4	1.3	1.41；1.00~1.97	0.05
输血	17.8	12.4	1.56；1.35~1.81	＜ 0.001
肺炎	1.21	0.29	3.55；2.14~5.89	＜ 0.001
手术浅表部位感染	1.27	0.64	1.27；1.09~2.75	0.02
手术深部感染	0.38	0.12	3.64；1.54~8.63	0.003
非计划性插管	0.51	0.17	2.24；1.07~4.69	0.03
进展性肾功能不全	0.45	0.12	2.71；1.21~6.07	0.01
急性肾衰竭	0.32	0.06	5.19；1.96~13.73	0.001
需要抢救的心脏骤停	0.19	0.12	3.74；1.50~9.28	0.005
感染性休克	0.38	0.08	4.4；1.74~11.09	0.002
死亡	0.64	0.015	3.17；1.58~6.35	0.001

CI. 可信区间；OR. 比值比
a：摘自 Nelson 等[12]

性预测值也最高。在一个多因素的回归模型中，低白蛋白血症增加感染概率（OR=4.69；95% CI：2.43~9.08，$P < 0.0001$）。低血红蛋白（贫血）也明显增加了感染概率（OR=1.73；95% CI：1.10~2.72，$P < 0.02$）。一项包含 78 例关节置换患者的研究表明术前白蛋白水平是手术部位感染的一个重要预测因素（$P=0.01$）[8]，而手术前后总的淋巴细胞数和术后白蛋白预测效果并不理想。

有趣的是，截至撰写本书时，世界卫生组织和美国疾病控制和预防中心关于预防手术部位感染的最新指南中均没有提到术前营养状况的问题[15, 16]。Alamanda 和 Springer[17] 进行了一项系统评价，旨在评估能降低感染风险的可干预因素。他们建议术前进行白蛋白或转铁蛋白的检测，并在出现营养不良时听取营养师的建议以改善患者营养状况。此外，还有一些检测营养不良的方法，包括身体测量如：腓肠肌围（< 31cm）、上臂围（< 22cm）和三角肌皮褶厚度[4] 等。然而，由于没有客观标准，这些测量方法不如实验室血清学评价客观。

还有一些标准化的营养不良评价工具，包括简易营养评估量表（Mini Nutritional Assessment, MNA）。该量表的可靠性和有效性在老年人群中已经得到验证[18]（表 2.3）。在量表中要先回答 6 个问题，计算得分后再依据其他项目来评估营养状况。Guigoz[18] 对 MNA 的灵敏度和特异度进行了评价，发现该量表在评估营养不良风险方面准确适用。在 8 项与低白蛋白水平比较的研究中，量表的灵敏度为 72%~100%。此外，受试者特征曲线显示以白蛋白 < 3.5g/dL 为临界值的准确性很高，达到了 0.916。

表 2.3　简易营养评估量表（MNA）[a]

先完成筛查（A~F），如果总分 < 11 分，继续进行其余的问题，得出营养不良的指标分数		
问题	选项	得分
A. 近 3 个月内是否由于食欲下降、消化问题、咀嚼或吞咽困难而摄食减少	食欲完全丧失 食欲中等程度下降 食欲正常	0 1 2
B. 近 3 个月内体重下降情况	不知道 1~3kg 无体重下降	0 1 2
C. 活动能力	需卧床或长期坐着 不依赖床或椅子，但不能外出 能独立外出	0 1 2
D. 近 3 个月内有无重大心理变化或急性疾病	有 无	0 2
E. 神经心理问题	严重智力减退或抑郁 轻度智力减退 无问题	0 1 2
F. BMI	< 19 19~21 21~23 > 23	0 1 2 3
A~F 总分；	0~7 分：营养不良 8~11 分：有营养不良的风险 12~14 分：营养状况正常	
G. 独立生活（无护理或未住院）	否 是	0 1
H. 每日应用处方药超过 3 种	否 是	1 0

表 2.3（续）

先完成筛查（A~F），如果总分＜ 11 分，继续进行其余的问题，得出营养不良的指标分数		
问题	选项	得分
I. 褥疮或皮肤溃疡	否 是	1 0
J. 每日可以吃几餐完整的餐食	1 餐 2 餐 3 餐	0 1 2
K. 蛋白质摄入情况： 1. 每日至少一份奶制品 2. 每周二次或以上蛋类 3. 每日肉、鱼或家禽	0 或 1 个"是" 2 个"是" 3 个"是"	0 0.5 1
L. 每日食用两次或两次以上蔬菜或水果	否 是	0 1
M. 每日进水量（水、果汁、咖啡、茶、奶等）	＜ 3 杯 3~5 杯 ＞ 5 杯	0 0.5 1
N. 进食能力	无法独立进食 独立进食稍有困难 完全独立进食	0 1 2
O. 自我评定营养状况	营养不良 不能确定 营养良好	0 1 2
P. 与同龄人相比，你如何评价自己的健康状况	不太好 不知道 好 更好	0 0.5 1 2
Q. 中臂围	＜ 21cm 21~22cm ＞ 22cm	0 0.5 1
R. 腓肠肌围	＜ 31cm ＞ 31cm	0 1
A~F 条目总分：		
G~R 条目总分：		
MNA 分级标准：	总分≥ 24 分表示营养状况良好 总分 17~24 分为存在营养不良的危险 总分＜ 17 分为营养不良	

a：摘自 Guigoz 等[18]

　　主观整体营养状况评估量表[19]和营养风险筛查 2002 量表（Nutritional Risk Screening 2002，NRS 2002，表 2.4）[20]是另外两种常用的营养不良评估工具。Ozkalkanli 等[21]在 223 例计划进行骨科手术的患者中比较了这两种评估工具，计算了其预测术后并发症的灵敏度、特异度、阳性和阴性预测值，结果显示 NRS 2002 灵敏度（69% 比 50%）和特异性（80% 比 77%）更高，且营养不良与术后并发症之间的关联性也更强（OR 4.1 比 3.5）。

　　在术前了解患者的饮食状况很重要，包括是否存在体重下降、饮食习惯改变和食欲不振的情况。此外，还应该了解患者的心理状态，包括是否存在亲人丧亡、失去爱人和接受家庭护理的状况。其中，能否提供家庭护理是最重要的，包括有人能保证膳食以保持足够的营养需求，辅助身体锻炼康复，并接送患者完成骨科和康复随访。如果可能的话，我们的目标是尽量让患者留在家

表 2.4 70 岁以上人群营养风险筛查 2002 量表（NRS 2002）[a]

因素	得分
营养评分： 3 个月内体重减轻＞ 5% 或最近 1 周进食量为之前的 50%~75%	1
2 个月内体重减轻＞ 5%，或 BMI 18.5~20.5kg/m² 并一般状况较差，或最近 1 周进食量为之前的 25%~50%	2
1 个月内体重减轻＞ 5% 或 3 个月内＞ 15%，BMI ＜ 18.5kg/m² 并一般状况较差，或最近 1 周进食量为之前的 0~25%	3
疾病状态评分： 髋部骨折，慢性病伴有急性并发症	1
腹部大手术、脑卒中、重症肺炎、血液系统恶性肿瘤	2
颅脑损伤、骨髓移植、重症监护患者急性生理和慢性健康评估＞ 10	3
总分：≥ 3 分存在营养不良的风险；≥ 5 分营养不良高风险	

a：摘自 Kondrup 等[20]

里；但是，如果确实需要留在术后康复机构，则要密切监测患者的状况，包括饮食情况、营养吸收情况、失血引起的贫血情况和康复进展，因为不同的康复机构可能存在康复质量上的差别。

2.2 术前肥胖和体重过轻的影响

在美国，2017—2018 年成年人肥胖症（BMI ≥ 30kg/m²）的患病率为 42.4%。根据年龄分组，20~39 岁人群患病率为 40%，40~59 岁人群患病率为 44.8%，≥ 60 岁人群患病率为 42.8%[22]。严重肥胖症（BMI ≥ 40kg/m²）占所有成年人的 9.2%。相比之下，1999—2000 年的肥胖症患病率为 30.5%，严重肥胖症患病率为 4.7%。一项来自挪威包含 225 908 例、进行 12 年随访的研究表明肥胖会增加年龄＜ 40 岁人群的 TKA 风险[23]。对于男性，体重每增加 5kg 可以使 17~20 岁的人群 TKA 的风险增加 26%，21~40 岁的人群风险增加 13%。对于女性，体重每增加 5kg 可以使 17~20 岁的人群风险增加 43%，21~40 岁的人群增加 24%。

许多调查报告显示：肥胖与关节置换术后感染率（表 2.5）和其他主要并发症的增加有关[2, 7, 24-35]。有研究[36]发现 BMI 的增加与胫骨组件无菌性松动及 TKA 术后失败有关。与 BMI ＜ 35kg/m² 的患者相比，BMI ≥ 35kg/m² 的患者在 15 年内累积翻修率增加（1.23% 比 4.27%；HR=2.3；95% CI：1.3~3.9；$P < 0.01$）。而 Boyer 等[37]在一项纳入 28 483 例 TKA 的研究中报告，BMI 与全因翻修、感染性松动、无菌性松动之间并无关联。

D'Apuzzo 等[25]比较了 90 143 例病态肥胖（≥ 40kg/m²）患者和 90 442 例非肥胖（＜ 30kg/m²）患者的术后并发症发生率发现，病态肥胖组并发感染、贫血、切口裂开、泌尿生殖系统疾病、周围血管疾病、呼吸系统疾病和死亡的概率都明显增加（OR 范围 0.7~3.2；$P < 0.05$）。Fu 等[2]在对 34 800 例 TKA 患者的研究中发现，病态肥胖（BMI ≥ 40kg/m²）显著增加了术后并发症（OR=1.31；$P=0.005$）、切口并发症（OR=1.99；$P=0.001$）和 30 天内再手术率（OR=1.59；$P=0.01$）的概率。同时，在调整 BMI 后的多因素分析中发现：术前营养不良（白蛋白＜ 3.5g/dL）是多种并发症最强的预测因素（表 2.6）。

一项纳入丹麦全国范围 34 744 例接受关节置换患者的研究[32]发现：BMI ＞ 35kg/m²（n=3295）

表 2.5　BMI 与关节置换术感染之间的关系

研究	关节置换类型	感染类型	样本量	BMI（kg/m²）	OR	95% CI
Kunutsor 等[30]	TKA、THA	关节假体周围	512 508	≥ 30 比 < 30	1.60	1.29~1.99
				≥ 35 比 < 35	1.53	1.22~1.92
				≥ 40 比 < 40	3.68	2.25~6.01
Jamsen 等[28]	TKA、THA	关节假体周围	1105	≤ 25	（参照组）	NA
			2461	25~29	1.24	0.39~3.89
			1635	30~34	2.38	0.78~7.24
			559	35~39	1.49	0.33~6.66
			193	≥ 40	13.46	4.10~44.17
Everhart 等[26]	所有的初次和翻修的关节置换	手术部位	1875	< 18.5	1.90	0.26~13.7
				25~29.9	0.60	0.24~1.50
				30~39.9	0.84	0.51~1.41
				40~49.9	1.28	0.61~2.65
				≥ 50	15.69	5.97~41.21
Jung 等[29]	TKA	关节假体周围	983	< 25	（参照组）	NA
			2712	25~30	0.36	0.10~1.26
			2757	30~35	0.86	0.30~2.45
			1570	35~40	1.51	0.53~4.31
			923	> 40	1.72	0.56~5.27
George 等[27]	TKA	关节假体周围	14 989	< 25	（参照组）	NA
			41 155	25~29.9	0.90	0.61~1.32
			71 709	30~39.9	1.14	0.80~1.62
			23 081	≥ 40	2.14	1.48~3.10
		表浅感染	14 989	< 25	（参照组）	NA
			41 155	25~29.9	0.85	0.64~1.14
			71 709	30~39.9	1.24	0.95~1.61
				≥ 40	2.02	1.53~2.67

表 2.5（续）

研究	关节置换类型	感染类型	样本量	BMI（kg/m²）	OR	95% CI
Alvi 等[24]	TKA、THA	深部切口	6016	< 25	（参照组）	NA
			13 289	25~30	0.73	0.23~2.27
			11 558	30~35	1.06	0.38~2.97
			6820	35~40	1.40	0.52~3.73
				> 40	3.22	1.34~7.22
		表浅感染	6016	< 25	（参照组）	NA
			13 289	25~30	0.76	0.34~1.69
			11 558	30~35	1.37	0.71~2.66
			6820	35~40	1.68	0.83~3.40
			5184	> 40	2.29	1.14~4.61
D'Apuzzo 等[25]	TKA	住院期间	90 045	≥ 40	1.3	1.1~1.7
Fu 等[2]	TKA	切口并发症	34 800	≥ 40	1.99	1.33~2.98
Wallace 等[34]	TKA	切口感染	32 303	18.5~25	（参照组）	NA
				25~30	1.41	1.13~1.75
				30~35	1.59	1.26~1.99
				> 35	1.93	1.45~2.57
Werner 等[35]	TKA	感染	1 681 681	< 30	（参照组）	NA
				≥ 50	13.0	12.0~14.2

THA. 全髋关节置换术；NA. 无数据

表 2.6 按肥胖和术前营养不良分类调整后的术后并发症 [a]

并发症	类别	OR	95% CI	P 值
所有并发症	肥胖Ⅲ级 营养不良	1.31 1.37	1.08~1.58 1.11~1.68	0.005 0.003
所有重大并发症	肥胖Ⅲ级 营养不良	1.18 1.32	0.95~1.47 1.04~1.68	NS 0.02
所有切口并发症	肥胖Ⅲ级 营养不良	1.99 1.78	1.33~2.98 1.20~2.64	0.001 0.005
心脏	肥胖Ⅲ级 营养不良	0.96 2.23	0.45~1.23 1.21~4.12	NS 0.01
呼吸系统	肥胖Ⅲ级 营养不良	0.52 3.75	0.29~0.95 2.46~5.71	0.03 < 0.001
30 天内再手术	肥胖Ⅲ级 营养不良	1.59 1.10	1.11~2.27 0.71~1.71	0.01 NS
死亡	肥胖Ⅲ级 营养不良	1.40 3.17	0.47~4.21 1.46~6.90	NS 0.004

a: 摘自 Fu 等 [2]

肥胖Ⅲ级（ ≥ 40kg/m^2），术前营养不良（白蛋白< 3.5g/dL）；注：肥胖Ⅰ级或Ⅱ级无明显发现

NS. 无显著差异

的患者在 30 天内发生重大心血管事件（HR=1.2；95% CI：0.67~2.1）、30 天内死亡率（HR=2.3；95% CI：1.08~5.0）、30 天内心血管事件死亡率（HR=2.4；95% CI：0.94~6.2）、1 年内死亡率（HR=1.7；95% CI：1.2~2.4）和 1 年内心血管事件死亡率（HR=2.2；95% CI：1.4~3.5）的风险均增加。然而，本研究中的最高风险组是低体重的患者（BMI < 18.5kg/m^2，n=353），他们在 30 天内发生重大心血管事件（HR=2.0；95% CI：0.7~5.4）、30 天内死亡率（HR=7.7；95% CI：3.1~19.0）、30 天内心血管事件死亡率（HR=4.1；95% CI：0.9~18.0）、1 年内死亡率（HR=5.7；95% CI：3.8~8.4）和 1 年内心血管事件死亡率（HR=2.5；95% CI：1.09~5.9）的风险增加更显著（与 BMI 为 25~29kg/m^2 的患者相比）。

Wallace 等 [34] 对 32 485 例 TKA 患者进行了随访调查，研究发现 BMI 的增加与术后 6 个月内肺栓塞（Pulmonary Embolism，PE）/静脉血栓（Deep Venous Thrombosis，DVT）和切口感染的风险增加有关。在 BMI > 35kg/m^2 的患者中，PE/DVT（OR=1.93；95% CI：1.45~2.57；P < 0.001）和切口感染（OR=1.39；95% CI：1.11~1.72；P=0.003）的增幅最大。同时这项研究发现：不同 BMI 水平 6 个月内的死亡风险没有差异。Tohidi 等 [33] 对 9817 例 TKA 患者的队列进行了 10 年的随访，研究指出病态肥胖患者（BMI ≥ 45kg/m^2）的死亡风险比非病态肥胖患者高 50%（RR=1.50；95% CI：1.22~1.85）。

Werner 等 [35] 报告了超级肥胖症（BMI ≥ 50kg/m^2）对术后并发症的影响，他们对 1 681 681 例初次 TKA 患者的队列进行了研究。与非肥胖（3.0%）、肥胖（8.3%）和病态肥胖（13.1%）的患者相比，超级肥胖患者术后 90 天内总体并发症发生率较高（24.7%）；就感染而言，超级肥胖者与非肥胖者相比 OR 值为 13.0，与肥胖者相比 OR 值为 5.3，与病态肥胖者相比 OR 值为 2.5（P$_{均}$<0.0001）。

还有一些研究比较了肥胖和非肥胖患者的关节功能，但结果各不相同 [38-45]。Xu 等 [44] 对 126 例患者进行了 10 年随访，比较了 34 例肥胖患者（BMI ≥ 30kg/m^2）与 92 例非肥胖患者的结局，

在调整了年龄、性别和 Charlson 指数后，肥胖与美国膝关节协会（American Knee Society，AKS）膝关节功能评分系统、牛津大学膝关节评分（Oxford Knee Score，OKS）和 SF-36 健康调查简表（36-Item Short-Form Health Survey，SF-36）的躯体和心理部分评分之间存在明显的关联（$P <$ 0.01）。Liljensoe 等[42] 报告了 197 例接受初次 TKA 患者 3~5 年的结果。笔者发现，在调整了年龄、性别、原发疾病和手术方式后，BMI 每增加 1 个单位 SF-36 躯体部分评分降低的风险增加 8%，SF-36 单独各部分评分降低风险增加 4%~12%，AKS 总分和功能降低风险增加 3%~14%。

Yoo 等[45] 发现在术后 5 年，肥胖患者（$n=78$，$BMI \geq 30kg/m^2$）和非肥胖患者（$n=114$，$BMI < 25kg/m^2$ 和 $n=179$，BMI 25~29kg/m²）的 AKS 评分没有明显差异。Baker 等[38] 在 13 673 例接受初次 TKA 患者术后平均 7 个月随访中发现：BMI 对 OKS 评分、EuroQol-5D 指数和 EuroQol-5D 视觉模拟量表评分没有影响。结果表明：高 BMI 患者在以上评分中的改善程度与正常 BMI 患者相似（$< 25kg/m^2$ 组对比 $> 25kg/m^2$ 组）。在另一项研究中[39]，笔者报告了术后 3 年西安大略和麦马斯特大学骨性关节炎指数（Western Ontario and McMaster Universities Osteoarthritis Index，WOMAC）和 SF-36 评分结果相似。与 BMI 介于 18.5~25.0kg/m² 的患者相比，BMI 大于 35kg/m² 的患者对疼痛缓解的满意度确实较低（84.6% 比 93.3%，$P=0.01$）。Collins 等[40] 在一项对 445 例初次 TKA 手术患者进行 9 年的随访研究中发现：肥胖对术后患者结局有较弱的负面影响；随着时间推移，患者整体预后对轻度和高度肥胖者有较大改善。肥胖患者和非肥胖患者在并发症、翻修率或假体生存率方面没有明显差异。

Stevens-Laspely 等[43] 评估了 140 例 TKA 患者术后 6 个月的功能情况。该人群的平均 BMI 为（30.8 ± 5.2）kg/m²（范围 21.2~40.0kg/m²），不包括严重肥胖的患者。笔者没有发现不同 BMI 组在术后计时起立 - 行走、爬楼试验、6min 步行试验或 SF-36 评分的差异。截至本书写作阶段，我们尚未检索到其他涉及 BMI 与术后功能的研究。

2.3 术前维生素 D 缺乏的影响

维生素 D 在调节骨骼代谢、骨折愈合和软组织愈合等方面发挥着重要作用[46]。它能利用阳光中的紫外线 B 进行生物合成，也能从食物中获得，如肝脏、鱼肝油、高油脂鱼和蛋黄。由于存在血清 25- 羟基维生素 D_3（25 OHD）的缘故，维生素 D 的正常范围仍有争议[47]。维生素 D 学会主张 $\leq 30ng/mL$ 为缺乏，31~39ng/mL 为不足，40~80ng/mL 为充足[48]。内分泌学会则报告称 $\leq 20ng/mL$ 属于缺乏，21~29ng/mL 属于不足，30~100ng/mL 属于充足[49]。食品和营养委员会医学研究所认为 0~11ng/mL 为缺乏，12~20ng/mL 为不足，$> 20ng/mL$ 为充足[50]。Manson 等的研究使这一问题更加复杂[47]。因为他指出为维持骨骼健康，大约 97.5% 的人维生素 D 水平需要不超过 20ng/mL，其中 50% 的人更需要不超过 16ng/mL。这就可以理解为什么在接受初次关节置换的患者中 10%~80% 很大范围的人被认为维生素 D 缺乏或不足[51]。

Emara 等最近对术前维生素 D 缺乏（低维生素 D 血症）的发生率及其与关节置换结果的关系进行了 Meta 分析[52]。当 18 项研究合并后结果提示：维生素 D 不足（20~30ng/mL）的比例为 53.4%，缺乏（$< 20ng/mL$）为 39.4%。维生素 D 缺乏与较高的并发症发生有关（$P < 0.05$）。个别研究报告称，维生素 D 缺乏会延长住院时间[53-55]，增加围手术期并发症[55-58]，影响术后功能[53, 59-62]。Hegde 等[56] 报道，维生素 D 缺乏（血清 25D $< 20ng/mL$）导致术后麻醉下手法松

解（OR=1.69；$P < 0.001$）、手术部位感染（OR=1.76；$P=0.001$）、深静脉血栓（OR=1.80；$P < 0.001$）和心肌梗死（OR=2.11；$P < 0.001$）的风险增加。

Maniar 等[61]报道了 120 例 TKA 患者术前维生素 D 缺乏和术后补充对功能结果影响的研究。在这 120 例患者中，维生素 D 缺乏（< 30ng/mL）有 64 例（53%），其余患者正常。结果显示：术前缺乏组的 WOMAC 评分明显较低（48.3 比 42.3，$P < 0.05$）。所有患者从术后第 14 天开始口服维生素 D（0.5 μg/d）持续 4 周。术后 3 个月，两组患者的结局指标没有显著差异。

Piuzzi 等[63]研究了美国北部、中西部地区 226 例关节置换患者的术前维生素 D 缺乏和不足的发病率和危险因素。维生素 D 不足被定义为 < 30ng/mL，缺乏被定义为 < 20ng/mL。不足组有 137 例患者（60.6%），缺乏组有 61 例（26.9%）。在多因素分析中，美国麻醉师协会（American Society of Anesthesiologists，ASA）评分 $\geqslant 3$ 分是维生素 D 不足的独立危险因素（OR=2.44；$P < 0.001$），而 ASA 评分 $\geqslant 3$ 分（OR=3.57；$P < 0.001$）和低龄（OR=0.96；$P=0.002$）是缺乏的独立危险因素。其他因素如 BMI、性别、种族、关节类型和合并症与维生素 D 缺失或不足没有相关性。此外，笔者还发现明显的季节性规律，一年中第一季度（1~3 月）维生素 D 的平均水平最低，第四季度的平均水平最高。因此，笔者建议临床医生对 ASA 评分 $\geqslant 3$ 分和在冬季进行手术的患者给予特别关注。

2020 年，Arshi 等[51]做了一项估算：如果进行术前 25 OHD 检测并对缺乏的患者进行补充，每 10 000 病例节约成本（用于减少关节感染）可超过 100 万美元（1 美元 ≈ 7.12 人民币）。使用术前筛查来检测维生素 D 缺乏的患者（< 20ng/mL），并使用口服剂补充维生素 D 到正常水平（> 30ng/mL），预计将节省 1 504 857 美元（预估范围为 215 084~4 256 388 美元）。对所有患者在术前给予维生素 D 补充（不进行筛查），预计可节省 1 906 077 美元（预估范围为 616 304~4 657 608 美元）的花费。

因此，近年来术前 25 OHD 筛查已经成为我们中心的常规项目，术前常规对老年患者进行维生素 D 评估，以便在不足时及时补充。

2.4 TKA 前减肥手术的适应证

与营养和膳食中心建立良好的合作关系很重要，其可以帮助改善患者术前的全身状况。一般来说，在这一方面有许多可供选择的方案，一些来自网络、商业公司或医院内部提供的方案可能行之有效。通常，当外科医生认为肥胖可能会增加并发症的发生率，而必须推迟手术时，患者和家属也会对肥胖问题重视起来，并会采取一系列减肥方案，最终手术会被推迟 3~6 个月。往往一些简单的建议即可奏效，如避免包括糖和软饮料在内的高碳水化合物饮食、餐食分量减半、一份蛋白质餐食、避免摄入零食等。减肥的另一个重要部分是进行各种形式的体育活动，包括水疗、健身脚踏车、低强度瑜伽或普拉提以及上身的锻炼。这是我们中心的一个综合方案，涉及整个团队，用于鼓励和帮助患者减肥，以避免减肥手术。通常认为减肥手术是治疗策略的最后选择。

然而不幸的是，减肥策略对病态肥胖患者（BMI $\geqslant 40$kg/m^2）经常无效。当所有的保守治疗方案（包括改变生活习惯和药物治疗）都失败时，可以考虑进行减肥手术（Bariatric Surgery，BS），特别是对于有肥胖相关并发症（如高血压和糖尿病）的患者[64]。关于术前 BS 对关节置换术后预后和并发症的影响，文献结论不一。最近对纳入了 11 770 例患者的 13 项研究进行的系统评价发现术前 BS 对全髋关节或膝关节置换术后短期影响尚不明确 [65]。之前另一个包含 5 个研究的系统评价也比较了接受 BS 和未接受 BS 的肥胖患者，发现在感染、深静脉血栓、再入院、翻修手术或死亡率等结局上没有明显的差异 [66]。

在上述两个系统评价发表之后，还有一个研究抽样调查了美国全国住院患者的数据，比较了 9803 例接受和 9803 例未接受 BS 手术的病态肥胖患者的并发症 [67]。在未接受 BS 的组别中，其术后并发症风险明显较高，住院时间也延长（表 2.7）。然而，接受 BS 组患者的输血和贫血的发生率更高。笔者认为这可能是由于 BS 后吸收障碍导致的营养不良。这项研究总的结论是 BS 可能对接受关节置换术的肥胖患者带来益处，但同时提醒并不是所有的并发症都会减少。

一项 2004—2016 年纳入 25 852 例接受 BS 手术后进行 TKA 的医保患者的研究指出，根据 BS 的类型，并发症发生率存在差异（表 2.8）[68]。与 2 675 575 例未接受 BS 的 TKA 患者相比，BS 组整体上有较高的脱位、植入失败、假体周围感染、肺炎和切口裂开的风险（HR > 2.0）。这项研究的笔者总结：BS 并没有使 TKA 术后的风险降低至正常水平。值得注意的是，接受 BS 的患者确实属于营养和代谢异常的高风险人群，他们的问题前面已经讨论过，且需要在手术前进行一些干预。另一项 1999—2012 年期间纳入 86 609 例接受 BS 和初次 TKA 的医保患者的研究报告称，与对照组相比，BS 患者在 1 年（HR=4.3；P=0.003）、2 年（HR=3.58；P=0.004）和 5 年（HR=3.37；P=0.003）因全因翻修的风险增加 [69]，但术后感染的风险没有增加。

McLawhorn 等 [70] 进行了一项匹配的队列研究，比较了 2636 例接受 BS 和 2636 例未接受 BS 手术的 TKA 病态肥胖患者间的并发症和翻修风险。未接受 BS 的患者出现所有院内并发症和术后 90 天并发症的概率明显增加（OR 值分别为 0.69 和 0.61；$P < 0.05$）。两组在翻修方面没有差异。笔者得出结论：对病态肥胖患者来说，建议术前进行 BS 手术。

我们中心在病态肥胖患者治疗方面的经验与面临的问题与下述这项研究基本对应。Springer[71] 随访了 289 例 BMI > 40kg/m^2 的患者，这些患者准备择期行全髋关节或膝关节置换手术。医生告知患者在进行关节置换术前需要减肥，同时提供了减肥诊所的联系信息，以进行体重控制。之后，对患者进行为期 2 年的随访，以确定后期治疗效果。令人诧异的是，1/3 的患者没有与减肥诊所进行联系，有 67 例患者（23%）实施了减肥计划，4 例（3%）患者接受了 BS 手术。最后，总共有

表 2.7 减肥手术对 TKA 的并发症、住院时间和住院花费的影响 a

变量	病态肥胖术前未接受 BS（%）	病态肥胖术前接受 BS（%）	OR（95% CI）	P 值
术前未接受 BS 组较高的指标				
肺栓塞	0.57	0.19	0.34（0.20~0.57）	< 0.0001
呼吸系统并发症	0.43	0.19	0.45（0.26~0.78）	0.003
死亡	0.15	0.01	0.07（0.01~0.50）	0.0005
住院时间（均数 ± 标准差）	3.31 ± 1.84	3.12 ± 1.21		< 0.0001
住院花费（均数 ± 标准差）	$18 162 ± 8265	$18 029 ± 8089		0.05
术前接受 BS 组较高的指标				
贫血	21.62	24.28	1.16（1.09~1.24）	< 0.0001
输血	9.02	15.65	1.87（1.71~2.04）	< 0.0001

CI. 可信区间；OR. 比值比

a：摘自 Wang 等 [67]

表 2.8　2004—2016 年老年医保患者使用各种减肥手术和 TKA 术后 90 天内并发症的风险比[a]

并发症	BS（参照组：未接受 BS）	HR（95% CI）	P 值
死亡	胃旁路手术 手术方式不清 胃袖状切除 束带胃成形术	1.90（1.00~3.64） 1.29（1.00~1.65） 1.18（0.44~3.16） 0.61（0.20~1.88）	0.05 0.04 NS NS
假体失败	胃旁路手术 手术方式不清 胃袖状切除 束带胃成形术	2.54（1.45~4.46） 1.71（1.47~1.99） 1.57（0.88~2.81） 1.24（0.70~2.18）	0.001 < 0.001 NS NS
假体周围感染	胃旁路手术 手术方式不清 胃袖状切除 束带胃成形术	2.32（1.54~3.50） 1.96（1.69~2.26） 1.76（0.92~3.37） 0.82（0.39~1.72）	< 0.001 < 0.001 NS NS
肺炎	胃旁路手术 手术方式不清 胃袖状切除 束带胃成形术	2.08（1.31~3.29） 1.44（0.87~2.37） 1.35（1.14~1.59） 0.94（0.42~2.09）	0.002 NS < 0.001 NS
再入院	胃旁路手术 手术方式不清 胃袖状切除 束带胃成形术	1.44（1.38~1.51） 1.37（1.12~1.68） 1.34（1.16~1.55） 1.24（1.06~1.46）	< 0.001 0.002 < 0.001 0.007
肾衰	胃旁路手术 手术方式不清 胃袖状切除 束带胃成形术	1.63（1.06~2.51） 1.47（1.31~1.64） 1.39（0.96~2.01） 1.13（0.72~1.77）	0.03 < 0.001 NS NS
翻修	胃旁路手术 手术方式不清 胃袖状切除 束带胃成形术	1.90（1.22~2.94） 1.68（1.44~1.96） 1.45（0.73~2.89） 0.79（0.38~1.66）	0.004 < 0.001 NS NS
切口裂开	胃旁路手术 手术方式不清 胃袖状切除 束带胃成形术	2.54（1.59~4.05） 2.11（1.78~2.52） 1.98（0.95~4.13） 1.58（0.82~3.04）	< 0.001 < 0.001 NS NS

CI. 可信区间；HR. 风险比；NS. 无显著差异
a：摘自 Meller 等[68]

56 例（19%）接受了关节置换术。值得注意的是，并不是所有患者的体重都减轻了，而是有患者找到了其他骨科医生进行了手术（手术时的 BMI 范围 27.5~53.0kg/m^2）。笔者承认，目前的方法未能为患者提供合适的流程和资源，大多数患者并没有进行减肥治疗。

建议美国髋膝关节协会与美国代谢与减肥外科协会间进行合作，以确定最佳诊疗方案并制订国家层面的计划。

2.5　改善营养状况的策略

在本章前面已经讨论过维持白蛋白正常水平的重要性。低白蛋白血症患者可能同时缺乏其他维生素，这些维生素对切口愈合和维持正常机体免疫功能非常重要。我们中心所有患者在术前都要进行白蛋白水平检测，以确保在正常水平或者必要时补充。我们建议在术前 4 周和术后 8 周为患者饮食中添加蛋白质和氨基酸。在网上、零售店、药店都可以买到各种液体制剂，这些液体制剂都含有高蛋白、低碳水化合物并且低热量。同时，鼓励乳糖不耐受的患者使用植物性奶制品。建议在手术前 4 周食用酸奶或益生菌，以辅助预防术后胃肠道问题。建议在手术前后 8 周内每天服用包括维生素 D 和 C 在内的多种维生素。对于不常晒太阳的患者可能会出现维生素 D 缺乏，因此我们对所有患者进行维生素 D 水平检测。对于经 DEXA 法发现骨密度下降的患者，建议补充钙质。通过血常规中的血红蛋白和血细胞比容来排除缺铁性贫血。如果存在缺铁性贫血，则需要转诊，必要时进行结肠疾患筛查以明确病因。

少数研究也探究了术前营养补充对 TKA 患者结果的影响[72]。其中一项报道[73]，与接受安慰剂的 20 例患者相比，19 例接受必需氨基酸补充的患者（TKA 术前 1 周和术后 6 周）在术后 6 周时肌肉体积萎缩更少。与补充组相比，安慰剂组患侧的股四头肌（ $-13.4\% \pm 1.9\%$ 比 $-8.5\% \pm 2.5\%$ ，$P < 0.05$ ）、腘绳肌（ $-12.2\% \pm 1.4\%$ 比 $-7.4\% \pm 2.0\%$ ，$P < 0.05$ ）均萎缩明显。然而，两组在等长收缩肌力和功能方面如计时起立 – 行走、爬楼试验没有明显差异。在一项随机双盲对照试验中[74]，30 例患者在 TKA 术前 1 周至术后 2 周接受必需氨基酸的补充，而另外 30 例患者接受安慰剂。术后 4 周时，补充组在股直肌面积和股四头肌直径的恢复上表现优异（ $P < 0.05$ ），膝关节 VAS 评分更低（ $P < 0.05$ ），在股四头肌等长收缩力量或 6min 步行测试方面两组间没有差异。

Schroer 等[1]研究了对营养不良的患者实施高蛋白、抗炎饮食对 TKA 术后住院时间、再住院率和手术费用的影响。所有的 TKA 患者都参加了术前培训课程，并接受了饮食方面的指导（表 2.9）。研究者对患者在术前 1 个月进行追踪随访，以找出人血白蛋白 ≤ 3.4g/dL 的患者并建议他们遵循饮食指导。TKA 手术后，这些患者在住院期间由住院营养师接诊，强化指导术后饮食。接受营养干预的与未接受营养干预的营养不良患者相比，在住院时间、再入院率，以及初次住院、再入院和 90 天护理的平均费用方面有显著差异（ $P < 0.05$ ）。笔者认为他们的计划行之有效，并且可以推广，但他们指出目前 TKA 患者在术前营养优化的疗程问题上还没有共识。此外，本研究有一个局限性，患者在饮食计划后没有接受第二次人血白蛋白检测，也没有在术后进行随访以判断是否依从饮食计划。

如前所述，在肥胖患者中应推荐实施减肥策略：体重管理者和医生或营养师制订运动和饮食计划。然而，很少有研究评估它们在 TKA 患者中的总体疗效，因此需要进行更多设计良好的研究来验证。同时，术前 BS 对术后结果和并发症的影响尚无定论，需要谨慎对待，还应进一步研究以确定哪些 TKA 人群适合于此类策略。

表 2.9 营养不良患者的抗炎高蛋白饮食[a]

抗炎饮食要求
限制或不食用红肉、糖、饱和脂肪酸和单一的碳水化合物
增加鱼类、坚果、种子、水果、蔬菜和全谷类食材比例
除非有禁忌（肾脏疾病），建议将蛋白质增加到每天 100g
只有在食物摄入不能达到目标时才补充液体蛋白质

a：摘自 Schroer 等[1]

2.6 患者适应证和选择标准

TKA 患者的选择标准包括：所有非手术治疗措施（物理治疗、药物治疗、控制体重、注射治疗、生活方式的改变）和其他手术方法都不能缓解的日常活动的疼痛。双室和三室的关节间隙消失和关节软骨丢失是 TKA 的适应证，而单间室严重关节炎可以用单髁置换术治疗。

对于 50 岁以上的女性、存在骨密度降低家族史的患者，有必要进行 DEXA 扫描以排除骨质疏松症。同时，应排除活动期牙龈炎或口腔问题并排除缺铁性贫血。对于泌尿系统的危险因素，也需要在手术前进行治疗，如：复发性感染或排尿困难。另外，糖尿病是手术的一个危险因素，很重要的一点就是糖化血红蛋白正常（< 5.7%），不能过高。有外周血管疾病危险因素的患者应进行当前症状、血管病病史、脉搏、踝 – 臂压力测试等评估[75, 76]。当踝 – 臂压力指数 < 0.9 时，需要在 TKA 前进行血管的进一步评估。

吸烟会增加 TKA 术后的并发症和死亡风险[75, 77–80]。Matharu 等[79]在对 56 212 例 TKA 患者的研究中发现：与不吸烟相比，吸烟者的下呼吸道感染风险增加（4.2% 比 2.7%），镇痛剂用量增加（7.4% 比 5.2%），以及 1 年死亡率升高（1.1% 比 0.9%）。Bedard 等[77]对包含 227 289 例关节置换术患者的 14 项研究进行了 Meta 分析，以确定吸烟与术后并发症之间的关系：吸烟与切口并发症（OR=1.78；95% CI：1.32~2.39）和假体周围感染（OR=2.02；95% CI：1.47~2.77）的风险增加有关。与既往吸烟人群相比，当前吸烟人群发生切口并发症和假体周围感染的风险明显增加，这表明术前戒烟可以产生积极的影响。因此，建议术前至少 1 个月停止吸烟[81, 82]。

适宜性标准是一种将现有科学证据与专家意见相结合的方法，不同的笔者对 TKA 的适宜性标准进行了描述（表 2.10）[83–87]。RAND 方法于 20 世纪 80 年代构建[88]，在两项研究中使用后发现 31%[85]~49%[83]的 TKA 病例根据 RAND 标准是 "不合适的"。其中一项调查称，被归类为不合适的患者与被归类为合适或不确定的患者在术后 1 年和 2 年的临床结果没有明显差异[85]。美国骨科医师学会在 2016 年发布了膝关节骨关节炎治疗的适宜性标准，涉及 TKA、单髁置换和截骨矫形[89]。Katz 等[90]描述了适宜性标准的局限性，并建议不断对该系统进行重新评估和更新。此外，有 7 项研究发表了 TKA 的推荐指南。Gademan 等[91]进行了文献的系统评价，发现 TKA 指南的证据质量普遍较低，而且没有提供标准（如疼痛和功能）的具体临界值或范围。因此，该领域未来的工作应考虑以下问题：TKA 手术的不断进展和变化，拟接受手术的患者人口学特征的变化，医保报销的影响，以及纳入症状和功能评价系统中广泛验证过的临界值的需求。

表 2.10　TKA 的适宜性标准

指标	AAOS 体系[a]	修正的 RAND 体系[b]
功能：疼痛	1= 中长距离（步行 > 400m） 2= 短距离（步走 2 个街区，1 个购物中心的长度） 3= 休息时或夜间疼痛	1= 轻度；WOMAC 疼痛和功能综合评分 0~11 分 2= 中度；WOMAC 疼痛和功能综合评分为 12~22 分 3= 重度；WOMAC 疼痛和功能的综合评分为 23~33 分 4= 极重；WOMAC 疼痛和功能综合评分 ≥ 34 分
活动范围	1= 完全正常 2= > 5° 屈曲挛缩和（或）屈曲 < 110° 3= > 10° 屈曲挛缩和（或）屈曲 < 90°	1= 活动性和稳定性尚可（伸直受限 < 5°，屈曲 20° 时内侧或外侧间隙正常或轻微改变） 2= 伸直受限 ≥ 5° 或在 20° 的屈曲中出现中度或严重的内侧或外侧间隙改变

表 2.10（续）

指标	AAOS 体系 [a]	修正的 RAND 体系 [b]
活动时膝关节稳定性	1= 稳定 2= 不稳定	无
关节炎累及范围	1= 主要是 1 个间室 2= ＞1 个间室	1= 单间室胫骨股骨关节炎 2= 双间室骨关节炎 3= 三间室骨关节炎
影像学	1= 轻度至中度 2= 严重	1=Kellgren–Lawrence ≤ 2 级 2=Kellgren–Lawrence 3 级 3=Kellgren–Lawrence 4 级
下肢力线	1= 正常 2= 内翻或外翻	无
机械症状	1= 无 2= 有	无
年龄	1= 年轻 2= 中年 3= 老年	1= ＜ 55 岁 2=55~65 岁 3= ＞ 65 岁

a：摘自 American Academy of Orthopaedic Surgeons（AAOS）[92]
b：摘自 Riddle 等 [87]

参考文献

[1] Schroer WC, LeMarr AR, Mills K, Childress AL, Morton DJ, Reedy ME. 2019 Chitranjan S. Ranawat Award: elective joint arthroplasty outcomes improve in malnourished patients with nutritional intervention: a prospective population analysis demonstrates a modifiable risk factor. Bone Joint J. 2019;101-B(7_Supple_C):17–21. https://doi.org/10.1302/0301-620X. 101B7. BJJ-2018-1510. R1.

[2] Fu MC, McLawhorn AS, Padgett DE, Cross MB. Hypoalbuminemia is a better predictor than obesity of complications after total knee arthroplasty: a propensity score-adjusted observational analysis. HSS J. 2017;13(1):66–74. https://doi.org/10.1007/s11420-016-9518-4.

[3] Pruzansky JS, Bronson MJ, Grelsamer RP, Strauss E, Moucha CS. Prevalence of modifiable surgical site infection risk factors in hip and knee joint arthroplasty patients at an urban academic hospital. J Arthroplasty. 2014;29(2):272–276. https://doi.org/10.1016/j.arth.2013.06.019.

[4] Cross MB, Yi PH, Thomas CF, Garcia J, Della Valle CJ. Evaluation of malnutrition in orthopaedic surgery. J Am Acad Orthop Surg. 2014;22(3):193–199. https://doi.org/10.5435/JAAOS-22-03-193.

[5] Blevins K, Aalirezaie A, Shohat N, Parvizi J. Malnutrition and the development of periprosthetic joint infection in patients undergoing primary elective total joint arthroplasty. J Arthroplasty. 2018;33(9):2971–2975. https://doi.org/10.1016/j.arth.2018.04.027.

[6] Bohl DD, Shen MR, Kayupov E, Della Valle CJ. Hypoalbuminemia independently predicts surgical site infection, pneumonia, length of stay, and readmission after total joint arthroplasty. J Arthroplasty. 2016;31(1):15–21. https://doi.org/10.1016/j.arth.2015.08.028.

[7] Schroer WC, Diesfeld PJ, LeMarr AR, Morton DJ, Reedy ME. Modifiable risk factors in primary joint arthroplasty increase 90-day cost of care. J Arthroplasty. 2018;33(9):2740–2744. https://doi.org/10.1016/j.arth.2018.04.018.

[8] Alfargieny R, Bodalal Z, Bendardaf R, El-Fadli M, Langhi S. Nutritional status as a predictive marker for surgical site infection in total joint arthroplasty. Avicenna J Med. 2015;5(4):117–122. https://doi.org/10.4103/2231-0770.165122.

[9] Courtney PM, Rozell JC, Melnic CM, Sheth NP, Nelson CL. Effect of malnutrition and morbid obesity on complication rates following primary total joint arthroplasty. J Surg Orthop Adv. 2016;25(2):99–104.

[10] Gu A, Malahias MA, Strigelli V, Nocon AA, Sculco TP, Sculco PK. Preoperative malnutrition negatively correlates with postoperative wound complications and infection after total joint arthroplasty: a systematic review and meta-analysis. J Arthroplasty. 2019;34(5):1013–1024. https://doi.org/10.1016/j.arth.2019.01.005.

[11] Huang R, Greenky M, Kerr GJ, Austin MS, Parvizi J. The effect of malnutrition on patients undergoing elective joint

arthroplasty. J Arthroplasty. 2013;28(8 Suppl):21–24. https://doi. org/10.1016/j.arth.2013.05.038.

[12] Nelson CL, Elkassabany NM, Kamath AF, Liu J. Low albumin levels, more than morbid obesity, are associated with complications after TKA. Clin Orthop Relat Res. 2015;473(10):3163–3172. https://doi.org/10.1007/s11999-015-4333-7.

[13] Roche M, Law TY, Kurowicki J, Sodhi N, Rosas S, Elson L, Summers S, Sabeh K, Mont MA. Albumin, prealbumin, and transferrin may be predictive of wound complications following total knee arthroplasty. J Knee Surg. 2018;31(10):946–951. https://doi. org/10.1055/s-0038-1672122.

[14] Golladay GJ, Satpathy J, Jiranek WA. Patient optimization-strategies that work: malnutrition. J Arthroplasty. 2016;31(8):1631–1634. https://doi.org/10.1016/j.arth.2016.03.027.

[15] Parvizi J, Shohat N, Gehrke T. Prevention of periprosthetic joint infection: new guidelines. Bone Joint J. 2017;99-B(4 Supple B):3–10. https://doi.org/10.1302/0301-620X. 99B4. BJJ-2016-1212. R1.

[16] Shohat N, Parvizi J. Prevention of periprosthetic joint infection: examining the recent guidelines. J Arthroplasty. 2017;32(7):2040–2046. https://doi.org/10.1016/j.arth.2017.02.072.

[17] Alamanda VK, Springer BD. The prevention of infection: 12 modifiable risk factors. Bone Joint J. 2019;101-b(1_Supple_A):3–9. https://doi.org/10.1302/0301-620x. 101b1. Bjj-2018-0233. R1.

[18] Guigoz Y. The Mini Nutritional Assessment (MNA) review of the literature--what does it tell us? J Nutr Health Aging. 2006;10(6):466–85; discussion 485-467.

[19] Detsky AS, McLaughlin JR, Baker JP, Johnston N, Whittaker S, Mendelson RA, Jeejeebhoy KN. What is subjective global assessment of nutritional status? JPEN J Parenter Enteral Nutr. 1987;11(1):8–13. https://doi. org/10.1177/014860718701100108.

[20] Kondrup J, Rasmussen HH, Hamberg O, Stanga Z, Ad Hoc EWG. Nutritional risk screening (NRS 2002): a new method based on an analysis of controlled clinical trials. Clin Nutr. 2003;22(3):321–336. https://doi.org/10.1016/s0261-5614(02)00214-5.

[21] Ozkalkanli MY, Ozkalkanli DT, Katircioglu K, Savaci S. Comparison of tools for nutrition assessment and screening for predicting the development of complications in orthopedic surgery. Nutr Clin Pract. 2009;24(2):274–280. https://doi. org/10.1177/0884533609332087.

[22] Hales CM, Carroll MD, Fryar CD, Ogden CL. Prevalence of obesity and severe obesity among adults: United States, 2017–2018;2020.

[23] Apold H, Meyer HE, Nordsletten L, Furnes O, Baste V, Flugsrud GB. Weight gain and the risk of knee replacement due to primary osteoarthritis: a population based, prospective cohort study of 225,908 individuals. Osteoarthr Cartil. 2014;22(5):652–658. https://doi.org/10.1016/j. joca.2014.03.002.

[24] Alvi HM, Mednick RE, Krishnan V, Kwasny MJ, Beal MD, Manning DW. The effect of BMI on 30 day outcomes following total joint arthroplasty. J Arthroplasty. 2015;30(7):1113–1117. https://doi.org/10.1016/j.arth.2015.01.049.

[25] D'Apuzzo MR, Novicoff WM, Browne JA. The John Insall Award: morbid obesity independently impacts complications, mortality, and resource use after TKA. Clin Orthop Relat Res. 2015;473(1):57–63. https://doi.org/10.1007/s11999-014-3668-9.

[26] Everhart JS, Altneu E, Calhoun JH. Medical comorbidities are independent preoperative risk factors for surgical infection after total joint arthroplasty. Clin Orthop Relat Res. 2013;471(10):3112–3119. https://doi.org/10.1007/s11999-013-2923-9.

[27] George J, Piuzzi NS, Ng M, Sodhi N, Khlopas AA, Mont MA. Association between body mass index and thirty-day complications after total knee arthroplasty. J Arthroplasty. 2018;33(3):865–871. https://doi.org/10.1016/j.arth.2017.09.038.

[28] Jamsen E, Nevalainen P, Eskelinen A, Huotari K, Kalliovalkama J, Moilanen T. Obesity, diabetes, and preoperative hyperglycemia as predictors of periprosthetic joint infection: a single-center analysis of 7181 primary hip and knee replacements for osteoarthritis. J Bone Joint Surg Am. 2012;94(14):e101. https://doi.org/10.2106/JBJS.J.01935.

[29] Jung P, Morris AJ, Zhu M, Roberts SA, Frampton C, Young SW. BMI is a key risk factor for early periprosthetic joint infection following total hip and knee arthroplasty. N Z Med J. 2017;130(1461):24–34.

[30] Kunutsor SK, Whitehouse MR, Blom AW, Beswick AD, Team I. Patient-related risk factors for periprosthetic joint infection after total joint arthroplasty: a systematic review and meta-analysis. PLoS One. 2016;11(3):e0150866. https://doi. org/10.1371/journal.pone.0150866.

[31] Sayeed Z, Anoushiravani AA, Chambers MC, Gilbert TJ, Scaife SL, El-Othmani MM, Saleh KJ. Comparing in-hospital total joint arthroplasty outcomes and resource consumption among underweight and morbidly obese patients. J Arthroplasty. 2016;31(10):2085–2090. https://doi. org/10.1016/j.arth.2016.03.015.

[32] Thornqvist C, Gislason GH, Kober L, Jensen PF, Torp-Pedersen C, Andersson C. Body mass index and risk of perioperative cardiovascular adverse events and mortality in 34,744 Danish patients undergoing hip or knee replacement. Acta Orthop. 2014;85(5):456–462. https://doi. org/10.3109/17453674.2014.934184.

[33] Tohidi M, Brogly SB, Lajkosz K, Grant HJ, VanDenKerkhof EG, Campbell AR. Ten-year mortality and revision after

total knee arthroplasty in morbidly obese patients. J Arthroplasty. 2018;33(8):2518–2523. https://doi.org/10.1016/j.arth.2018.03.049.

[34] Wallace G, Judge A, Prieto-Alhambra D, de Vries F, Arden NK, Cooper C. The effect of body mass index on the risk of post-operative complications during the 6 months following total hip replacement or total knee replacement surgery. Osteoarthr Cartil. 2014;22(7):918–927. https://doi.org/10.1016/j.joca.2014.04.013.

[35] Werner BC, Cancienne JM, Miller MD, Gwathmey FW. Incidence of manipulation under anesthesia or lysis of adhesions after arthroscopic knee surgery. Am J Sports Med. 2015;43(7):1656–1661. https://doi.org/10.1177/0363546515578660.

[36] Abdel MP, Bonadurer GF 3rd, Jennings MT, Hanssen AD. Increased aseptic tibial failures in patients with a BMI >/=35 and well-aligned total knee arthroplasties. J Arthroplasty. 2015;30(12):2181–2184. https://doi.org/10.1016/j.arth.2015.06.057.

[37] Boyer B, Bordini B, Caputo D, Neri T, Stea S, Toni A. What are the influencing factors on hip and knee arthroplasty survival? Prospective cohort study on 63619 arthroplasties. Orthop Traumatol Surg Res. 2019;105(7):1251–1256. https://doi.org/10.1016/j.otsr.2019.07.020.

[38] Baker P, Petheram T, Jameson S, Reed M, Gregg P, Deehan D. The association between body mass index and the outcomes of total knee arthroplasty. J Bone Joint Surg Am. 2012;94(16):1501–1508. https://doi.org/10.2106/JBJS.K.01180.

[39] Baker P, Muthumayandi K, Gerrand C, Kleim B, Bettinson K, Deehan D. Influence of body mass index (BMI) on functional improvements at 3 years following total knee replacement: a retrospective cohort study. PLoS One. 2013;8(3):e59079. https://doi.org/10.1371/journal. pone.0059079.

[40] Collins RA, Walmsley PJ, Amin AK, Brenkel IJ, Clayton RA. Does obesity influence clinical outcome at nine years following total knee replacement? J Bone Joint Surg. 2012;94(10):1351–1355. https://doi.org/10.1302/0301-620X. 94B10.28894.

[41] Daniilidis K, Yao D, Gosheger G, Berssen C, Budny T, Dieckmann R, Holl S. Does BMI influence clinical outcomes after total knee arthroplasty? Technol Health Care. 2016;24(3):367–375. https://doi.org/10.3233/THC-151128.

[42] Liljensoe A, Lauersen JO, Soballe K, Mechlenburg I. Overweight preoperatively impairs clinical outcome after knee arthroplasty: a cohort study of 197 patients 3–5 years after surgery. Acta Orthop. 2013;84(4):392–397. https://doi.org/10.3109/17453674.2013.799419.

[43] Stevens-Lapsley JE, Petterson SC, Mizner RL, Snyder-Mackler L. Impact of body mass index on functional performance after total knee arthroplasty. J Arthroplasty. 2010;25(7):1104–1109. https://doi.org/10.1016/j.arth.2009.08.009.

[44] Xu S, Chen JY, Lo NN, Chia SL, Tay DKJ, Pang HN, Hao Y, Yeo SJ. The influence of obesity on functional outcome and quality of life after total knee arthroplasty: a ten-year follow-up study. Bone Joint J. 2018;100-b(5):579–583. https://doi.org/10.1302/0301-620x. 100b5. Bjj-2017-1263. R1.

[45] Yoo JH, Oh HC, Park SH, Kim JK, Kim SH. Does obesity affect clinical and radiological outcomes in minimally invasive total knee arthroplasty? Minimum 5-year follow-up of minimally invasive TKA in obese patients. Clin Orthop Surg. 2018;10(3):315–321. https://doi.org/10.4055/cios.2018.10.3.315.

[46] Moon AS, Boudreau S, Mussell E, He JK, Brabston EW, Ponce BA, Momaya AM. Current concepts in vitamin D and orthopaedic surgery. Orthop Traumatol Surg Res. 2019;105(2):375–382. https://doi.org/10.1016/j.otsr.2018.12.006.

[47] Manson J, Brannon PM, Rosen CJ, Taylor CL. Vitamin D deficiency-is there really a pandemic. N Engl J Med. 2016;375(19):1817–1820.

[48] Neal S, Sykes J, Rigby M, Hess B. A review and clinical summary of vitamin D in regard to bone health and athletic performance. Phys Sportsmed. 2015;43(2):161–168. https://doi.org/1 0.1080/00913847.2015.1020248.

[49] Holick MF, Binkley NC, Bischoff-Ferrari HA, Gordon CM, Hanley DA, Heaney RP, Murad MH, Weaver CM, Endocrine S. Evaluation, treatment, and prevention of vitamin D deficiency: an Endocrine Society clinical practice guideline. J Clin Endocrinol Metab. 2011;96(7):1911–1930. https://doi.org/10.1210/jc.2011-0385.

[50] Ross AC, Manson JE, Abrams SA, Aloia JF, Brannon PM, Clinton SK, Durazo-Arvizu RA, Gallagher JC, Gallo RL, Jones G, Kovacs CS, Mayne ST, Rosen CJ, Shapses SA. The 2011 report on dietary reference intakes for calcium and vitamin D from the Institute of Medicine: what clinicians need to know. J Clin Endocrinol Metab. 2011;96(1):53–58. https://doi.org/10.1210/jc.2010-2704.

[51] Arshi A, Shieh A, Adams JS, Bernthal NM, Zeegen EN, Sassoon AA. Preoperative vitamin D repletion in total knee arthroplasty: a cost-effectiveness model. J Arthroplasty. 2020;35(5):1379–1383. https://doi.org/10.1016/j.arth.2019.12.037.

[52] Emara AK, Nageeb E, George J, Buttaro MA, Higuera C, Piuzzi NS. Hypovitaminosis D in lower extremity joint arthroplasty: a systematic review and meta-analysis. J Orthop. 2020;21:109–116. https://doi.org/10.1016/j.jor.2020.03.010.

[53] Jansen J, Tahmassebi J, Haddad FS. Vitamin D deficiency is associated with longer hospital stay and lower functional outcome after total knee arthroplasty. Acta Orthop Belg. 2017;83(4):664–670.

[54] Maier GS, Maus U, Lazovic D, Horas K, Roth KE, Kurth AA. Is there an association between low serum 25-OH-D levels and the length of hospital stay in orthopaedic patients after arthroplasty? J Orthop Traumatol. 2016;17(4):297–302. https://

doi.org/10.1007/s10195-016-0414-y.

[55] Traven SA, Chiaramonti AM, Barfield WR, Kirkland PA, Demos HA, Schutte HD, Drew JM. Fewer complications following revision hip and knee arthroplasty in patients with normal vitamin D levels. J Arthroplasty. 2017;32(9S):S193–S196. https://doi.org/10.1016/j. arth.2017.02.038.

[56] Hegde V, Arshi A, Wang C, Buser Z, Wang JC, Jensen AR, Adams JS, Zeegen EN, Bernthal NM. Preoperative vitamin D deficiency is associated with higher postoperative complication rates in total knee arthroplasty. Orthopedics. 2018;41(4):e489–e495. https://doi. org/10.3928/01477447-20180424-04.

[57] Maier GS, Horas K, Seeger JB, Roth KE, Kurth AA, Maus U. Is there an association between periprosthetic joint infection and low vitamin D levels? Int Orthop. 2014;38(7):1499–1504. https://doi.org/10.1007/s00264-014-2338-6.

[58] Zajonz D, Prager F, Edel M, Möbius R, Daikos A, Fakler JK, Josten C, Kratzsch J, Roth A. The significance of the vitamin D metabolism in the development of periprosthetic infections after THA and TKA: a prospective matched-pair analysis of 240 patients. Clin Interv Aging. 2018;13:1429–1435. https://doi.org/10.2147/cia.S171307.

[59] Allain TJ, Beresford PA, Newman JH, Swinkels A. Vitamin D levels in patients undergoing knee arthroplasty: does vitamin D status effect postoperative outcomes? e-SPEN Eur e-J Clin Nutr Metab. 2008;3(1):e17–e21.

[60] Lee A, Chan SK, Samy W, Chiu CH, Gin T. Effect of hypovitaminosis D on postoperative pain outcomes and short-term health-related quality of life after knee arthroplasty: a cohort study. Medicine. 2015;94(42):e1812. https://doi.org/10.1097/md.0000000000001812.

[61] Maniar RN, Patil AM, Maniar AR, Gangaraju B, Singh J. Effect of preoperative vitamin D levels on functional performance after total knee arthroplasty. Clin Orthop Surg. 2016;8(2):153–156. https://doi.org/10.4055/cios.2016.8.2.153.

[62] Shin KY, Park KK, Moon SH, Yang IH, Choi HJ, Lee WS. Vitamin D deficiency adversely affects early post-operative functional outcomes after total knee arthroplasty. Knee Surg Sports Traumatol Arthrosc. 2017;25(11):3424–3430. https://doi.org/10.1007/s00167-016-4209-8.

[63] Piuzzi NS, George J, Khlopas A, Klika AK, Mont MA, Muschler GF, Higuera CA. High prevalence and seasonal variation of hypovitaminosis D in patients scheduled for lower extremity total joint arthroplasty. Ann Transl Med. 2018;6(16):321. https://doi.org/10.21037/atm.2018.08.21.

[64] Mechanick JI, Youdim A, Jones DB, Garvey WT, Hurley DL, McMahon MM, Heinberg LJ, Kushner R, Adams TD, Shikora S, Dixon JB, Brethauer S, American Association of Clinical E, Obesity S, American Society for M, Bariatric S. Clinical practice guidelines for the perioperative nutritional, metabolic, and nonsurgical support of the bariatric surgery patient--2013 update: cosponsored by American Association of Clinical Endocrinologists, the Obesity Society, and American Society for Metabolic & Bariatric Surgery. Endocr Pract. 2013;19(2):337–372. https://doi.org/10.4158/EP12437.GL.

[65] Gu A, Cohen JS, Malahias MA, Lee D, Sculco PK, McLawhorn AS. The effect of bariatric surgery prior to lower-extremity total joint arthroplasty: a systematic review. HSS J. 2019;15(2):190–200. https://doi.org/10.1007/s11420-019-09674-2.

[66] Smith TO, Aboelmagd T, Hing CB, MacGregor A. Does bariatric surgery prior to total hip or knee arthroplasty reduce post-operative complications and improve clinical outcomes for obese patients? Systematic review and meta-analysis. Bone Joint J. 2016;98-b(9):1160–1166. https://doi.org/10.1302/0301-620x. 98b9.38024.

[67] Wang Y, Deng Z, Meng J, Dai Q, Chen T, Bao N. Impact of bariatric surgery on inpatient complication, cost, and length of stay following total hip or knee arthroplasty. J Arthroplasty. 2019;34(12):2884–2889.e2884. https://doi.org/10.1016/j.arth.2019.07.012.

[68] Meller MM, Goodman S, Gonzalez MH, Lau E Does bariatric surgery normalize risks after total knee arthroplasty? Administrative medicare data. J Am Acad Orthop Surg Glob Res Rev. 2019;3(12). https://doi.org/10.5435/JAAOSGlobal-D-19-00102.

[69] Lee GC, Ong K, Baykal D, Lau E, Malkani AL. Does prior bariatric surgery affect implant survivorship and complications following primary total hip arthroplasty/total knee arthroplasty? J Arthroplasty. 2018;33(7):2070–2074.e2071. https://doi.org/10.1016/j.arth.2018.01.064.

[70] McLawhorn AS, Levack AE, Lee YY, Ge Y, Do H, Dodwell ER. Bariatric surgery improves outcomes after lower extremity arthroplasty in the morbidly obese: a propensity score-matched analysis of a New York statewide database. J Arthroplasty. 2018;33(7):2062–2069.e2064. https://doi.org/10.1016/j.arth.2017.11.056.

[71] Springer BD. Management of the bariatric patient. What are the implications of obesity and total joint arthroplasty: the orthopedic Surgeon's perspective? J Arthroplasty. 2019;34(7s):S30–S32. https://doi.org/10.1016/j.arth.2018.12.021.

[72] Burgess LC, Phillips SM, Wainwright TW. What is the role of nutritional supplements in support of total hip replacement and total knee replacement surgeries? A systematic review. Nutrients. 2018;10(7). https://doi.org/10.3390/nu10070820.

[73] Dreyer HC, Owen EC, Strycker LA, Smolkowski K, Muyskens JB, Kirkpatrick TK, Christie AD, Kuehl KS, Lantz BA, Shah SN, Mohler CG, Jewett BA. Essential amino acid supplementation mitigates muscle atrophy after total knee arthroplasty:

a randomized, double-blind, placebo-controlled trial. JB JS Open Access. 2018;3(2):e0006. https://doi.org/10.2106/jbjs. Oa.18.00006.

[74] Ueyama H, Kanemoto N, Minoda Y, Taniguchi Y, Nakamura H. 2020 Chitranjan S. Ranawat Award: perioperative essential amino acid supplementation suppresses rectus femoris muscle atrophy and accelerates early functional recovery following total knee arthroplasty. Bone Joint J. 2020;102-b(6_Supple_A):10–18. https://doi.org/10.1302/0301-620x. 102b6. Bjj-2019-1370. R1.

[75] Adie S, Harris I, Chuan A, Lewis P, Naylor JM. Selecting and optimising patients for total knee arthroplasty. Med J Aust. 2019;210(3):135–141. https://doi.org/10.5694/mja2.12109.

[76] Abu Dakka M, Badri H, Al-Khaffaf H. Total knee arthroplasty in patients with peripheral vascular disease. Surgeon. 2009;7(6):362–365. https://doi.org/10.1016/s1479-666x(09)80111-x.

[77] Bedard NA, DeMik DE, Owens JM, Glass NA, DeBerg J, Callaghan JJ. Tobacco use and risk of wound complications and periprosthetic joint infection: a systematic review and meta-analysis of primary total joint arthroplasty procedures. J Arthroplasty. 2019;34(2):385–396. e384. https://doi.org/10.1016/j.arth.2018.09.089.

[78] Gonzalez AI, Luime JJ, Uçkay I, Hannouche D, Hoffmeyer P, Lübbeke A. Is there an association between smoking status and prosthetic joint infection after primary total joint arthroplasty? J Arthroplasty. 2018;33(7):2218–2224. https://doi.org/10.1016/j.arth.2018.02.069.

[79] Matharu GS, Mouchti S, Twigg S, Delmestri A, Murray DW, Judge A, Pandit HG. The effect of smoking on outcomes following primary total hip and knee arthroplasty: a population-based cohort study of 117,024 patients. Acta Orthop. 2019;90(6):559–567. https://doi.org/1 0.1080/17453674.2019.1649510.

[80] Schiffner E, Latz D, Karbowski A, Grassmann JP, Thelen S, Gehrmann S, Windolf J, Schneppendahl J, Jungbluth P. Possible risk factors for acute and chronic deep periprosthetic joint infections in primary total knee arthroplasty. Do BMI, smoking, urinary tract infections, gender, and ASA classification have an impact? J Orthop. 2020;19:111–113. https://doi. org/10.1016/j.jor.2019.11.035.

[81] Sorensen LT. Wound healing and infection in surgery. The clinical impact of smoking and smoking cessation: a systematic review and meta-analysis. Arch Surg. 2012;147(4):373–383. https://doi.org/10.1001/archsurg.2012.5.

[82] Wong J, Lam DP, Abrishami A, Chan MT, Chung F. Short-term preoperative smoking cessation and postoperative complications: a systematic review and meta-analysis. Can J Anaesth. 2012;59(3):268–279. https://doi.org/10.1007/s12630-011-9652-x.

[83] Escobar A, Quintana JM, Arostegui I, Azkarate J, Guenaga JI, Arenaza JC, Garai I. Development of explicit criteria for total knee replacement. Int J Technol Assess Health Care. 2003;19(1):57–70. https://doi.org/10.1017/s0266462303000060.

[84] Frankel L, Sanmartin C, Hawker G, De Coster C, Dunbar M, Bohm E, Noseworthy T. Perspectives of orthopaedic surgeons on patients' appropriateness for total joint arthroplasty: a qualitative study. J Eval Clin Pract. 2016;22(2):164–170. https://doi.org/10.1111/jep.12449.

[85] Riddle DL, Perera RA, Jiranek WA, Dumenci L. Using surgical appropriateness criteria to examine outcomes of total knee arthroplasty in a United States sample. Arthritis Care Res. 2015;67(3):349–357. https://doi.org/10.1002/acr.22428.

[86] Riddle DL, Perera RA. Appropriateness and total knee arthroplasty: an examination of the American Academy of Orthopaedic Surgeons appropriateness rating system. Osteoarthr Cartil. 2017;25(12):1994–1998. https://doi.org/10.1016/j.joca.2017.08.018.

[87] Riddle DL, Ghomrawi H, Jiranek WA, Dumenci L, Perera RA, Escobar A. Appropriateness criteria for total knee arthroplasty: additional comments and considerations. J Bone Joint Surg Am. 2018;100(4):e22. https://doi.org/10.2106/jbjs.17.00405.

[88] Brook RH, Chassin MR, Fink A, Solomon DH, Kosecoff J, Park RE. A method for the detailed assessment of the appropriateness of medical technologies. Int J Technol Assess Health Care. 1986;2(1):53–63. https://doi.org/10.1017/s0266462300002774.

[89] Manner PA, Tubb CC, Levine BR. AAOS appropriate use criteria: surgical management of osteoarthritis of the knee. JAAOS J Am Acad Orthop Surg. 2018;26(9):e194–e197.

[90] Katz JN, Winter AR, Hawker G. Measures of the appropriateness of elective orthopaedic joint and spine procedures. J Bone Joint Surg Am. 2017;99(4):e15. https://doi.org/10.2106/JBJS.16.00473.

[91] Gademan MG, Hofstede SN, Vliet Vlieland TP, Nelissen RG, Marang-van de Mheen PJ. Indication criteria for total hip or knee arthroplasty in osteoarthritis: a state-of-the-science overview. BMC Musculoskelet Disord. 2016;17(1):463. https://doi.org/10.1186/s12891-016-1325-z.

[92] American Academy of Orthopaedic S. Appropriate Use Criteria for Surgical Management of Osteoarthritis of the Knee. 2016. http://www.aaos.org/smoakauc. Accessed 23 July 2020.

第三章 机器人单髁／全膝关节置换术的进展

David L. Kerr, Niall H. Cochrane, Albert T. Anastasio, Lefko T. Charalambous, Mark Wu, Thorsten M. Seyler

侯卫坤 许 鹏／译

3.1 机器人关节置换术的进展

近 30 年来，外科技术迅猛发展，机器人辅助关节置换术成为备受患者及外科医生瞩目的众多领域之一。传统的全膝关节置换术（Total Knee Arthroplasty，TKA）是基于术前 X 线片、术中畸形评估和定位工具进行对线的，而定位工具既可利用髓内导向器参考的解剖轴，也可使用髓外导向器和骨性解剖标志。尽管很实用，但对于个体发育或骨性关节炎继发畸形所致的解剖变异，常规工具和对线技术存在一定的局限性[1]。自从 1992 年采用 ROBODOC 实施髋关节置换术以来，机器人系统的倡导者和开发者声称，机器人系统可提高截骨方案的准确性和截骨操作的精准性[2]。目前市面上的机器人和计算机导航膝关节置换系统涵盖许多不同的技术，旨在辅助术者将假体安放在最佳位置，获得平衡的膝关节并恢复运动学。在美国，已接受膝关节置换术的患者数量高达470 万，且每年的数字仍在增长，科技辅助手术的发展和应用将对每年成千上万的关节置换术的患者结局产生深远的影响[3]。

3.1.1 患者满意度与机器人设计的目标

众多患者特异性因素和技术性因素影响着 TKA 术后的患者满意度。尽管数十年来假体设计和术前术后流程不断优化，很多研究证实仍有高达 10%~20% 的患者对手术不满意[4-7]。导致患者不满意的常见原因包括持续性疼痛、僵硬、肿胀及主观感觉功能受限等[8]。为提高患者满意度，除对术后恢复、康复过程和功能目标设置切合实际的期望值外，术者还要在最小化软组织损伤和并发症发生率的同时，确保术中操作精准和平衡良好，以重建接近正常的膝关节运动学[9]。机器人辅助技术旨在帮助术者优化术前评估、术前计划和术中操作。

3.1.2 外科医生的关注点

相较于 TKA，尽管单髁膝关节置换术（Unicompartmental Knee Arthroplasty，UKA）患者术后满意度和运动回归率更高，但总体手术量并不大[10, 11]。术者和患者均会担心 UKA 的长期生存率，因为英格兰／威尔士、澳大利亚、瑞典和芬兰等关节置换登记系统都显示 UKA 的无翻修生存率低于 TKA，7~10 年随访的假体生存率仅 80%~90%[12-14]。英格兰 / 威尔士和北欧登记系统研究发现患者结局与手术量有关，在手术量大的中心 UKA 10 年生存率有一定提高[15, 16]。不管是假体设计、操作技术还是畸形矫正过度 / 不足等引起的假体松动，倡导者宣称机器人辅助关节置换均可应对。其理由机器人辅助技术可帮助术者制订和执行截骨计划，通过提高假体植入的准确度和精准度从而提高假体生存率[17]。

3.1.3 机器人技术

机器人辅助膝关节置换系统在 UKA 和 TKA 中用于股骨远端和胫骨近端辅助截骨，被划分为主动型（自主的）、半主动型（半自主的、触觉反馈系统）和被动型系统[18, 19]。理解这些系统在研发、操作技术及各自证据等方面的差异，对患者和术者的知情决策都很重要（表 3.1）。

被动型系统按照手术规划进行导航或引导主动截骨，也可提供术中反馈。由于设备昂贵、回报有限，且术者和患者均需观望早期结果，致使机器人系统总体上被接纳的进程缓慢[20]。这向许多人表明，机器人关节置换系统在骨科手术市场造成了深远的影响，并且这种影响在可预见的未来还将持续。

半主动型系统在目前美国市场上最流行。它在机器人引导的同时，允许术者在规划的截骨范围内进行操控，通常被称为触觉反馈系统[21]。目前生产中的半主动型系统包括 Mako（史赛克，新泽西州莫瓦；FDA 于 2015 年批准），NavioPFS（由明尼苏达州普利茅斯的 Blue Belt Technologies 设计，随后被田纳西州孟菲斯的施乐辉收购；于 2017 年获得 FDA 批准），以及施乐辉的第二代系统 CORI。Mako 系统已被批准用于髋关节和膝关节置换术，具有锯和磨钻两种终端工具功能，它是基于术前计算机断层扫描（Computed Tomography，CT）进行截骨规划。另外，施乐辉公司的 Navio PFS 及之后的 CORI 系统不需要术前影像，可在术中获取患者表面解剖特征并进行平衡评估，使用磨钻作为终端工具，进行引导截骨。最近 Velys 系统（DePuy Synthes 公司，强生的子公司，印第安纳州华沙），最初由法国 Orthotaxy 公司（法国巴黎）开发，于 2021 年获得 FDA510（k）许可。Velys 系统也不需要术前成像，与 NavioPFS 和 CORI 系统相似，但 Velys 系统终端工具是摆锯，而两款施乐辉系统均为磨钻。多数半主动型系统使用机械臂连接摆锯或磨钻，为术者提供受限制的截骨路径。上述目前上市的所有系统，即 Mako、Navio PFS、Cori 和 Velys，都是封闭系统，专供相应经销商提供的假体使用。

另外两套正在生产的半主动型系统，即 ROSA（捷迈邦美，印第安纳州华沙）和 OMNIBotics（科润，佛罗里达州坦帕）。它们以截骨导向器作为终端工具，不同于其他半主动型系统使用锯或磨钻作为截骨工具。ROSA 系统最初由 Medtech（法国蒙彼利埃）设计，基于术前 X 线片或无须任何影像资料，用于脊柱内固定术和膝关节置换术等骨科手术，可引导截骨。OMNIBotics 系统最初也是在法国开发的，在被 OMNIlife（马萨诸塞州东陶顿）购买之前被 Praxim 称为 Praxiteles 系统，随后被科润公司购买。

在术者做好显露和测量的前提下，主动型、自主的机器人系统能够在术者的监视下独立地进行截骨操作。主动型机器人 TKA 不太常用，因为在 21 世纪初，欧洲和韩国的 CASPAR 和 ROBODOC 系统的早期结果显示手术时间延长以及术后早期并发症增加[22, 23]。现有的主动型系统包括 iBlock（前身是 Praxiteles，OMNIlife Science 公司，马萨诸塞州东陶顿）和 TSolution-One（前

表 3.1　现有已获得 FDA510（k）许可的机器人膝关节置换系统

系统名称	Tsolution-One	Monogram	Mako	CORI	Navio PFS	Velys	ROSA	OMNIbotics
前身	ROBODOC		RIO	Navio				Praxiteles（Praxim）
公司	THINK Surgical	Monogram Orth.	史赛克	施乐辉	施乐辉	Depuy Synthes	捷迈邦美	科润
总部地址	加利福尼亚州弗里蒙特	得克萨斯州奥斯汀	新泽西州莫瓦	田纳西州孟菲斯	田纳西州孟菲斯	宾夕法尼亚州西切斯特	印第安纳州华沙	佛罗里达州坦帕市
以前的开发者	Curexo 加利福尼亚州弗里蒙特		MAKO Surg. Corp 佛罗里达州劳德代尔堡		Blue Belt Tech. 明尼苏达州普利茅斯	Orthotaxy 法国巴黎	Medtech 法国蒙彼利埃	OMNIlife 马萨诸塞州东陶顿
FDA510（k）的许可时间	2015年髋关节 2019年膝关节		2015年	2020年	2017年	2021年	2019年	2017年
部位	髋、膝	髋、膝	髋、膝	膝	膝	膝	膝、脊柱	膝
类型	主动型	主动型	半主动型	半主动型	半主动型	半主动型	被动型	被动型
终端工具	磨钻	磨钻	锯、磨钻	磨钻	磨钻	锯	截骨导向器	截骨导向器
预成像	CT	CT	CT	无	无	无	X线片、无	CT
假体特异性	开放平台	封闭平台	封闭平台	封闭平台	封闭平台	封闭平台	封闭平台	封闭平台

身是 ROBODOC，Think Surgical Inc 公司，即之前的 Curexo Technology 公司，加利福尼亚州弗里蒙特；FDA 于 2019 年批准）。目前尚无关于 TSolution-One 的临床数据报道。

3.1.4 其他技术

除恰当的截骨外，软组织和韧带的平衡对恢复膝关节功能也是至关重要的。不稳定和僵硬是 TKA 术后患者不满意的常见原因 [4-6, 8, 9]。由于大多数假体设计的内侧和外侧厚度是固定的，对术者来说，首先要正确的评估和平衡内外侧截骨间隙。最常用的方法是使用不同厚度的测试块，通过施加内翻和外翻应力判断平衡，将内侧或外侧间隙张作为不平衡的指征。依赖手感的人工技术可能受到术者感觉个体差异的影响 [24, 25]。已有新技术被开发出来用于辅助 TKA 或 UKA 的平衡判断，目前的商用产品可量化膝关节之间的应力。Verasense（Orthosensor Inc，佛罗里达州达尼亚海滩）是一款可代替聚乙烯衬垫插入、显示压力数据、并动态测量后滚和稳定性的设备。Verasense 可在假体置入前同试模一起使用，以明确是否需要调整截骨，或者是否需要进一步软组织松解。

在一项对 84 例 TKA 患者术中使用 Verasense 的试验中，Cho 等发现在标准测量截骨后有 36% 的患者膝关节获得平衡，其内侧和外侧间室之间的压力差小于 6.8kg。采用 Verasense 进行应力评估，并据此对 66 例患者进行相应的间隙平衡调整后，有 94% 的患者达到平衡 [26]。目前尚无 Verasense 和手感评估用于间隙平衡中的比较，进一步的研究可能有助于确定手感评估与压力定量测量系统（如 Verasense）的准确性和可靠性。在另一项研究中，Geller 等比较了需要麻醉下手法松解术（Manipulation Under Anesthesia，MUA）的关节纤维化发生率，前者是 TKA 术后僵硬的一种非手术治疗方式。其研究发现 Verasense 组（252 例）MUA 率低于 TKA 的标准组（699 例），分别为 1.6% 和 5%，$P=0.004$[27]。笔者和哥伦比亚大学正在进行一项 Verasense 机器人临床试验，预计将报道在 2017—2020 年间纳入的 130 例患者的患者报告的结局指标（Patient-Reported Outcomes，PROs）。

3.2 局限性

虽然机器人辅助全膝关节置换术（Robotic-Assisted Total Knee Arthroplasty，RATKA）近年来取得了长足进展，但仍存在 Christensen 所描述的颠覆性技术开发周期中所固有的技术缺陷 [28]。

该技术推广的主要障碍是成本，仅硬件本身的成本就高达 40 万 ~100 万美元不等 [20]。考虑到年度保养、软件升级和一次性耗材费用，成本则更加高昂 [20, 29]。此外，基于图像的机器人病例还需要 CT 或磁共振成像（Magnetic Resonance Imaging，MRI）等先进的术前成像。最后，由于在整体成本模型中需要考虑间接成本，Siddiqi 等提供了一个全面的成本 - 效益分析，包括了详细的间接成本 [20]。由于医保越来越倾向于基于价值的医疗护理模式和捆绑支付模式，因此，设计涵盖所有辅助费用的综合包将很关键 [29]。

为寻找现有机器人膝关节手术的盈亏平衡点，Moschetti 等利用现有的报销方案，对机器人 UKA 进行了 Markov 决策分析 [30]。该团队发现，假设一个基于图像的系统成本为 136.2 万美元，年手术量只要超过 94 例，就可以获得投资回报。而对于较廉价的无图像系统，每年 25 例即可达到盈亏平衡点[30]。鉴于此，该技术目前仅适用于手术量较大的中心。对 TKA 和有前途的新技术，如基于加速度传感器的手持导航系统，需要进行更深入的分析，以明确其盈亏平衡点。

RATKA 技术的另一个缺陷是关于软组织操作的。当前版本的骨科 TKA 机器人仍然需要术者进行解剖和显露。在显露完成后，该系统仍然需要外科医生适当地牵开组织，以使截骨路径上不造成神经血管或韧带损伤[20, 21]。此外，尽管现有系统可以辅助间隙的规划和韧带的平衡，但实际上它们并不能实施软组织平衡[20, 31]。未来机器人系统迭代将有更好的反馈机制和适应机制，以便在截骨过程中进行实时调整，并且更好地区分软组织类型。

这项技术也有一些其他显著缺陷。在机器人注册和导航时，为置入股骨和胫骨的注册钉，需要额外切口或延长切口[32]。这增加了感染、应力集中和假体周围骨折，以及由于注册钉植入失误造成神经血管损伤的风险[20]。手术时间也是一个问题，由于固有的工作流程延迟、手术室的准备时间、假体模板设计和术中调整计划等因素，RATKA 通常手术时间更长[20, 21]。值得注意的是，有研究表明，RATKA 的效率已经有了很大提高，其操作时间已经与传统 TKA 的相当[33, 34]。另一个担忧是，当前 RATKA 系统是假体特异性的，这限制了术者的选择，由于不同的术者偏好不同的品牌，这将增加购置成本[21]。此外，失血、神经损伤和感染率等其他结果尚无定论，该技术的学习曲线导致了结果部分失真[18]。最后，还有法律上的问题，因为有证据表明 RATKA 手术的诉讼率上升[35]。

虽然这些挑战并非不可克服的，但 RATKA 的广泛应用仍存在较大限制。要将这些系统的应用从一小群早期用户推广到临床常规，与相应合作伙伴进行的产品研发是至关重要的。

3.3 结果

机器人 TKA 是否能改善影像学结果和临床效果仍存较大争议[36]。广义上说，RATKA 术后的结果可以分为假体位置和力线准确性和精准度相关的结果，以及临床症状改善、PROs 和功能指标相关的结果。这两组结果相关但也偶有分歧，例如，在一项研究中可能发现与一组或两组相关的显著结果，然而，在其他研究中并不能区分出该差异。在 UKA 和 TKA 队列的调查研究中，都评估了假体位置的准确性和精准度以及术后下肢力线结果。

3.3.1 机器人辅助 TKA 的放射学/力线结果

RATKA 宣称允许术者更好地重建膝关节的天然解剖结构。Banger 等在 RATKA 中发现冠状面、矢状面和轴向平面上膝关节自然解剖的重建情况更佳[37]。他们并没有将该观点与 PROs 联系起来。在一项对 72 例接受常规 TKA 或机器人辅助假体置入的患者进行的随机对照试验中，Park 等在侧位 X 线片上评估了股骨屈曲角（γ 角）和胫骨屈曲角（δ 角），在术后正位 X 线片上评估了股骨屈曲角（α 角）。机器人辅助的队列中，γ 角和 δ 角距离完美解剖的准确性和精准度都有显著提高，且所有测量角度的标准差都较低。特别是 γ 角，在机器人辅助队列平均为 0.17°，代表着达到了近乎完美的股骨屈曲角[22]。Liow 等的发现与这些结果一致，在 RATKA 队列中没有机械轴离群值，而在常规队列中其发生率为 19.4%。此外，RATKA 组有 3.23% 的关节线位置不良离群值，而常规组的为 20.6%[38]。进一步支持了 RATKA 导致的放射学离群值更少的结论，Yang 等证实机器人辅助可使股骨冠状倾角、胫骨冠状倾角、股骨矢状倾角、胫骨矢状倾角和机械轴等方面的术后下肢力线离群值显著减少[39]。综合这些数据可以得出结论，RATKA 成功地减少了术后假体对线方面的放射学离群值。

一些研究试图将这些放射学发现与 PROs 和并发症的发生率联系起来。Song 等前瞻性地将 100 例接受单侧 TKA 治疗的患者随机分为机器人辅助臂和常规臂两组，并分析了整个队列的机械轴对线、屈曲和伸直间隙平衡和 PROs。他们发现在机器人辅助队列中，屈曲和伸直间隙不平衡以及机械轴对线的离群值显著减少。我们将在下一节中更详细地讨论本研究的结果指标，但尽管机械轴离群值减少，术后 PROs 并没有改善。机器人辅助手术时间比常规手术平均长 25min，但术后的血液引流量较少[40]。同样地，Kim 等在 1406 例患者中，比较了同一名术者的 RATKA 与传统技术，不仅在放射学参数方面，而且在 PROs 和并发症发生率方面的差异。这些笔者在两个队列之间没有发现任何显著差异，不仅在 PROs、生存率和并发症发生率无差别，而且在机械学和放射学对线参数方面也无显著差异。因此，他们得出的结论是，RATKA 并不优于传统的 TKA 技术，即性价比不高。然而，考虑到他们仅为单一术者样本，这些结果难以被推而广之。我们可以合理地假设，对于一个手术量很大的成人重建外科医生，每年进行几百台 TKA，要想获得合适的力线，机器人的辅助可能并非必要。然而，对于手术量较少的外科医生，在保证假体对线的准确性和精准度方面，机器人辅助是大有裨益的[41]。

3.3.2 机器人辅助 UKA 的放射学 / 力线结果

采用与前述类似的方法，有研究评估了使用机器人辅助和传统技术进行 UKA 的对线指标。Ollivier 等在侧位和前后位 X 线片上，发现两组患者的下肢力线或假体位置没有差异。功能评分的结果在不同队列之间也只有微小的差异，因此，笔者得出结论，机器人辅助较传统 UKA 来说并没有真正获益[42]。与这些结果相比，Bell 等发现机器人辅助 UKA（Robotic-Assisted Unicompartmental Knee Arthroplasty，RAUKA）的假体位置精准度提高。这些笔者特别提到了相当大的效应量，在机器人辅助组中，股骨假体冠状面位置距目标位置在 2°以内误差的病例占比为 70%，而常规组为 28%。这些笔者没有评估 PROs 来观察这种差异是否会导致不同的功能结果[43]。

3.3.3 使用可调与传统截骨测试块的 RATKA 术后的放射学 / 力线结果

在一项独特的研究中，Suero 等在 94 例患者的计算机导航 TKA 中，对可调节截骨测试块与传统截骨测试块进行了比较。笔者发现，在可调节截骨测试块组，术后机械力线的变异程度和止血带的使用时间明显较少。两组间的假体对线没有显著差异[44]。尚需更多的数据才能进一步证实 RATKA 不同方法间的差异。

3.4 临床效果 /PROs

TKA 术后患者的满意度取决于患者特异性因素和技术因素。尽管几十年来假体设计的改进和术前术后流程的优化，在很多研究中仍有 10%~20% 的患者不满意[4-7]。RATKA 术后的临床效果和 PROs 可能与假体位置和对线的准确性和精准度有关；当然，还有其他的影响因素。因此，外科医生在 TKA 术后获得患者最大满意度的作用是双重的：首先，对术后康复过程和功能目标设定适当的期望值，其次，提供一个技术精准和平衡良好的膝关节，以获得接近自然的运动学，同时最大限度地减少软组织损伤和并发症的发生[9]。机器人辅助旨在通过评估、规划及实施手术，使术者更便捷地完成任务和改善术后效果。在本节中，我们将继续讨论 RATKA 治疗的临床效果和PROs。

有几个指标被用来评估临床效果和 PROs。牛津膝关节评分（The Oxford Knee Score，OKS）是一份膝关节专用的包含 12 个项目的问卷，最初于 1998 年开发并验证，用于 TKA 的随机对照试验[45]。OKS 有 12 个项目，5 项评估疼痛，7 项评估功能。每个项目评分均为 1~5 分，总分为12~60 分。分数越低，说明结果就越好。它是专门为评价膝关节置换术效果而设计的。

膝关节损伤和骨性关节炎预后评分（The Knee Injury and Osteoarthritis Outcome Score，KOOS）是1998 年开发的一种膝关节专用问卷，最初的目的是评估膝关节损伤和骨性关节炎（Osteoarthritis，OA）受试者的短期和长期的症状和功能。它最初在前交叉韧带（Anterior Cruciate Ligament，ACL）重建的患者中得到验证[46]。KOOS 是一份 42 项目的问卷，旨在评估人们因膝关节问题而导致活动时所经历的困难。分数越高，结果就越好。

西安大略和麦克马斯特大学骨性关节炎指数（The Western Ontario and McMaster Universities Arthritis Index，WOMAC）最初于 1982 年开发，并于 1998 年被验证用于评估髋关节和膝关节骨性关节炎患者对治疗的反应[47, 48]。WOMAC 在 1996 年和 1999 年之间进行了多次后续修订和翻新[49]。WOMAC 是一份包含 24 个项目的问卷，有 3 个分量表，分别评估疼痛（5 个项目）、僵硬度（2 个项目）和身体功能（17 个项目）。分数越低，说明结果就越好。

最后，膝关节协会临床评分系统（the Knee Society Clinical Rating System，KSS）是一份膝关节专用问卷，最初于 1989 年开发并验证，用于评估 TKA 的结果[47]。KSS 有两个组成部分：膝关节临床评分（0~100 分）和功能评分（0~100 分），共计 200 分。膝关节临床评分又分为疼痛评分（0~50 分）和分别评估活动范围、稳定性和对线的膝关节评分（0~50 分）。分数越高，结果就越好。

其他感兴趣的功能结果包括国际膝关节文献委员会膝关节评估表[50]、下肢功能量表[51] 和UCLA 活动水平评分[52]。此外，许多全球健康评分也可采用，包括诺丁汉健康量表[53]、SF-12[54]、SF-36[55] 和疾病影响量表等[56]。

3.4.1 TKA 术后的临床效果和 PROs

1992 年，ROBODOC 系统（Curexo 技术公司，加利福尼亚州弗里蒙特）是第一个用于骨科手术的机器人系统。ROBODOC 是一种主动型（自动的）、基于图像的机器人铣削系统，它通过基于图像的术前规划系统，可以重现精确的假体安放和理想的髋－膝－踝（Hip-Knee-Ankle，HKA）机械轴（Mechanical Axis，MA）[38, 57]。ROBODOC 随后改进为 TSolution-One®。由于它已经使用了几年，文献中有几项研究评价了使用 ROBODOC 进行 RATKA 术后患者的满意度。

Liow 等对比了使用 ROBODOC 进行 RATKA 和接受常规 TKA 的患者之间的差异[57]。两组患者均使用 Zimmer NexGen LPS-Flex 后稳定型假体。RATKA 组在几个 SF-36 参数（健康总体自评、活力和情绪角色限制）的结果得分上均有显著改善，并且功能评分有增高的趋势但无显著性。然而，他们采用 OKS 和 KSS 膝关节和功能评分进行临床效果评价，并没有发现差异。

Kim 等将受试者随机分为 RATKA 组或常规工具 TKA 组[41]。RATKA 分两步进行，使用 ORTHODOC（Integrated Surgical Technology，美国加利福尼亚州戴维斯）进行基于 CT 的术前规划，和使用 ROBODOC 手术辅助系统进行机器人辅助手术。每个膝关节均使用 Duracon® 后交叉替代全膝关节假体（史赛克，美国新泽西州莫瓦）。在末次随访中，接受 RATKA 的患者与接受常规 TKA 的患者的所有临床效果评价都没有差异。这包括 KSS 评分、残余疼痛、WOMAC 评分、膝关节活动范围（Range of Motion，ROM）和 UCLA 活动评分。此外，在至少 10 年的随访中，他们发现 RATKA 和常规 TKA 在功能结果评分、无菌性松动、总体生存率和并发症等方面没有差异。该小组最终不推荐机器人辅助手术，他们认为任何像机器人辅助手术这样增加手术成本的技术，都应该改善临床结局。

最后，Song 等评估了使用 ROBODOC 进行 RATKA 的患者与接受常规手术的患者的中期预后结果[40]。他们发现，与之前的文献报道相似，HSS 和 WOMAC 评分在两组之间没有显著差异。

在 ROBODOC 系统中，已有研究比较使用经典（或机械）对线方法与解剖（或运动学）对线方法的结果。Yim 等使用 ORTHODOC 进行术前规划的 ROBODOC 系统，对这些方法的临床效果进行了比较[58]。他们发现膝关节 ROM、HSS 和 WOMAC 在术后无明显差异。Yeo 等也在 RATKA 患者中评估了这两种对线方法[59]。他们发现在终末随访时，平均 HSS、WOMAC 和 KSS 评分没有显著差异。

虽然比较在 RATKA 术中对线方法的研究较少，但两种方法之间的临床效果似乎并无差异。

MAKO（史赛克，新泽西州莫瓦）是一种半主动型的机器人系统，是美国市场上最流行的机器人系统之一。它是一个触觉反馈系统，在利用机器人引导的同时，仍保留外科医生在规划的截骨范围内进行操控。鉴于其近期被 FDA 批准以及最近的受欢迎程度，有大量使用 MAKO 进行 RATKA 的研究发表了 PROs 结果。虽然同文献中使用 ROBODOC 进行 RATKA 的 PROs 相似，然而，文献显示应用 MAKO 时 PROs 有改善的趋势。

MAKO 在 2015 年才获得 FDA 批准，鉴于其短暂历史，大多数研究都围绕着术后早期结果展开。Khlopas 等进行了一项前瞻性随机对照试验，在采用常规 TKA 的患者与采用 MAKO 机械臂辅助 TKA 的患者，对术后早期效果进行了研究[60]。两组患者都置入了 Triathlon 的骨水泥型 CR 全膝关节系统（史赛克，新泽西州莫瓦）。在 RATKA 组，术后 6 周和 3 个月的行走和站立功能活动评分以及疼痛评分均有改善。重要的是，在 RATKA 队列中，患者的满意度评分在术后 6 周和 3 个月时也得到了改善。Kayani 等发现在术后 4 个时间点的早期疼痛评分均得到改善[61]。RATKA 队列患者的阿片类镇痛需求也有所减少。最后，Naziri 等发现术后 90 天的 ROM 有所改善，但并发症发生率、KSS 和 PROs 在术后早期各时间点均无明显差异[62]。他们发现医院满意度也没有差异。

Marchand 等 2017 年采用 WOMAC 患者满意度结果调查表，比较了常规手术与采用 MAKO 进行 RATKA 的患者术后 6 个月的平均疼痛评分、身体功能评分和患者总体满意度评分[63]。在他们的系列研究中，接受机器人辅助手术的患者术后 6 个月的平均疼痛和总体满意度得分均明显改善。2019 年他们再次对同一组人评估了术后 1 年的 PROs[64]。他们发现，RATKA 组的 WOMAC 评分明显降低，功能显著改善且疼痛减轻。Mahoney 等[65] 和 Smith 等[66] 均收集了术后 1 年的临床结果，显示术后身体状况和功能，特别是 KSS 评分等临床表现均有明显改善。

还有一些文献并没有具体说明使用了哪种机器人辅助 TKA。Hozack 等发现接受 RATKA 治疗的患者在术后 6 周和 1 年的功能活动评分明显较高[67]。一项由 Zhang 等所做的收集了 7 项临床研究的 Meta 分析，报告了使用不同机器人设备的 RATKA 与传统 TKA 比较的功能结果[68]。纳入的研究使用了不同的结果评分，KSS 报道最多，其次是 WOMAC 评分。对研究结果数据的 Meta 分析显示，RATKA 在短期至中期随访中的 KSS 评分显著提高。

3.4.2 UKA 术后的临床效果和 PROs

文献中评估 RAUKA 术后的临床效果和 PROs 的研究较少。Gilmour 等比较了常规手术或使用 MAKO 进行 RAUKA 的患者结局[69]，该研究的主要结果是，两组的 OKS 和 KSS 评分在 2 年的随访中没有显著差异。这些观点得到了 Pearle 等的支持，他们也报道了接受 MAKO 进行 RAUKA 患者的效果[70]。他们发现，两组患者的 KSS、KSS 的变化或 Marmor 分级没有显著差异。

最后，Motesharei 等比较了接受常规牛津 UKA 和使用 MAKO 进行 RAUKA 患者的步态分析[71]。在 1 年随访时，每个队列中患者的步态均有显著差异，RAUKA 患者的膝关节运动与自然膝相似，而传统的牛津 UKA 患者的膝关节运动减少。笔者指出他们这种差异并非仅仅由技术造成，其他因素可能也参与其中，如在不同队列中使用不同设计的假体。尽管存在这些差异，但两组间的 OKS 和 KSS 并无显著差异。

3.5 总结

在未来的几年里，患者和外科医生有望看到用于膝关节置换术的机器人技术的数量和种类均显著增加。对于 UKA 和 TKA，使用机器人辅助来实现个性化的截骨和膝关节平衡将以多功能的方式进行，如使用术中校准和反馈，需要或不需要术前成像等。自从早期实施机器人辅助系统如 ROBODOC 以来，要减少影响广泛开展的一些限制，特别是高昂的成本、外科医生的学习曲线以及术中时间延长，对许多机器人辅助系统的开发人员来说是一种巨大的挑战。在过去的 5 年里，随着更多类型的半主动型机器人辅助系统获得 FDA510（k）许可后进入市场，参考早期使用者的临床结果（其中一些在放射学、运动学和临床效果等方面得到改善）越来越多的患者和外科医生可能会对这些技术表现出兴趣。

参考文献

[1] Gatti CJ, Hallstrom BR, Hughes RE. Surgeon variability in total knee arthroplasty component alignment: a Monte Carlo analysis. Comput Methods Biomech Biomed Engin. 2014;17(15):1738–1750.

[2] Bargar WL, Bauer A, Börner M. Primary and revision total hip replacement using the Robodoc system. Clin Orthop Relat Res. 1998;354:82–91.

[3] Maradit Kremers H, Larson DR, Crowson CS, Kremers WK, Washington RE, Steiner CA, et al. Prevalence of total hip and knee replacement in the United States. J Bone Joint Surg Am. 2015;97(17):1386–1397.

[4] Bourne RB, Chesworth BM, Davis AM, Mahomed NN, Charron KDJ. Patient satisfaction after total knee arthroplasty: who is satisfied and who is not? Clin Orthop Relat Res. 2010;468(1):57–63.

[5] Clement ND, Burnett R. Patient satisfaction after total knee arthroplasty is affected by their general physical well-being. Knee Surg Sports Traumatol Arthrosc. 2013;21(11):2638–2646.

[6] Nam D, Nunley RM, Barrack RL. Patient dissatisfaction following total knee replacement. The Bone & Joint Journal. 2014;96-B(11_Supple_A):96–100.

[7] Von Keudell A, Sodha S, Collins J, Minas T, Fitz W, Gomoll AH. Patient satisfaction after primary total and unicompartmental knee arthroplasty: an age-dependent analysis. Knee. 2014;21(1):180–184.

[8] Noble PC, Conditt MA, Cook KF, Mathis KB. The John Insall Award: patient expectations affect satisfaction with total knee arthroplasty. Clin Orthop Relat Res. 2006;452:35–43.

[9] Gunaratne R, Pratt DN, Banda J, Fick DP, Khan RJK, Robertson BW. Patient dissatisfaction following total knee arthroplasty: a systematic review of the literature. J Arthroplasty. 2017;32(12):3854–3860.

[10] Naal FD, Fischer M, Preuss A, Goldhahn J, von Knoch F, Preiss S, et al. Return to sports and recreational activity after unicompartmental knee arthroplasty. Am J Sports Med. 2007;35(10):1688–1695.

[11] Hopper GP, Leach WJ. Participation in sporting activities following knee replacement: total versus unicompartmental. Knee Surg Sports Traumatol Arthrosc. 2008;16(10):973.

[12] Liddle AD, Judge A, Pandit H, Murray DW. Adverse outcomes after total and unicompartmental knee replacement in 101 330 matched patients: a study of data from the National Joint Registry for England and Wales. Lancet. 2014;384(9952):1437–1445.

[13] W-Dahl A, Robertsson O, Lidgren L, Miller L, Davidson D, Graves S. Unicompartmental knee arthroplasty in patients aged less than 65. Acta Orthop. 2010;81(1):90–94.

[14] Koskinen E, Paavolainen P, Eskelinen A, Pulkkinen P, Remes V. Unicondylar knee replacement for primary osteoarthritis: a prospective follow-up study of 1,819 patients from the Finnish Arthroplasty Register. Acta Orthop. 2007;78(1):128–135.

[15] Liddle AD, Pandit H, Judge A, Murray DW. Effect of surgical caseload on revision rate following total and unicompartmental knee replacement. JBJS. 2016;98(1):1–8.

[16] Badawy M, Fenstad AM, Bartz-Johannessen CA, Indrekvam K, Havelin LI, Robertsson O, et al. Hospital volume and the risk of revision in Oxford unicompartmental knee arthroplasty in the Nordic countries -an observational study of 14,496 cases. BMC Musculoskelet Disord. 2017;18(1):388.

[17] Christ AB, Pearle AD, Mayman DJ, Haas SB. Robotic-assisted unicompartmental knee arthroplasty: state-of-the art and review of the literature. J Arthroplasty. 2018;33(7):1994–2001.

[18] Lang JE, Mannava S, Floyd AJ, Goddard MS, Smith BP, Mofidi A, et al. Robotic systems in orthopaedic surgery. J Bone Joint Surg Br. 2011;93(10):1296–1299.

[19] Schneider O, Troccaz J. A six-degree-of-freedom passive arm with dynamic constraints (PADyC) for cardiac surgery application: preliminary experiments. Comput Aided Surg. 2001;6(6):340–351.

[20] Siddiqi A, Mont MA, Krebs VE, Piuzzi NS. Not all robotic-assisted total knee arthroplasty are the same. J Am Acad Orthop Surg. 2021;29(2):45–59.

[21] Jacofsky DJ, Allen M. Robotics in arthroplasty: a comprehensive review. J Arthroplasty. 2016;31(10):2353–2363.

[22] Park SE, Lee CT. Comparison of robotic-assisted and conventional manual implantation of a primary total knee arthroplasty. J Arthroplasty. 2007;22(7):1054–1059.

[23] Siebert W, Mai S, Kober R, Heeckt PF. Technique and first clinical results of robot-assisted total knee replacement. Knee. 2002;9(3):173–180.

[24] Elmallah RK, Mistry JB, Cherian JJ, Chughtai M, Bhave A, Roche MW, et al. Can we really "Feel" a balanced total knee arthroplasty? J Arthroplasty. 2016;31(9, Supplement):102–105.

[25] D'Lima DD, Patil S, Steklov N, Colwell CW Jr. An ABJS best paper: dynamic intraoperative ligament balancing for total knee arthroplasty. Clin Orthop Relat Res. 2007;463:208–212.

[26] Cho KJ, Seon JK, Jang WY, Park CG, Song EK. Objective quantification of ligament balancing using VERASENSE in measured resection and modified gap balance total knee arthroplasty. BMC Musculoskelet Disord. 2018;19(1):266.

[27] Geller JA, Lakra A, Murtaugh T. The use of electronic sensor device to augment ligament balancing leads to a lower rate of arthrofibrosis after total knee arthroplasty. J Arthroplasty. 2017;32(5):1502–1504.

[28] Christensen CM. The innovator's dilemma : when new technologies cause great firms to fail. Boston: Harvard Business Review Press; 2013. xxvii, 252 pages p.

[29] Lonner JH, Klement MR. Robotic-assisted medial unicompartmental knee arthroplasty: options and outcomes. J Am Acad Orthop Surg. 2019;27(5):e207–e214.

[30] Moschetti WE, Konopka JF, Rubash HE, Genuario JW. Can robot-assisted unicompartmental knee arthroplasty be cost-effective? A Markov decision analysis. J Arthroplasty. 2016;31(4):759–765.

[31] Pearle AD, Kendoff D, Musahl V. Perspectives on computer-assisted orthopaedic surgery: movement toward quantitative orthopaedic surgery. J Bone Joint Surg Am. 2009;91 Suppl 1:7–12.

[32] Kayani B, Konan S, Ayuob A, Onochie E, Al-Jabri T, Haddad FS. Robotic technology in total knee arthroplasty: a systematic review. EFORT Open Rev. 2019;4(10):611–617.

[33] Kayani B, Konan S, Huq SS, Tahmassebi J, Haddad FS. Robotic-arm assisted total knee arthroplasty has a learning curve of seven cases for integration into the surgical workflow but no learning curve effect for accuracy of implant positioning. Knee Surg Sports Traumatol Arthrosc. 2019;27(4):1132–1141.

[34] Grau L, Lingamfelter M, Ponzio D, Post Z, Ong A, Le D, et al. Robotic arm assisted total knee arthroplasty workflow optimization, operative times and learning curve. Arthroplast Today. 2019;5(4):465–470.

[35] Davies BL, Rodriguez y Baena FM, Barrett AR, Gomes MP, Harris SJ, Jakopec M, et al. Robotic control in knee joint replacement surgery. Proc Inst Mech Eng H. 2007;221(1):71–80.

[36] Shatrov J, Parker D. Computer and robotic – assisted total knee arthroplasty: a review of outcomes. J Exp Orthop. 2020;7(1):70.

[37] Banger MS, Johnston WD, Razii N, Doonan J, Rowe PJ, Jones BG, et al. Robotic arm-assisted bi-unicompartmental knee arthroplasty maintains natural knee joint anatomy compared with total knee arthroplasty: a prospective randomized controlled trial. Bone Joint J. 2020;102-B(11):1511–1518.

[38] Liow MH, Xia Z, Wong MK, Tay KJ, Yeo SJ, Chin PL. Robot-assisted total knee arthroplasty accurately restores the joint line and mechanical axis. A prospective randomised study. J Arthroplasty. 2014;29(12):2373–2377.

[39] Yang HY, Seon JK, Shin YJ, Lim HA, Song EK. Robotic total knee arthroplasty with a cruciate-retaining implant: a 10-year follow-up study. Clin Orthop Surg. 2017;9(2):169–176.

[40] Song EK, Seon JK, Yim JH, Netravali NA, Bargar WL. Robotic-assisted TKA reduces postoperative alignment outliers and improves gap balance compared to conventional TKA. Clin Orthop Relat Res. 2013;471(1):118–126.

[41] Kim YH, Yoon SH, Park JW. Does robotic-assisted TKA result in better outcome scores or long-term survivorship than conventional TKA? A randomized. Controlled Trial Clin Orthop Relat Res. 2020;478(2):266–275.

[42] Ollivier M, Parratte S, Lunebourg A, Viehweger E, Argenson JN. The John Insall Award: no functional benefit after unicompartmental knee arthroplasty performed with patient-specific instrumentation: a randomized trial. Clin Orthop Relat Res. 2016;474(1):60–68.

[43] Bell SW, Anthony I, Jones B, MacLean A, Rowe P, Blyth M. Improved accuracy of component positioning with robotic-assisted unicompartmental knee arthroplasty: data from a prospective, randomized controlled study. J Bone Joint Surg Am. 2016;98(8):627–635.

[44] Suero EM, Plaskos C, Dixon PL, Pearle AD. Adjustable cutting blocks improve alignment and surgical time in computer-assisted total knee replacement. Knee Surg Sports Traumatol Arthrosc. 2012;20(9):1736–1741.

[45] Dawson J, Fitzpatrick R, Murray D, Carr A. Questionnaire on the perceptions of patients about total knee replacement. J Bone Joint Surg Br. 1998;80(1):63–69.

[46] Roos EM, Toksvig-Larsen S. Knee injury and Osteoarthritis Outcome Score (KOOS) - validation and comparison to the WOMAC in total knee replacement. Health Qual Life Outcomes. 2003;1:17.

[47] Insall JN, Dorr LD, Scott RD, Scott WN. Rationale of the knee society clinical rating system. Clin Orthop Relat Res. 1989;248:13–14.

[48] Bellamy N, Buchanan WW, Goldsmith CH, Campbell J, Stitt LW. Validation study of WOMAC: a health status instrument for measuring clinically important patient relevant outcomes to antirheumatic drug therapy in patients with osteoarthritis of the hip or knee. J Rheumatol. 1988;15(12):1833–1840.

[49] Bellamy N. WOMAC: a 20-year experiential review of a patient-centered self-reported health status questionnaire. J Rheumatol. 2002;29(12):2473–2476.

[50] Collins NJ, Misra D, Felson DT, Crossley KM, Roos EM. Measures of knee function: International Knee Documentation Committee (IKDC) Subjective Knee Evaluation Form, Knee Injury and Osteoarthritis Outcome Score (KOOS), Knee Injury and Osteoarthritis Outcome Score Physical Function Short Form (KOOS-PS), Knee Outcome Survey Activities of Daily Living Scale (KOS-ADL), Lysholm Knee Scoring Scale, Oxford Knee Score (OKS), Western Ontario and McMaster Universities Osteoarthritis Index (WOMAC), Activity Rating Scale (ARS), and Tegner Activity Score (TAS). Arthritis Care Res (Hoboken). 2011;63 Suppl 11:S208–S228.

[51] Binkley JM, Stratford PW, Lott SA, Riddle DL. The Lower Extremity Functional Scale (LEFS): scale development, measurement properties, and clinical application. North American Orthopaedic Rehabilitation Research Network. Phys Ther. 1999;79(4):371–383.

[52] Naal FD, Impellizzeri FM, Leunig M. Which is the best activity rating scale for patients undergoing total joint arthroplasty?

Clin Orthop Relat Res. 2009;467(4):958–965.

[53] Dunbar MJ, Robertsson O, Ryd L, Lidgren L. Appropriate questionnaires for knee arthroplasty. Results of a survey of 3600 patients from the Swedish Knee Arthroplasty Registry. J Bone Joint Surg Br. 2001;83(3):339–344.

[54] Ware J Jr, Kosinski M, Keller SD. A 12-item short-form health survey: construction of scales and preliminary tests of reliability and validity. Med Care. 1996;34(3):220–233.

[55] Ware JE Jr, Sherbourne CD. The MOS 36-item short-form health survey (SF-36). I. Conceptual framework and item selection. Med Care. 1992;30(6):473–483.

[56] Bergner M, Bobbitt RA, Carter WB, Gilson BS. The sickness impact profile: development and final revision of a health status measure. Med Care. 1981;19(8):787–805.

[57] Liow MHL, Chin PL, Pang HN, Tay DK, Yeo SJ. THINK surgical TSolution-one((R)) (Robodoc) total knee arthroplasty. SICOT J. 2017;3:63.

[58] Yim JH, Song EK, Khan MS, Sun ZH, Seon JK. A comparison of classical and anatomical total knee alignment methods in robotic total knee arthroplasty: classical and anatomical knee alignment methods in TKA. J Arthroplasty. 2013;28(6):932–937.

[59] Yeo JH, Seon JK, Lee DH, Song EK. No difference in outcomes and gait analysis between mechanical and kinematic knee alignment methods using robotic total knee arthroplasty. Knee Surg Sports Traumatol Arthrosc. 2019;27(4):1142–1147.

[60] Khlopas A, Sodhi N, Hozack WJ, Chen AF, Mahoney OM, Kinsey T, et al. Patient-reported functional and satisfaction outcomes after robotic-arm-assisted total knee arthroplasty: early results of a prospective multicenter investigation. J Knee Surg. 2020;33(7):685–690.

[61] Kayani B, Konan S, Tahmassebi J, Pietrzak JRT, Haddad FS. Robotic-arm assisted total knee arthroplasty is associated with improved early functional recovery and reduced time to hospital discharge compared with conventional jig-based total knee arthroplasty: a prospective cohort study. Bone Joint J. 2018;100-B(7):930–937.

[62] Naziri Q, Cusson BC, Chaudhri M, Shah NV, Sastry A. Making the transition from traditional to robotic-arm assisted TKA: what to expect? A single-surgeon comparative-analysis of the first-40 consecutive cases. J Orthop. 2019;16(4):364–368.

[63] Marchand RC, Sodhi N, Khlopas A, Sultan AA, Harwin SF, Malkani AL, et al. Patient satisfaction outcomes after robotic arm-assisted Total knee arthroplasty: a short-term evaluation. J Knee Surg. 2017;30(9):849–853.

[64] Marchand RC, Sodhi N, Anis HK, Ehiorobo J, Newman JM, Taylor K, et al. One-year patient outcomes for robotic-arm-assisted versus manual total knee arthroplasty. J Knee Surg. 2019;32(11):1063–1068.

[65] Mahoney O, Kinsey T, Sodhi N, Mont MA, Chen AF, Orozco F, et al. Improved component placement accuracy with robotic-arm assisted total knee arthroplasty. J Knee Surg. 2020.

[66] Smith AF, Eccles CJ, Bhimani SJ, Denehy KM, Bhimani RB, Smith LS, et al. Improved patient satisfaction following robotic-assisted total knee arthroplasty. J Knee Surg. 2021;34(7):730–738.

[67] Hozack WJ. Multicentre analysis of outcomes after robotic-arm assisted total knee arthroplasty. Orthop Proc. 2018;100-B(SUPP_12):38.

[68] Zhang J, Ndou WS, Ng N, Gaston P, Simpson PM, Macpherson GJ, et al. Robotic-arm assisted total knee arthroplasty is associated with improved accuracy and patient reported outcomes: a systematic review and meta-analysis. Knee Surg Sports Traumatol Arthrosc. 2021.

[69] Gilmour A, MacLean AD, Rowe PJ, Banger MS, Donnelly I, Jones BG, et al. Robotic-arm-assisted vs conventional unicompartmental knee arthroplasty. The 2-year clinical outcomes of a randomized controlled trial. J Arthroplasty. 2018;33(7S):S109–S115.

[70] Pearle AD, van der List JP, Lee L, Coon TM, Borus TA, Roche MW. Survivorship and patient satisfaction of robotic-assisted medial unicompartmental knee arthroplasty at a minimum two-year follow-up. Knee. 2017;24(2):419–428.

[71] Motesharei A, Rowe P, Blyth M, Jones B, Maclean A. A comparison of gait one year post operation in an RCT of robotic UKA versus traditional Oxford UKA. Gait Posture. 2018;62:41–45.

第四章　胫股关节单髁膝关节置换术

Frank R. Noyes

彭侃　许鹏/译

4.1 适应证

对于膝关节单间室存在严重损伤以及关节间隙完全消失的患者，单髁膝关节置换术（Unicompartmental Knee Arthroplasty，UKA）是一种有效的治疗手段。本章重点介绍胫股关节UKA，并对现有的UKA手术技术做一总结[1]。笔者曾撰写过一个类似的关于髌股关节UKA的章节[2]。如果患者选择合适，适应证把握严格，与全膝关节置换术（Total Knee Arthroplasty，TKA）相比，UKA具有很多优势，如失血量少、切口小、软组织损伤小、保留骨量多、术后关节功能好、并发症少、住院时间短以及恢复更快[3-7]。

UKA的主要手术指征为症状性单间室关节炎，以限制日常活动的中重度关节线疼痛和（或）僵硬为特征。膝关节疼痛和肿胀可以发生在休息时，不管是夜间还是白天，并且经历了无效的漫长的非手术治疗，如非甾体抗炎药物、类固醇激素注射、物理治疗以及控制体重等。

笔者一般选择年龄在60岁以下的患者进行手术。但是有一些研究表明年龄[8-15]和性别[12, 15-18]对术后效果几乎没有影响。

大部分UKA患者都曾接受过软骨手术，例如软骨成形术、半月板切除术、微骨折、自体软骨细胞植入和自体骨软骨移植。有些研究显示前交叉韧带（Anterior Cruciate Ligament，ACL）缺陷的患者在UKA同时进行ACL重建[14, 19-24]是可行的。重要的是患者对此类手术的期望值是现实的。在笔者的中心，大多数患者在术后2~3周内能够在没有支撑辅助的情况下行走，在4~6周内恢复日常活动。在3个月内完成一些低强度的活动，如游泳、打高尔夫球、步行和骑自行车，但是不建议患者进行跑步和高强度的运动或活动，所有患者需要在医生的指导下进行功能锻炼[25]。

4.2 禁忌证

UKA的主要禁忌证是膝关节的其他间室存在关节炎，这也是导致UKA失败的主要原因[15, 17, 26-30]。在站立后前位X线片上，2个或3个间室中出现中晚期关节软骨退变和（或）中重度关节间隙狭窄的患者不适合进行UKA。对于膝关节有中度的髌股关节狭窄或软骨损伤的，膝前痛或髌股关节疼痛并不是绝对禁忌证[13, 31-34]。但是大多数在上楼梯、跪、轻度活动有持续性膝前痛的患者会选择行TKA。

其他禁忌证包括不能矫正的明显内翻或外翻畸形（＞3°）、膝关节韧带功能不全、膝关节过伸＞10°、炎性关节病和既往感染史。患有复杂局部疼痛综合征、糖尿病、膝关节纤维化（过伸或屈曲挛缩）、软骨钙化病、类风湿性关节炎或影响肢体控制的神经肌肉疾病的患者一般不宜行UKA。此外还包括肥胖患者［体重指数（BMI）＞32］，但是有研究指出，BMI对UKA术后生存率没有明显影响[35-39]。

骨量减少（骨密度T值在–2.5~–1.0之间）和骨质疏松（T值＜–2.5）的患者有假体下沉的潜在风险，是UKA手术的禁忌证。其他禁忌证包括未进行保守治疗的患者，不遵医嘱的患者，以及对未来关节活动功能水平有不切实际期望值的患者。

也有研究称，对胫股关节间隙部分消失和关节软骨部分缺损的患者进行内侧UKA治疗的效果较差[40-43]。在手术中所有关节面都显露出来之后才会最终决定是进行UKA还是TKA。而且实施任何一种手术都应告知患者并获得其同意。

4.3 假体设计

UKA的假体一般可根据截骨（表面型或者嵌入型）和衬垫（移动型或者固定型）进行分类。表面型假体截骨量较少，而嵌入假体需要像TKA一样进行截骨。衬垫通常是聚乙烯的，包括固定平台和移动平台衬垫。最初的UKA假体如Marmor（Smith & Nephew，Memphis，TN）和St Georg Sled（Waldemar Link，Hamburg，Germany），是全聚乙烯胫骨假体的固定平台。这些假体的问题包括股骨髁和胫骨平台的下沉、无菌性松动以及由于设计不佳而导致的磨损[44]。后来假体被重新设计，将负荷分配到皮质边缘，并且胫骨平台假体的厚度不低于6mm。同时引入了金属组件，但这也意味着更多的截骨。Miller-Galante（Zimmer，Warsaw，IN）就是一款知名的带金属基座的固定平台假体。

移动平台假体的设计可以减少胫骨骨面的应力。这类假体如Oxford（Biomet，Bridgend，UK）有一个金属股骨组件、聚乙烯衬垫和一个平滑的金属胫骨托构成关节。为了诱导骨生长和提供更好的固定，多孔涂层假体在临床使用得越来越多。例如非骨水泥第三代Oxford假体，假体背面有一层多孔钛，其下还喷有羟基磷灰石钙。但是需要注意的是移动平台有从胫骨基座脱位的风险。

4.4 机器人技术

众所周知早期UKA失败往往是由于不准确的假体安放进而导致下肢力线矫正不足或矫正过度。胫骨假体过度内翻或外翻（＞3°）或过度后倾（＞7°）都可能导致假体松动、骨折和应力增加[45-49]。机器人辅助手术技术在21世纪初被引入临床，目的是提高UKA手术精确性（术后恢复下肢力线、假体定位和软组织平衡）和减轻手术创伤。机器人手术系统有两种类型：触觉反馈和自主手术系统。触觉反馈系统需要外科医生的积极参与来完成整个手术，而自主机器人系统则需要在外科医生完成入路并设置机器后机器人自主完成截骨。触觉反馈系统限制终端切除工具，使其仅能在预先设定的厚度和范围进行切割。术前患者膝关节的三维模型（由计算机断层扫描生成）在手术过程中与骨表面参考标记融合，形成患者实际解剖结构的最终模型。这将确定假体的放置位置和精确的截骨区域。当外科医生切除这些区域时，机械臂提供听觉和触觉反馈，将磨钻尖端限制在预定的切除区域。Mako 的部分膝关节表面置换系统使用机械臂交互式矫形系统（RIO）（Stryker，Kalamazoo，MI）和 Acrobot 系统（Acrobot 公司，伦敦，英国）都是触觉反馈系统商业化应用的例子。

目前有许多研究比较了各种导航和传统 UKA 技术之间的短期结果[50-62]。Negrin 等[61]对 2005—2019 年期间发表的 15 篇文章进行了系统综述，得出的结论是在机器人辅助的病例中，大多数都提高了假体安放位置的准确性。Nair 等[63]回顾了 2003—2011 年发表的 15 项研究，发现与传统技术相比导航方法改善了假体的力线和位置，减少了影像学上假体安放的离群值。这两篇综述都报道了临床结果的显著差异。Weber 等[64]对 10 项研究（证据等级为Ⅱ级和Ⅲ级）进行了 Meta 分析，其中 258 例采用导航技术 UKA，295 例采用常规技术 UKA。研究结果显示导航组与常规组所有变量都有很大差异，包括机械轴（分别为 30% 和 11%）、股骨前后轴（分别为 17% 和 5%）、股骨横向轴（分别为 41% 和 18%）、胫骨前后轴（分别为 14% 和 8%）和胫骨后倾（分别为 22% 和 9%）。Chin 等[51]对 2005—2019 年发表的 13 项研究进行了 Meta 分析显示，与传统 UKA 相比，机器人辅助的 UKA 具备更好的影像学和短期临床结果。

Mofidi 等[55]通过对比使用 Mako 系统的 232 个内侧 UKA 膝关节的术中计划和术后影像学测量值来计算准确率。股骨假体的准确率为冠状面 2.8° ±2.5°，矢状面 3.6° ±3.3°。胫骨假体的准确率在冠状面为 2.2° ±1.75°，在矢状面为 2.4° ±2°。笔者的结论是术中计划的假体力线和术后测量的力线之间有高度的一致性。而且正确的骨水泥技术也被认为是实现准确对线的关键。

Matsui 等[65]发现，在 70 例患者中使用便携式导航系统提高了第三代 Oxford 内侧 UKA 胫骨假体植入的准确性。研究组冠状面离群值的发生率为 9.3%，而常规植入组为 41%（$P < 0.0001$）。矢状面离群值的发生率无差异。Suda 等[66]还报道了在 51 例患者中，便携式导航系统比传统手术具有更好的准确性。本研究报道，所有导航组假体冠状面和矢状面力线 100% 均在目标的 3.0° 以内。在常规组中，76.5% 的假体冠状面力线在目标的 3.0° 范围内，88.2% 的假体矢状面力线在目标的 3.0° 范围内（$P < 0.05$）。

4.5 临床检查

要进行详细的病史询问，包括既往手术史，保守治疗措施和所有膝关节损伤的记录。症状通常发生在爬楼梯、在不平的地面上行走、跪或蹲时。

全面的体格检查包括完整的髌股关节检查，以评估髌骨倾斜、半脱位、活动度、Q 角和下肢旋转对位。触诊髌骨和周围所有软组织以确定疼痛位置。还需要检查内侧和外侧关节间隙是否有局部压痛，表明胫股关节受累的可能，这有可能是 UKA 的禁忌。评估患者的步态，膝关节活动范围，下肢和臀部肌肉力量以及神经血管状况。检查所有膝关节韧带的功能。X 线片包括膝关节屈曲 0° 时站立前后位、屈曲 30° 时侧位、屈曲 45° 时负重后前位和髌股轴位。从股骨头到踝关节的双下肢全长 X 线片，膝关节内翻或外翻应力位。在某些情况下，还需要进行磁共振成像（MRI）来确定整个膝关节的软骨状态以及其他的软组织结构。

4.6 外科手术技术

本章中描述的 UKA 手假体定位技术通过三维建模和计算机辅助的机器人[45]进行定位。手术前患者仰卧位，用附在患肢上的运动杆进行个性化 CT 扫描。尽管笔者使用过各种 UKA 假体，但 RIO UKA 系统在术前计划和手术置入方面所获得的精度似乎更为优越，自 2008 年以来，该系统已广泛应用于临床，本章所述手术经验即基于此（笔者与该假体或机器人系统没有直接或间接的利益冲突）。

关于 RIO UKA 手术技术的详细描述见于 http://www.makosurgical.com/physicians/products/rio，本章将不再重复。但是我们应该强调一些技术和操作细节。外科医生和技术员要完全熟悉详细的流程，并遵循精确的步骤，包括术前计划胫骨和股骨假体的力线和大小。外科医生必须进行充分的显露，去除骨赘和残留的半月板组织，放置弯曲的胫骨牵开器以保护神经血管结构，对 RIO 软件进行解剖标志的精确注册，适当调整胫骨和股骨假体，实现屈曲和伸直间隙的软组织平衡，并对假体进行细致的骨水泥固定。

完成常规的术前准备。其中包括为期 5 天的氯己定溶液擦洗。详细询问深静脉血栓形成既往史，包括个人和家族史或其他深静脉血栓形成危险因素。在没有深静脉血栓形成的危险因素的情况下，术后口服阿司匹林（81mg，每日 2 次）连续 21 天。不需要其他药物抗凝治疗，除非有特殊的危险因素，例如既往有深静脉血栓或肺栓塞。患者应在术后第一天开始活动。

在静脉输注抗生素前，医生要对患肢进行标记。在手术室内，外科医生和手术人员核对手术标记、患者姓名、出生日期、术前抗生素、过敏史和手术计划。在手术过程中，对侧肢体可以使用小腿气压泵和抗静脉曲张袜。

患者的体位如图 4.1 所示。使用 De Mayo 膝关节定位器（Innovative Medical Products，Inc.，Plainville，CT）来控制膝关节屈曲位置。对侧肢体通过大腿后方置垫与手术床尾侧向上抬起使髋关节保持屈曲 10° 以减少股神经的张力。

膝关节屈曲 45° 悬垂，采用内侧（或外侧）髌旁切口，向髌骨上方股四头肌腱延伸 3~5cm，以使髌骨能够向外侧或内侧滑移而显露关节腔。检查膝关节其他间室有没有关节炎表现。将反应性和瘢痕性脂肪垫组织与残留的半月板组织一起切除。此时不去除骨赘，因为它们有助于在机

图 4.1 膝关节手术体位，以及 RIO 系统

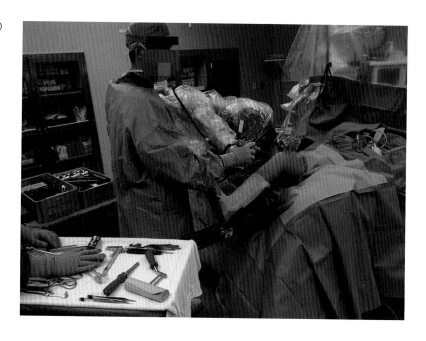

器人注册过程中识别胫骨和股骨的解剖形状。需要将胫骨和股骨阵列远离膝关节放置，避免妨碍手术视野（图 4.2）。笔者通常使用头灯来观察膝关节内部结构。机器人的注册过程需要非常细致，要遵循详细的 Mako 部分膝关节置换系统用户应用指南 206388 Rev 01 和手术技术和计划指南 #201844（Stryker）。

去除骨赘后，在完成关节平衡步骤中获取数据，在轻度内翻或外翻载荷下，提供多个膝关节屈曲角度下的胫股间室开口间距（图 4.3 和图 4.4）。允许适当的内侧或外侧韧带软组织张力，注意避免胫股间室的过度充填，特别是在关节高屈曲度时。在所有 3 个平面上的胫骨股骨假体的术前虚拟定位包括胫骨后倾的微调，这是在这一点上进行的，以提供正常的软组织伸直间隙和多个角度的屈曲间隙。在开始手术之前，要验证提前计划好的手术截骨。这包括使用软件对植入物的内侧 – 外侧位置进行微调，以计算和验证在膝关节的整个屈伸范围内，股骨假体的轨迹位于胫骨假体上方的中心位置（图 4.5）。这一步也可以确定胫骨和股骨假体的大小型号。然后将 RIO 机械臂放置于术区并完成注册（图 4.6）。

手术计划先进行股骨截骨，然后进行胫骨截骨（图 4.7）。假体试模与选定的胫骨聚乙烯试模一起放置，并确定在膝关节屈伸过程中是假体的力线是否正确。手术医生要确保股骨前端与软骨表面齐平。证实内侧或外侧韧带正常和关节张开的张力正常，并用关节镜器械切除后侧半月板碎片。保持胫骨截骨面干燥，然后细致地置入骨水泥，放置胫骨假体，直视下去除多余的骨水泥。在膝关节屈曲 60° 时保持关节内翻或外翻应力下固定股骨假体和安装聚乙烯衬垫。在保证伸直、中度屈曲和高度屈曲位置的软组织平衡后，安装聚乙烯衬垫。止血带放气后严密止血，并静脉注射氨甲环酸。缝合伸膝装置并保证内侧或外侧软组织平衡，要防止内侧或外侧软组织过度紧张，目的是在膝关节屈曲 0° 和 20° 时恢复正常的内侧或外侧髌骨滑动。内收肌管神经阻滞一般在术后进行，并且在大多数情况下，患者可以当日出院。手术医生和康复人员于第二天在门诊部访视患者并开始术后康复治疗。

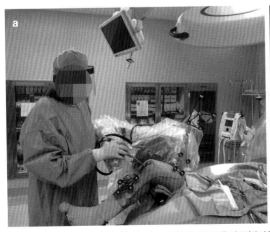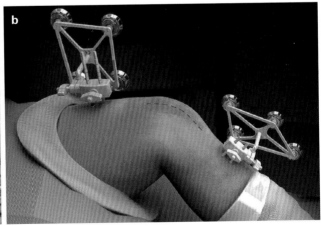

图 4.2 （a）手术中的情况。（b）股骨和胫骨阵列和检查点

图 4.3 去除内侧骨赘，然后在施加外翻应力的同时至少取得 4 个部位的注册，被动矫正冠状畸形。外翻应力的大小必须能够打开狭窄的内侧间室并张开内侧副韧带，以达到所需的矫正程度和关节稳定性。必须小心，不要矫枉过正畸形。在外侧 UKA 的情况下，多部位注册的同时施加内翻压力。从伸展、中屈、屈和完全屈（或在 0°，10°，每 20°~120°）开始多次用探针注册

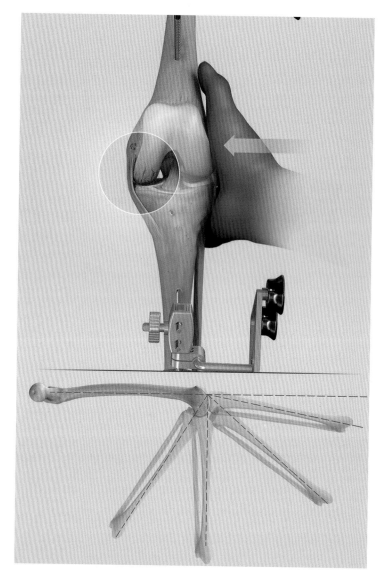

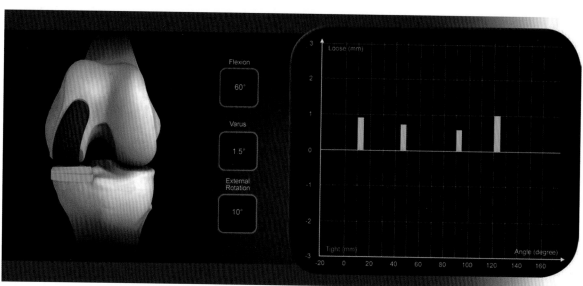

图 4.4 调整股骨和胫骨假体的放置位置，确保有 0~1.5mm 关节间隙，股骨和胫骨假体之间存在良好的中央负荷

图 4.5　一旦关节平衡，调整股骨假体的内外侧位置和内外旋，以确保在关节活动范围内，股骨假体的轨迹位于胫骨假体的中心位置

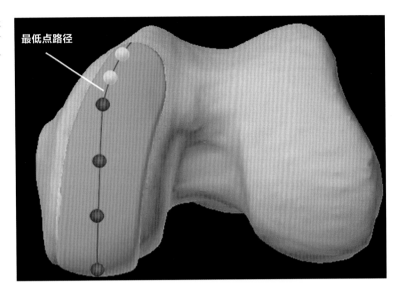

最低点路径

图 4.6　将 RIO 系统放置于手术区域，并对机械臂进行注册和验证

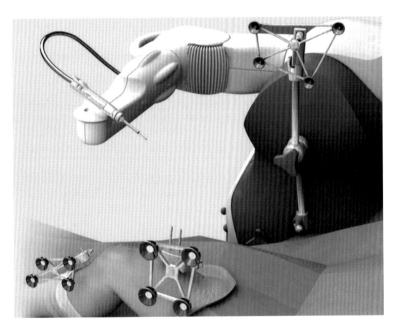

图 4.7　截除股骨和胫骨表面，给骨面钻孔和制备龙骨槽

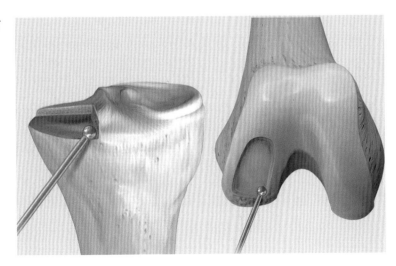

4.7 术后管理

术后康复方案见表 4.1，在之前已详细描述过 [1]。患者可立即开始膝关节屈伸运动、髌骨推移，股四头肌锻炼和部分负重下的平衡训练。一般不需要常规使用连续被动运动机器，患者以坐姿进行被动和主动屈伸练习，每次 10min，大约每天 6 次。而膝关节完全被动伸直必须在术后 7 天内进行，以避免过度的瘢痕形成影响伸直功能。髌骨推移对于恢复正常的内 - 外侧滑动和防止髌骨支持带结构的挛缩非常重要。如果患者在术后第 7 天难以恢复到完全伸直，则需要开始进行压直锻炼。将脚和脚踝支撑在毛巾或其他物品上，以拉伸腘绳肌和腓肠肌，使膝关节能完全伸直。保持这个姿势 10min，每天重复 4~6 次。可以在大腿远端和膝关节上增加 4.5~9kg 的重量，加压来拉伸膝关节后方组织。术后第二周膝关节屈曲度逐渐增加至 110°，术后第三周至第四周膝关节屈曲度逐渐增加至 135°。患者在坐位进行膝关节被动屈曲锻炼，用对侧腿向后压。其他能帮助实现屈曲角度大于 90° 的方法包括滚椅、墙壁滑动、膝关节屈曲装置和被动的股四头肌拉伸训练。

患者术后需要使用助行器或拐杖，可以负重 50%~75% 身体重量。一般在术后 3~4 周患者步态开始恢复正常时，可以允许完全负重。术后 12 周左右，在治疗师的监督下，逐渐增加平衡、本体感觉和力量练习。此时使用等长收缩试验来测试股四头肌和腘绳肌的力量，以确定是否需要继续进行肌力训练。值得注意的是，一些患者在 UKA 手术前下肢（髋关节、膝关节和踝关节）的所有肌群都出现了明显失用性萎缩。这会延缓康复，可能需要长达 12 个月才能完全恢复正常。第十一章详细介绍了确定力量和神经肌肉指标的客观测试，第九章介绍了笔者重返运动的标准。与全膝关节置换术患者一样，许多 UKA 患者希望获得运动能力较强的膝关节 [67]，这只有在恢复正常的神经肌肉功能之后才能实现。要根据患者的需要设计个性化的肌力和有氧训练计划。将患者重新纳入心脏健康有氧调节计划被视为重中之重，该计划包括每周进行 5 次 30min 剧烈运动，这种运动已被证明有益于心血管健康、糖尿病、避免中风和整体心理健康。

4.8 并发症和导致失败的因素

胫股或髌股关节炎的进展和假体松动是手术失败或疗效欠佳的最常见原因 [15, 17, 26-30, 68, 69]。一项来自法国髋膝关节协会的 418 例失败 UKA 的研究报告称，松动是失败的主要原因（占 45%），其次是骨关节炎的进展（15%）和磨损（12%）[30]。这些发现与瑞典、芬兰 [70] 和澳大利亚登记系统的结果相似。对 1978—2009 年期间手术患者进行分析，内侧 UKA 的患者占 88%。大部分的平台为固定平台（80%），85% 的股骨假体和 70% 的胫骨假体使用骨水泥。这些报道的失败率远远超过了现代有关 UKA 的研究，特别是机器人辅助的 UKA。

在 2002—2009 年恺撒国家关节登记系统（Kaiser Permanente National Total Joint Registry）的 1746 例 UKA 的研究中，Bini 等 [71] 报道，假体类型、患者年龄、外科医生年手术量与翻修率显著相关。55 岁以下患者的翻修率为 11.7%（39/332 例），显著高于 55~65 岁患者的翻修率（4.4%；28/642 例）和 65 岁以上（2.6%；20/772 例；$P < 0.001$）。与 Zimmer UKA 相比，全聚乙烯平台 UKA 的翻修风险更大（分别为 9.5% 和 1.1%；$P < 0.001$）。年手术量 ≤ 12 例的外科医生的翻修率显著高于年手术量 ≥ 12 例的外科医生的翻修率（分别为 6.4% 和 3.2%；$P < 0.01$）。

表 4.1　UKA 术后康复方案

	术后数周					
	1~2	3~4	5~6	7~8	9~12	13~26
活动范围的最小目标：						
0°~110°	X					
0°~135°		X				
负重：						
50%~75% 的体重，使用辅助设备	X					
100% 的体重，不使用辅助设备		X				
髌骨活动	X	X	X	X		
模式：						
肌肉电刺激	X	X	X			
疼痛 / 肿胀管理（冷敷疗法）	X	X	X	X	X	X
伸直：						
腓肠肌比目鱼肌腱	X	X	X	X	X	X
髂胫束，股四头肌					X	X
力量：						
踝关节泵（足底弯曲，带有阻力带）	X	X				
股四头肌等长收缩，直腿抬高	X	X	X	X	X	X
膝关节股四头肌伸展，主动 / 主动辅助治疗	X					
闭链：抬脚趾，坐墙，小幅度深蹲		X	X	X	X	X
膝关节屈曲（0°~90°）		X	X	X	X	X
膝关节股四头肌伸展（90°~30°）		X	X	X	X	X
髋关节外展 – 内收，多方向髋关节运动	X	X	X	X	X	X
腿压（70°~10°）		X	X	X	X	X
上半身力量训练			X	X	X	X
核心力量训练			X	X	X	X
平衡、步态、本体感觉训练：						
重心转移、平衡板（双腿）、杯式步行、串联站姿	X	X	X			
迷你蹦床，平衡板（单腿；稳定与不稳定表面），单腿站立				X	X	
条件：						
上半身调控	X	X	X	X		
固定自行车（高座椅、低阻力）		X	X	X	X	X
水上运动计划（水上行走，深度达到大腿或腰部）			X	X	X	X
游泳（直腿踢）				X	X	X
爬楼梯机（低阻力、低行程）				X	X	X
滑雪板机（短步幅和水平位，低阻力）				X	X	X
椭圆机				X	X	X
行走					X	X
健身中心训练：						
25min 的强化，25min 的心肺训练，10min 的灵活性。达到 AHA 指南ᵃ，注意肿胀，疼痛						X

a：美国心脏协会指南：每周体育活动：150~300min 中等强度或 75~150min 剧烈强度。加强所有主要的肌肉群 ≥ 2d / 周

假体松动[15, 17, 26-28, 72-76]和衬垫脱位[72, 76-80]是另外两个导致失败的主要原因。BMI[17]和患者年龄与失败率关系报道不一致。

据报道，TKA术后假体相关骨丢失［术后骨密度降低（Bone Mineral Density，BMD）］与应力遮挡有关[81, 82]。应力遮挡可能引起骨密度的降低和骨吸收，而过载会促进骨的过度形成，导致骨密度增加并可能引起疲劳骨折[83]。骨丢失可能导致假体周围骨折或假体固定减弱，最终导致松动和假体失败[82, 84]。迄今为止只有一项临床研究评估了UKA后的骨密度。Richmond等[85]在术后1年和2年随访了50例内侧UKA（Oxford或Genesis），进行定量CT骨密度测定。报告显示平均松质骨密度内侧下降1.9%，外侧下降1.1%。平均皮质骨密度内侧下降0.4%，外侧下降0.5%。假体设计与早期骨密度变化方面无关。

4.9 生存率

内侧UKA的术后生存率见表4.2[8, 12, 15, 17, 29, 36, 39, 74, 76, 77, 86-97]。关于内侧UKA术后临床结果的综述已经发表[1]。Oxford UKA是所有内侧UKA假体中研究最广泛的一种。Labek等[98]对1988年至2008年发表的描述Oxford UKA研究结果的文献进行了系统回顾。研究人员发现，假体开发团队发表的平均结果在翻修率方面明显优于那些由独立研究或全球登记系统机构发表的结果。假体开发团队的翻修率比独立研究比率低2.7倍，比瑞典和丹麦登记系统数据低4.4倍。这些笔者警告说，"外科医生应该意识到这样一个事实，发明中心发表的结果似乎很难在普通患者治疗和其他机构中重复[98]"。开发者以外的研究显示10年生存率为75%~95%，而假体开发团队的假体生存率则为93%~95%。

双侧膝关节内侧严重病变患者是否应同期或分期UKA的问题已有3项研究结果。Chen等[99]对171例患者进行了2年的随访。患者自主决定同期手术或分期手术，大多数（72.5%）选择同期进行手术。AKS或Oxford评分在并发症或短期结果方面没有差异。同期手术的累积手术时间和住院时间较短，该方案的总成本较低。两组均无严重并发症；所有患者均接受依诺肝素40mg每日1次和气动小腿泵预防静脉血栓栓塞事件。Chan等[100]报道了318例同期和160例分期行内侧UKA膝关节主要并发症上有显著差异。同期组有13例并发症，分期组无并发症；但是研究中没有使用药物预防血栓栓塞，而这些血栓栓塞病例占13例并发症中的10例。Berend等[101]报道70例膝关节同期接受双侧UKA和282例分期行双侧UKA的患者均无严重并发症。这些研究人员使用药物预防（具体由药物有医生决定）和小腿气压泵来预防血栓栓塞事件。同期组的手术时间和住院时间较短，AKS功能评分较高，术后平均19.4个月。但同期接受手术的患者年轻且肥胖较少，所以可能存在选择性偏倚。

外侧UKA术后生存率见表4.3[18, 68, 94, 102-111]。先前已经发表了临床结果的概述[1]。Baker等[102]在撰写本文时报道了规模最大的系列研究，文章比较了英格兰和威尔士国家联合登记处2052例外侧UKA和30 795例内侧UKA之间的生存率。7年生存率（外侧93%，内侧91%）是类似的，只有年龄（< 55岁）对结果有显著影响结果。一些研究[18, 94, 106, 112-115]报道10年生存率为83%~100%，3项研究[18, 114, 115]报道了15年生存率为80%~92%。

Walker等[116]对手术前后的运动水平进行了分析，发现45例患者中有98%在接受Oxford Domed（Biomet，Brigend UK）UKA治疗后平均3年能够恢复运动。大多数人参加的是低强度的活

表 4.2　内侧间室关节置换术的生存率

引用	假体	数量 (n); 平均年限	生存终点	生存率			
				5~7 年	8~10 年	15 年	20 年
Boissonneault 等[86]	Oxford	92; 5 年	翻修	94%	—	—	—
Kim 等[87]	Oxford	246; 7.4 年	翻修或部分翻修	—	92%	—	—
Matharu 等[12]	Oxford	459; 4.4 年	行 TKA	94%~93%	—	—	—
Greco 等[8]	Oxford	425; 6.1 年	翻修	96%	86%	—	—
Yoshida 等[76]	Oxford	1251; 5.2 年	翻修	98%~98%	95%	—	—
Murray 等[39]	Oxford	2438; 4.6 年	翻修或部分翻修	95%~100%, 取决于 BMI	93%~95%, 取决于 BMI	—	—
Alnachoukati 等[36]	Oxford	825; 9.7 年	翻修	—	85%	—	—
Emerson 等[88]	Oxford	213; 10.0 年	翻修	—	88%	—	—
Kristensen 等[15]	Oxford	659; 4.6 年	翻修或部分翻修	—	85%	—	—
Argenson 等[29]	Miller–Galante	160; 20 年	翻修	—	94%	83%	74%
Rachha 等[89]	Miller–Galante	56; 10.7 年	翻修	—	95%	—	—
Pennington 等[90]	Miller–Galante	46; 11 年	翻修	—	92%	—	—
Foran 等[91]	Miller–Galante	62; 19 年	翻修	—	—	93%	90%
Parratte 等[92]	Miller–Galante	35; 9.7 年	翻修	—	81%	70%	—
Berger 等[93]	Miller–Galante	59; 13 年	翻修	—	98%	96%	—
Hamilton 等[17]	Preservation	517; 4.9 年	翻修	92%	—	—	—
Bruni 等[74]	Preservation	33; 8 年	翻修	—	83%	—	—
Liebs 等[94]	Preservation	430; 6 年	翻修	93%~90%	90%	—	—
Bhattacharya 等[95]	Preservation	97; 3.7 年	翻修或待翻修	91%	—	—	—
Biswas 等[96]	Zimmer Uni Knee	88; 4 年	翻修或影像学松动	—	96%	—	—
Burger 等[68]	Restoris MCK System, Mako	802; 4.9 年	翻修	97.8%	—	—	—
Bruce 等[97]	Uniglide	184; 10~12 年	翻修	94%	89%	—	—

BMI. 体重指数; TKA. 全膝关节置换术

表 4.3　外侧间室关节置换术的生存率

引用	假体	数量（n）；平均年限	生存终点	生存率		
				5~7 年	8~10 年	15~20 年
Baker 等[102]	Multiple 66% 移动平台	2052；NA	翻修	93%-93%	—	—
Kennedy 等[103]	Oxford Domed	325；7 年	翻修	—	85%	—
Walker 等[104]	Oxford Domed	363；3 年	翻修	85%		
Fornell 等[105]	Oxford Domed	41；4 年	翻修	97.5%		
Weston-Simmons 等[106]	Oxford Domed	265；4.1 年	翻修	94%-92%	92%	
Edmiston 等[107]	Zimmer 或 Miller-Galante	65；6.8 年	翻修	94%		
Liebs and Herzberg[94]	Preservation 移动平台	128；6 年	翻修	92%-83%	83%	
Smith 等[108]	AMC Uniglide 固定平台	101；4.5 年	翻修	95%-91%		
Heyse 等[18]	Genesis （Accuris）	50；10.8 年	翻修	—	92%	92%
Deroche 等[109]	HLS Evolution	39；17.9 年	假体取出或翻修			82%-79%
Lustig 等[110]	HLS Evolution 固定平台	54；14.2 年	翻修，假体取出，松动，内侧 UKA	—	89%	86%
Tu 等[111]	Sled	121；5 年	翻修	99.2%	—	—
Burger 等[68]	Restoris MCK System, Mako	171；4.3 年	翻修	97.6%	—	—

动。SF-36 评分在患者和匹配的健康对照人群之间没有显著差异。Canetti 等[117] 报道，接受机器人辅助外侧 UKA 的患者比接受常规技术的患者更快地重返运动（分别为 4.2±1.9 个月和 10.5±6.7 个月，$P < 0.01$）。

　　对于继发于胫骨平台骨折的创伤后关节炎进行的外侧 UKA，临床结果差异较大[114, 118]。Lustig 等[114] 报道了 13 例患者 10 年生存率为 100%，15 年生存率为 80%，术后平均随访 10.2 年。平均 AKS 膝关节评分从手术前的 51 分提高到随访时的 88 分，平均 AKS 功能评分也有类似的改善。然而 Sah 和 Scott[118] 发现与 38 例接受外侧 UKA 治疗的原发性关节炎患者相比，10 例创伤后关节炎患者的 AKS 评分较差。尽管所有的膝关节术后平均 5.2 年（范围 2~15 年）没有进行翻修，但在创伤后关节炎组中 10 例患者中有 5 例患者对手术满意。原发性关节炎组的 38 例患者均报告了极高的满意度。

4.10 典型病例

　　病例 1：52 岁男性患者，活动时左膝胫股关节内侧慢性疼痛，影响日常活动。之前接受过内侧半月板切除术，物理治疗和 NSAIDs 药物保守治疗无效。体格检查显示没有与髌股关节和外侧胫股关节室相关的临床表现。站立 45° 后前位 X 线片显示内侧胫股关节间隙消失（图 4.8a）。该患

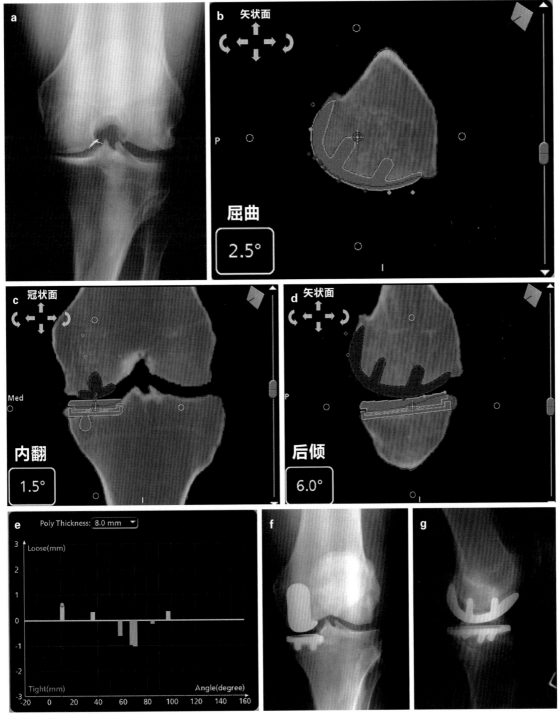

图 4.8　病例 1

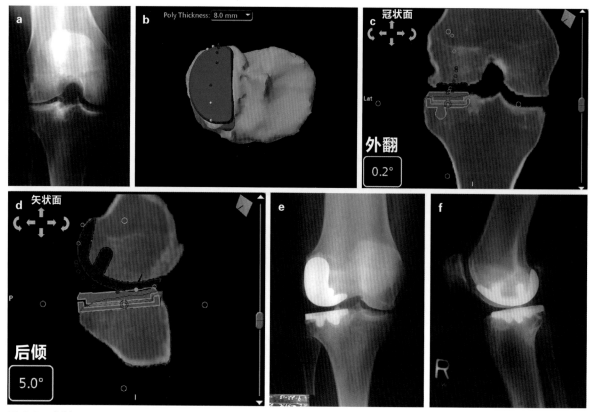

图 4.9 病例 2

者接受了 Mako 机器人内侧 UKA，并矫正内翻角度。术前计划如图 4.8b~d 所示。手术的一个重要部分是确定内侧关节间隙张开的大小，以适当调整胫股关节间隙，避免过度的间室负荷并平衡内侧软组织（图 4.8e）。术后 X 线片如图 4.8f、g 所示。

　　病例 2：46 岁女性患者，右侧膝关节疼痛及外侧胫股关节炎，只能行走 20min。曾经接受过外侧半月板移植术，术后膝关节疼痛缓解 6 年。移植失败后患者选择行外侧 UKA，45° 位 X 线片显示外侧胫股关节间隙消失（图 4.9a）。采用 Mako 机器人技术进行外侧 UKA。假体的术前计划和放置情况如图 4.9b~d 所示。术后 X 线片如图 4.9e、f 所示。

参考文献

[1] Noyes FR, Barber-Westin SD. Unicompartmental knee replacement for varus or valgus malalignment. In: Noyes FR, Barber-Westin SD, editors. Noyes' knee disorders: surgery, rehabilitation, clinical outcomes. 2nd ed. Philadelphia: Elsevier; 2017. p. 882–910. https://doi.org/10.1016/b978-0-323-32903-3.00030-5.

[2] Noyes FR, Barber-Westin SD. Unicompartmental patellofemoral replacement. In: Noyes FR, Barber-Westin SD, editors. Noyes' knee disorders: surgery, rehabilitation, clinical outcomes. 2nd ed. Philadelphia: Elsevier; 2017. p. 1036–1057. https://doi.org/10.1016/b978-0-323-32903-3.00037-8.

[3] Clement ND, Bell A, Simpson P, Macpherson G, Patton JT, Hamilton DF. Robotic-assisted unicompartmental knee arthroplasty has a greater early functional outcome when compared to manual total knee arthroplasty for isolated medial compartment arthritis. Bone Joint Res. 2020;9(1):15–22. https://doi.org/10.1302/2046-3758.91. Bjr-2019-0147. R1.

[4] Kleeblad LJ, van der List JP, Zuiderbaan HA, Pearle AD. Larger range of motion and increased return to activity, but higher revision rates following unicompartmental versus total knee arthroplasty in patients under 65: a systematic review. Knee Surg

Sports Traumatol Arthrosc. 2018;26(6):1811–1822. https://doi.org/10.1007/s00167-017-4817-y.

[5]　Lum ZC, Crawford DA, Lombardi AV Jr, Hurst JM, Morris MJ, Adams JB, Berend KR. Early comparative outcomes of unicompartmental and total knee arthroplasty in severely obese patients. Knee. 2018;25(1):161–166. https://doi.org/10.1016/j.knee.2017.10.006.

[6]　Migliorini F, Tingart M, Niewiera M, Rath B, Eschweiler J. Unicompartmental versus total knee arthroplasty for knee osteoarthritis. Eur J Orthop Surg Traumatol. 2019;29(4):947–955. https://doi.org/10.1007/s00590-018-2358-9.

[7]　Wilson HA, Middleton R, Abram SGF, Smith S, Alvand A, Jackson WF, Bottomley N, Hopewell S, Price AJ. Patient relevant outcomes of unicompartmental versus total knee replacement: systematic review and meta-analysis. BMJ (Clinical research ed). 2019;364:l352. https://doi.org/10.1136/bmj.l352.

[8]　Greco NJ, Lombardi AV Jr, Price AJ, Berend ME, Berend KR. Medial Mobile-bearing unicompartmental knee arthroplasty in young patients aged less than or equal to 50 years. J Arthroplasty. 2018;33(8):2435–2439. https://doi.org/10.1016/j.arth.2018.03.069.

[9]　Lee M, Chen J, Shi Lu C, Lo NN, Yeo SJ. No differences in outcomes scores or survivorship of unicompartmental knee arthroplasty between patients younger or older than 55 years of age at minimum 10-year followup. Clin Orthop Relat Res. 2019;477(6):1434–1446. https://doi. org/10.1097/corr.0000000000000737.

[10]　Kennedy JA, Matharu GS, Hamilton TW, Mellon SJ, Murray DW. Age and outcomes of medial meniscal-bearing unicompartmental knee arthroplasty. J Arthroplasty. 2018;33(10):3153–3159. https://doi.org/10.1016/j.arth.2018.06.014.

[11]　Hamilton TW, Pandit HG, Jenkins C, Mellon SJ, Dodd CAF, Murray DW. Evidence-based indications for Mobile-bearing unicompartmental knee arthroplasty in a consecutive cohort of thousand knees. J Arthroplasty. 2017;32(6):1779–1785. https://doi.org/10.1016/j. arth.2016.12.036.

[12]　Matharu G, Robb C, Baloch K, Pynsent P. The Oxford medial unicompartmental knee replacement: survival and the affect of age and gender. Knee. 2012;19(6):913–917. https://doi. org/10.1016/j.knee.2012.03.004.

[13]　Pandit H, Jenkins C, Gill HS, Smith G, Price AJ, Dodd CA, Murray DW. Unnecessary contraindications for mobile-bearing unicompartmental knee replacement. J Bone Joint Surg. 2011;93(5):622–628. https://doi.org/10.1302/0301-620X. 93B5.26214.

[14]　Weston-Simons JS, Pandit H, Jenkins C, Jackson WF, Price AJ, Gill HS, Dodd CA, Murray DW. Outcome of combined unicompartmental knee replacement and combined or sequential anterior cruciate ligament reconstruction: a study of 52 cases with mean follow-up of five years. J Bone Joint Surg. 2012;94(9):1216–1220. https://doi.org/10.1302/0301-620 X.94B9.28881.

[15]　Kristensen PW, Holm HA, Varnum C. Up to 10-year follow-up of the Oxford medial partial knee arthroplasty--695 cases from a single institution. J Arthroplasty. 2013;28(9 Suppl):195–198. https://doi.org/10.1016/j.arth.2013.05.010.

[16]　Dyrhovden GS, Lygre SHL, Badawy M, Gøthesen Ø, Furnes O. Have the causes of revision for total and unicompartmental knee arthroplasties changed during the past two decades? Clin Orthop Relat Res. 2017;475(7):1874–1886. https://doi. org/10.1007/s11999-017-5316-7.

[17]　Hamilton WG, Ammeen DJ, Hopper RH Jr. Mid-term survivorship of minimally invasive unicompartmental arthroplasty with a fixed-bearing implant: revision rate and mechanisms of failure. J Arthroplasty. 2014;29(5):989–992. https://doi.org/10.1016/j.arth.2013.10.010.

[18]　Heyse TJ, Khefacha A, Peersman G, Cartier P. Survivorship of UKA in the middle-aged. Knee. 2012;19(5):585–591. https://doi.org/10.1016/j.knee.2011.09.002.

[19]　Iriberri I, Suau S, Payán L, Aragón JF. Long-term deterioration after one-stage unicompartmental knee arthroplasty and anterior cruciate ligament reconstruction. Musculoskelet Surg. 2019;103(3):251–256. https://doi.org/10.1007/s12306-018-0582-4.

[20]　Volpin A, Kini SG, Meuffels DE. Satisfactory outcomes following combined unicompartmental knee replacement and anterior cruciate ligament reconstruction. Knee Surg Sports Traumatol Arthrosc. 2018;26(9):2594–2601. https://doi. org/10.1007/s00167-017-4536-4.

[21]　Ventura A, Legnani C, Terzaghi C, Iori S, Borgo E. Medial unicondylar knee arthroplasty combined to anterior cruciate ligament reconstruction. Knee Surg Sports Traumatol Arthrosc. 2017;25(3):675–680. https://doi.org/10.1007/s00167-015-3808-0.

[22]　Tian S, Wang B, Wang Y, Ha C, Liu L, Sun K. Combined unicompartmental knee arthroplasty and anterior cruciate ligament reconstruction in knees with osteoarthritis and deficient anterior cruciate ligament. BMC Musculoskelet Disord. 2016;17:327. https://doi.org/10.1186/s12891-016-1186-5.

[23]　Tinius M, Hepp P, Becker R. Combined unicompartmental knee arthroplasty and anterior cruciate ligament reconstruction. Knee Surg Sports Traumatol Arthrosc. 2012;20(1):81–87. https://doi.org/10.1007/s00167-011-1528-7.

[24] Krishnan SR, Randle R. ACL reconstruction with unicondylar replacement in knee with functional instability and osteoarthritis. J Orthop Surg Res. 2009;4:43. https://doi.org/10.1186/1749-799X-4-43.

[25] Kleeblad LJ, Strickland SM, Nwachukwu BU, Kerkhoffs G, Pearle AD. Satisfaction with return to sports after unicompartmental knee arthroplasty and what type of sports are patients doing. Knee. 2020;27(2):509–517. https://doi.org/10.1016/j.knee.2019.11.011.

[26] Ernstbrunner L, Imam MA, Andronic O, Perz T, Wieser K, Fucentese SF. Lateral unicompartmental knee replacement: a systematic review of reasons for failure. Int Orthop. 2018;42(8):1827–1833. https://doi.org/10.1007/s00264-017-3662-4.

[27] Mohammad HR, Strickland L, Hamilton TW, Murray DW. Long-term outcomes of over 8,000 medial Oxford phase 3 unicompartmental knees-a systematic review. Acta Orthop. 2018;89(1):101–107. https://doi.org/10.1080/17453674.2017.1367577.

[28] Citak M, Cross MB, Gehrke T, Dersch K, Kendoff D. Modes of failure and revision of failed lateral unicompartmental knee arthroplasties. Knee. 2015;22(4):338–340. https://doi.org/10.1016/j.knee.2015.03.008.

[29] Argenson JN, Blanc G, Aubaniac JM, Parratte S. Modern unicompartmental knee arthroplasty with cement: a concise follow-up, at a mean of twenty years, of a previous report. J Bone Joint Surg Am. 2013;95(10):905–909. https://doi.org/10.2106/JBJS.L.00963.

[30] Epinette JA, Brunschweiler B, Mertl P, Mole D, Cazenave A, French Society for H, Knee. Unicompartmental knee arthroplasty modes of failure: wear is not the main reason for failure: a multicentre study of 418 failed knees. Orthop Traumatol Surg Res. 2012;98(6 Suppl):S124–S130. https://doi.org/10.1016/j.otsr.2012.07.002.

[31] Burger JA, Dooley MS, Kleeblad LJ, Zuiderbaan HA, Pearle AD. What is the impact of patellofemoral joint degeneration and malalignment on patient-reported outcomes after lateral unicompartmental knee arthroplasty? Bone Joint J. 2020;102-b(6):727–735. https://doi.org/10.1302/0301-620x. 102b6.Bjj-2019-1429. R1.

[32] Burger JA, Kleeblad LJ, Laas N, Pearle AD. The influence of preoperative radiographic patellofemoral degenerative changes and malalignment on patellofemoral-specific outcome scores following fixed-bearing medial unicompartmental knee arthroplasty. J Bone Joint Surg Am. 2019;101(18):1662–1669. https://doi.org/10.2106/jbjs.18.01385.

[33] Hamilton TW, Pandit HG, Maurer DG, Ostlere SJ, Jenkins C, Mellon SJ, Dodd CAF, Murray DW. Anterior knee pain and evidence of osteoarthritis of the patellofemoral joint should not be considered contraindications to mobile-bearing unicompartmental knee arthroplasty: a 15-year follow-up. Bone Joint J. 2017;99-B(5):632–639. https://doi.org/10.1302/0301-620X. 99B5.BJJ-2016-0695. R2.

[34] Song MH, Kim BH, Ahn SJ, Yoo SH, Kang SW, Oh KT. Does the appearance of the patellofemoral joint at surgery influence the clinical result in medial unicompartmental knee arthroplasty? Knee. 2013;20(6):457–460. https://doi.org/10.1016/j.knee.2013.05.005.

[35] Affatato S, Caputo D, Bordini B. Does the body mass index influence the long-term survival of unicompartmental knee prostheses? A retrospective multi-centre study. Int Orthop. 2019;43(6):1365–1370. https://doi.org/10.1007/s00264-018-4217-z.

[36] Alnachoukati OK, Barrington JW, Berend KR, Kolczun MC, Emerson RH, Lombardi AV Jr, Mauerhan DR. Eight hundred twenty-five medial mobile-bearing unicompartmental knee arthroplasties: the first 10-year US multi-center survival analysis. J Arthroplasty. 2018;33(3):677–683. https://doi.org/10.1016/j.arth.2017.10.015.

[37] Cavaignac E, Lafontan V, Reina N, Pailhe R, Wargny M, Laffosse JM, Chiron P. Obesity has no adverse effect on the outcome of unicompartmental knee replacement at a minimum follow-up of seven years. Bone Joint J. 2013;95-B(8):1064–1068. https://doi.org/10.1302/0301-620X.95B8.31370.

[38] Kuipers BM, Kollen BJ, Bots PC, Burger BJ, van Raay JJ, Tulp NJ, Verheyen CC. Factors associated with reduced early survival in the Oxford phase III medial unicompartment knee replacement. Knee. 2010;17(1):48–52. https://doi.org/10.1016/j.knee.2009.07.005.

[39] Murray DW, Pandit H, Weston-Simons JS, Jenkins C, Gill HS, Lombardi AV, Dodd CA, Berend KR. Does body mass index affect the outcome of unicompartmental knee replacement? Knee. 2013;20(6):461–465. https://doi.org/10.1016/j.knee.2012.09.017.

[40] Hamilton TW, Pandit HG, Inabathula A, Ostlere SJ, Jenkins C, Mellon SJ, Dodd CA, Murray DW. Unsatisfactory outcomes following unicompartmental knee arthroplasty in patients with partial thickness cartilage loss: a medium-term follow-up. Bone Joint J. 2017;99-b(4):475–482. https://doi.org/10.1302/0301-620x. 99b4.Bjj-2016-1061. R1.

[41] Maier MW, Kuhs F, Streit MR, Schuhmacher P, Walker T, Ewerbeck V, Gotterbarm T. Unicompartmental knee arthroplasty in patients with full versus partial thickness cartilage loss (PTCL): equal in clinical outcome but with higher reoperation rate for patients with PTCL. Arch Orthop Trauma Surg. 2015;135(8):1169–1175. https://doi.org/10.1007/s00402-015-2236-4.

[42] Pandit H, Gulati A, Jenkins C, Barker K, Price AJ, Dodd CA, Murray DW. Unicompartmental knee replacement for patients

with partial thickness cartilage loss in the affected compartment. Knee. 2011;18(3):168–171. https://doi.org/10.1016/j.knee.2010.05.003.

[43] Niinimaki TT, Murray DW, Partanen J, Pajala A, Leppilahti JI. Unicompartmental knee arthroplasties implanted for osteoarthritis with partial loss of joint space have high re-operation rates. Knee. 2011;18(6):432–435. https://doi.org/10.1016/j.knee.2010.08.004.

[44] Maduekwe UI, Zywiel MG, Bonutti PM, Johnson AJ, Delanois RE, Mont MA. Scientific evidence for the use of modern unicompartmental knee arthroplasty. Expert Rev Med Devices. 2010;7(2):219–239. https://doi.org/10.1586/erd.09.65.

[45] Conditt MA, Roche MW. Minimally invasive robotic-arm-guided unicompartmental knee arthroplasty. J Bone Joint Surg Am. 2009;91 Suppl 1:63–68. https://doi.org/10.2106/JBJS.H.01372.

[46] Hernigou P, Deschamps G. Posterior slope of the tibial implant and the outcome of unicompartmental knee arthroplasty. J Bone Joint Surg Am. 2004;86-A(3):506–511.

[47] Sawatari T, Tsumura H, Iesaka K, Furushiro Y, Torisu T. Three-dimensional finite element analysis of unicompartmental knee arthroplasty--the influence of tibial component inclination. J Orthop Res. 2005;23(3):549–554. https://doi.org/10.1016/j.orthres.2004.06.007.

[48] Lonner JH, John TK, Conditt MA. Robotic arm-assisted UKA improves tibial component alignment: a pilot study. Clin Orthop Relat Res. 2010;468(1):141–146. https://doi.org/10.1007/s11999-009-0977-5.

[49] Kasodekar VB, Yeo SJ, Othman S. Clinical outcome of unicompartmental knee arthroplasty and influence of alignment on prosthesis survival rate. Singapore Med J. 2006;47(9):796–802.

[50] Alvand A, Khan T, Jenkins C, Rees JL, Jackson WF, Dodd CAF, Murray DW, Price AJ. The impact of patient-specific instrumentation on unicompartmental knee arthroplasty: a prospective randomised controlled study. Knee Surg Sports Traumatol Arthrosc. 2018;26(6):1662–1670. https://doi.org/10.1007/s00167-017-4677-5.

[51] Chin BZ, Tan SSH, Chua KCX, Budiono GR, Syn NL, O'Neill GK. Robot-assisted versus conventional total and unicompartmental knee arthroplasty: a meta-analysis of radiological and functional outcomes. J Knee Surg. 2020. https://doi.org/10.1055/s-0040-1701440.

[52] Fu J, Wang Y, Li X, Yu B, Ni M, Chai W, Hao L, Chen J. Robot-assisted vs. conventional unicompartmental knee arthroplasty : systematic review and meta-analysis (Roboterassistierte vs. konventionelle unikompartimentäre Knieendoprothese : Systematisches Review und Metaanalyse). Orthopade. 2018;47(12):1009–1017. https://doi.org/10.1007/s00132-018-3604-x.

[53] Gaudiani MA, Samuel LT, Kamath AF, Courtney PM, Lee GC. Robotic-assisted versus manual unicompartmental knee arthroplasty: contemporary systematic review and meta-analysis of early functional outcomes. 2020. J Knee Surg https://doi.org/10.1055/s-0040-1701455.

[54] Motesharei A, Rowe P, Blyth M, Jones B, Maclean A. A comparison of gait one year post operation in an RCT of robotic UKA versus traditional Oxford UKA. Gait Posture. 2018;62:41–45. https://doi.org/10.1016/j.gaitpost.2018.02.029.

[55] Mofidi A, Plate JF, Lu B, Conditt MA, Lang JE, Poehling GG, Jinnah RH. Assessment of accuracy of robotically assisted unicompartmental arthroplasty. Knee Surg Sports Traumatol Arthrosc. 2014;22(8):1918–1925. https://doi.org/10.1007/s00167-014-2969-6.

[56] Lim MH, Tallay A, Bartlett J. Comparative study of the use of computer assisted navigation system for axial correction in medial unicompartmental knee arthroplasty. Knee Surg Sports Traumatol Arthrosc. 2009;17(4):341–346. https://doi.org/10.1007/s00167-008-0655-2.

[57] Rosenberger RE, Fink C, Quirbach S, Attal R, Tecklenburg K, Hoser C. The immediate effect of navigation on implant accuracy in primary mini-invasive unicompartmental knee arthroplasty. Knee Surg Sports Traumatol Arthrosc. 2008;16(12):1133–1140. https://doi.org/10.1007/s00167-008-0618-7.

[58] Seon JK, Song EK, Park SJ, Yoon TR, Lee KB, Jung ST. Comparison of minimally invasive unicompartmental knee arthroplasty with or without a navigation system. J Arthroplasty. 2009;24(3):351–357. https://doi.org/10.1016/j.arth.2007.10.025.

[59] Weber P, Utzschneider S, Sadoghi P, Pietschmann MF, Ficklscherer A, Jansson V, Muller PE. Navigation in minimally invasive unicompartmental knee arthroplasty has no advantage in comparison to a conventional minimally invasive implantation. Arch Orthop Trauma Surg. 2012;132(2):281–288. https://doi.org/10.1007/s00402-011-1404-4.

[60] Konyves A, Willis-Owen CA, Spriggins AJ. The long-term benefit of computer-assisted surgical navigation in unicompartmental knee arthroplasty. J Orthop Surg Res. 2010;5:94. https://doi.org/10.1186/1749-799X-5-94.

[61] Negrín R, Ferrer G, Iñiguez M, Duboy J, Saavedra M, Larraín NR, Jabes N, Barahona M. Robotic-assisted surgery in medial unicompartmental knee arthroplasty: does it improve the precision of the surgery and its clinical outcomes? Systematic review J Robot Surg. 2020. https://doi.org/10.1007/s11701-020-01162-8.

[62] Thilak J, Thadi M, Mane PP, Sharma A, Mohan V, Babu BC. Accuracy of tibial component positioning in the robotic arm

assisted versus conventional unicompartmental knee arthroplasty. J Orthop. 2020;22:367–371. https://doi.org/10.1016/j.jor.2020.08.022.

[63] Nair R, Tripathy G, Deysine GR. Computer navigation systems in unicompartmental knee arthroplasty: a systematic review. Am J Orthop (Belle Mead NJ). 2014;43(6):256–261.

[64] Weber P, Crispin A, Schmidutz F, Utzschneider S, Pietschmann MF, Jansson V, Muller PE. Improved accuracy in computer-assisted unicondylar knee arthroplasty: a meta-analysis. Knee Surg Sports Traumatol Arthrosc. 2013;21(11):2453–2461. https://doi.org/10.1007/s00167-013-2370-x.

[65] Matsui Y, Fukuoka S, Masuda S, Matsuura M, Masada T, Fukunaga K. Accuracy of tibial component placement in unicompartmental knee arthroplasty performed using an accelerometer-based portable navigation system. Knee Surg Sports Traumatol Arthrosc. 2020;28(12):3733–3739. https://doi.org/10.1007/s00167-019-05752-4.

[66] Suda Y, Takayama K, Ishida K, Hayashi S, Hashimoto S, Niikura T, Matsushita T, Kuroda R, Matsumoto T. Improved implant alignment accuracy with an accelerometer-based portable navigation system in medial unicompartmental knee arthroplasty. Knee Surg Sports Traumatol Arthrosc. 2020;28(9):2917–2923. https://doi.org/10.1007/s00167-019-05669-y.

[67] Waldstein W, Kolbitsch P, Koller U, Boettner F, Windhager R. Sport and physical activity following unicompartmental knee arthroplasty: a systematic review. Knee Surg Sports Traumatol Arthrosc. 2017;25(3):717–728. https://doi.org/10.1007/s00167-016-4167-1.

[68] Burger JA, Kleeblad LJ, Laas N, Pearle AD. Mid-term survivorship and patient-reported outcomes of robotic-arm assisted partial knee arthroplasty. Bone Joint J. 2020;102-b(1):108–116. https://doi.org/10.1302/0301-620x. 102b1.Bjj-2019-0510.R1.

[69] van der List JP, Zuiderbaan HA, Pearle AD. Why do medial unicompartmental knee arthroplasties fail today? J Arthroplasty. 2016;31(5):1016–1021. https://doi.org/10.1016/j. arth.2015.11.030.

[70] Niinimaki T, Eskelinen A, Makela K, Ohtonen P, Puhto AP, Remes V. Unicompartmental knee arthroplasty survivorship is lower than TKA survivorship: a 27-year Finnish registry study. Clin Orthop Relat Res. 2014;472(5):1496–1501. https://doi.org/10.1007/s11999-013-3347-2.

[71] Bini S, Khatod M, Cafri G, Chen Y, Paxton EW. Surgeon, implant, and patient variables may explain variability in early revision rates reported for unicompartmental arthroplasty. J Bone Joint Surg Am. 2013;95(24):2195–2202. https://doi.org/10.2106/JBJS.L.01006.

[72] Vasso M, Corona K, D'Apolito R, Mazzitelli G, Panni AS. Unicompartmental knee arthroplasty: modes of failure and conversion to Total knee arthroplasty. Joints. 2017;5(1):44–50. https://doi.org/10.1055/s-0037-1601414.

[73] Schroer WC, Barnes CL, Diesfeld P, LeMarr A, Ingrassia R, Morton DJ, Reedy M. The Oxford unicompartmental knee fails at a high rate in a high-volume knee practice. Clin Orthop Relat Res. 2013;471(11):3533–3539. https://doi.org/10.1007/s11999-013-3174-5.

[74] Bruni D, Akkawi I, Iacono F, Raspugli GF, Gagliardi M, Nitri M, Grassi A, Zaffagnini S, Bignozzi S, Marcacci M. Minimum thickness of all-poly tibial component unicompartmental knee arthroplasty in patients younger than 60 years does not increase revision rate for aseptic loosening. Knee Surg Sports Traumatol Arthrosc. 2013;21(11):2462–2467. https://doi.org/10.1007/s00167-013-2578-9.

[75] Bergeson AG, Berend KR, Lombardi AV Jr, Hurst JM, Morris MJ, Sneller MA. Medial mobile bearing unicompartmental knee arthroplasty: early survivorship and analysis of failures in 1000 consecutive cases. J Arthroplasty. 2013;28(9 Suppl):172–175. https://doi.org/10.1016/j. arth.2013.01.005.

[76] Yoshida K, Tada M, Yoshida H, Takei S, Fukuoka S, Nakamura H. Oxford phase 3 unicompartmental knee arthroplasty in Japan--clinical results in greater than one thousand cases over ten years. J Arthroplasty. 2013;28(9 Suppl):168–171. https://doi.org/10.1016/j. arth.2013.08.019.

[77] Burger JA, Kleeblad LJ, Sierevelt IN, Horstmann WG, Nolte PA. Bearing design influences short- to mid-term survivorship, but not functional outcomes following lateral unicompartmental knee arthroplasty: a systematic review. Knee Surg Sports Traumatol Arthrosc. 2019;27(7):2276–2288. https://doi.org/10.1007/s00167-019-05357-x.

[78] Kim SJ, Postigo R, Koo S, Kim JH. Causes of revision following Oxford phase 3 unicompartmental knee arthroplasty. Knee Surg Sports Traumatol Arthrosc. 2014;22(8):1895–1901. https://doi.org/10.1007/s00167-013-2644-3.

[79] Lim HC, Bae JH, Song SH, Kim SJ. Oxford phase 3 unicompartmental knee replacement in Korean patients. J Bone Joint Surg. 2012;94(8):1071–1076. https://doi.org/10.1302/0301-620 X.94B8.29372.

[80] Choy WS, Kim KJ, Lee SK, Yang DS, Lee NK. Mid-term results of oxford medial unicompartmental knee arthroplasty. Clin Orthop Surg. 2011;3(3):178–183. https://doi.org/10.4055/cios.2011.3.3.178.

[81] Li MG, Nilsson KG. Changes in bone mineral density at the proximal tibia after total knee arthroplasty: a 2-year follow-up of 28 knees using dual energy X-ray absorptiometry. J Orthop Res. 2000;18(1):40–47. https://doi.org/10.1002/jor.1100180107.

[82] Soininvaara TA, Miettinen HJ, Jurvelin JS, Suomalainen OT, Alhava EM, Kroger HP. Periprosthetic tibial bone mineral density changes after total knee arthroplasty: one-year follow-up study of 69 patients. Acta Orthop Scand. 2004;75(5):600–605. https://doi. org/10.1080/00016470410001493.

[83] Frost HM. A 2003 update of bone physiology and Wolff's Law for clinicians. Angle Orthod. 2004;74(1):3–15. https://doi. org/10.1043/0003-3219(2004)074<0003:AUOBPA>2.0.CO;2.

[84] Meireles S, Completo A, Antonio Simoes J, Flores P. Strain shielding in distal femur after patellofemoral arthroplasty under different activity conditions. J Biomech. 2010;43(3):477–484. https://doi.org/10.1016/j.jbiomech.2009.09.048.

[85] Richmond BI, Hadlow SV, Lynskey TG, Walker CG, Munro JT. Proximal tibial bone density is preserved after unicompartmental knee arthroplasty. Clin Orthop Relat Res. 2013;471(5):1661–1669. https://doi.org/10.1007/s11999-013-2784-2.

[86] Boissonneault A, Pandit H, Pegg E, Jenkins C, Gill HS, Dodd CA, Gibbons CL, Murray DW. No difference in survivorship after unicompartmental knee arthroplasty with or without an intact anterior cruciate ligament. Knee Surg Sports Traumatol Arthrosc. 2013;21(11):2480–2486. https://doi.org/10.1007/s00167-012-2101-8.

[87] Kim KT, Lee S, Kim TW, Lee JS, Boo KH. The influence of postoperative tibiofemoral alignment on the clinical results of unicompartmental knee arthroplasty. Knee Surg Relat Res. 2012;24(2):85–90. https://doi.org/10.5792/ksrr.2012.24.2.85.

[88] Emerson RH, Alnachoukati O, Barrington J, Ennin K. The results of Oxford unicompartmental knee arthroplasty in the United States: a mean ten-year survival analysis. Bone Joint J. 2016;98-b(10 Supple B):34–40. https://doi.org/10.1302/0301-620x. 98b10. Bjj-2016-0480. R1.

[89] Rachha R, Veravalli K, Sood M. Medium term results of the Miller-Galante knee arthroplasty with 10 year survivorship. Acta Orthop Belg. 2013;79(2):197–204.

[90] Pennington DW, Swienckowski JJ, Lutes WB, Drake GN. Unicompartmental knee arthroplasty in patients sixty years of age or younger. J Bone Joint Surg Am. 2003;85-A(10):1968–1973.

[91] Foran JR, Brown NM, Della Valle CJ, Berger RA, Galante JO. Long-term survivorship and failure modes of unicompartmental knee arthroplasty. Clin Orthop Relat Res. 2013;471(1):102–108. https://doi.org/10.1007/s11999-012-2517-y.

[92] Parratte S, Argenson JN, Pearce O, Pauly V, Auquier P, Aubaniac JM. Medial unicompartmental knee replacement in the under-50s. J Bone Joint Surg. 2009;91(3):351–356. https://doi. org/10.1302/0301-620X. 91B3.21588.

[93] Berger RA, Meneghini RM, Sheinkop MB, Della Valle CJ, Jacobs JJ, Rosenberg AG, Galante JO. The progression of patellofemoral arthrosis after medial unicompartmental replacement: results at 11 to 15 years. Clin Orthop Relat Res. 2004;428:92–99. 00003086-200411000-00015 [pii]. https://doi.org/10.1097/01.blo.0000147700.89433.a5.

[94] Liebs TR, Herzberg W. Better quality of life after medial versus lateral unicondylar knee arthroplasty. Clin Orthop Relat Res. 2013;471(8):2629–2640. https://doi.org/10.1007/s11999-013-2966-y.

[95] Bhattacharya R, Scott CE, Morris HE, Wade F, Nutton RW. Survivorship and patient satisfaction of a fixed bearing unicompartmental knee arthroplasty incorporating an all-polyethylene tibial component. Knee. 2012;19(4):348–351. https://doi.org/10.1016/j.knee.2011.04.009.

[96] Biswas D, Van Thiel GS, Wetters NG, Pack BJ, Berger RA, Della Valle CJ. Medial unicompartmental knee arthroplasty in patients less than 55 years old: minimum of two years of follow-up. J Arthroplasty. 2014;29(1):101–105. https://doi.org/10.1016/j.arth.2013.04.046.

[97] Bruce DJ, Hassaballa M, Robinson JR, Porteous AJ, Murray JR, Newman JH. Minimum 10-year outcomes of a fixed bearing all-polyethylene unicompartmental knee arthroplasty used to treat medial osteoarthritis. Knee. 2020;27(3):1018–27. https://doi.org/10.1016/j. knee.2020.02.018.

[98] Labek G, Sekyra K, Pawelka W, Janda W, Stockl B. Outcome and reproducibility of data concerning the Oxford unicompartmental knee arthroplasty: a structured literature review including arthroplasty registry data. Acta Orthop. 2011;82(2):131–135. https://doi.org/10.310 9/17453674.2011.566134.

[99] Chen JY, Lo NN, Jiang L, Chong HC, Tay DK, Chin PL, Chia SL, Yeo SJ. Simultaneous versus staged bilateral unicompartmental knee replacement. Bone Joint J. 2013;95-B(6):788–792. https://doi.org/10.1302/0301-620X. 95B6.30440.

[100] Chan WC, Musonda P, Cooper AS, Glasgow MM, Donell ST, Walton NP. One-stage versus two-stage bilateral unicompartmental knee replacement: a comparison of immediate postoperative complications. J Bone Joint Surg. 2009;91(10):1305–1309. https://doi.org/10.130 2/0301-620X. 91B10.22612.

[101] Berend KR, Morris MJ, Skeels MD, Lombardi AV Jr, Adams JB. Perioperative complications of simultaneous versus staged unicompartmental knee arthroplasty. Clin Orthop Relat Res. 2011;469(1):168–173. https://doi.org/10.1007/s11999-010-1492-4.

[102] Baker PN, Jameson SS, Deehan DJ, Gregg PJ, Porter M, Tucker K. Mid-term equivalent survival of medial and lateral

unicondylar knee replacement: an analysis of data from a National Joint Registry. J Bone Joint Surg. 2012;94(12):1641–1648. https://doi.org/10.1302/0301-620 X.94B12.29416.

[103] Kennedy JA, Mohammad HR, Yang I, Mellon SJ, Dodd CAF, Pandit HG, Murray DW. Oxford domed lateral unicompartmental knee arthroplasty. Bone Joint J. 2020;102-b(8):1033–1040. https://doi.org/10.1302/0301-620x. 102b8.Bjj-2019-1330. R2.

[104] Walker T, Zahn N, Bruckner T, Streit MR, Mohr G, Aldinger PR, Clarius M, Gotterbarm T. Mid-term results of lateral unicondylar mobile bearing knee arthroplasty: a multicentre study of 363 cases. Bone Joint J. 2018;100-b(1):42–49. https:// doi.org/10.1302/0301-620x. 100b1. Bjj-2017-0600. R1.

[105] Fornell S, Prada E, Barrena P, García-Mendoza A, Borrego E, Domecq G. Mid-term outcomes of mobile-bearing lateral unicompartmental knee arthroplasty. Knee. 2018;25(6):1206–1213. https://doi.org/10.1016/j.knee.2018.05.016.

[106] Weston-Simons JS, Pandit H, Kendrick BJ, Jenkins C, Barker K, Dodd CA, Murray DW. The mid-term outcomes of the Oxford Domed Lateral unicompartmental knee replacement. Bone Joint J. 2014;96-B(1):59–64. https://doi.org/10.1302/0301-620X. 96B1.31630.

[107] Edmiston TA, Manista GC, Courtney PM, Sporer SM, Della Valle CJ, Levine BR. Clinical outcomes and survivorship of lateral unicompartmental knee arthroplasty: does surgical approach matter? J Arthroplasty. 2018;33(2):362–365. https://doi.org/10.1016/j.arth.2017.09.009.

[108] Smith JR, Robinson JR, Porteous AJ, Murray JR, Hassaballa MA, Artz N, Newman JH. Fixed bearing lateral unicompartmental knee arthroplasty--short to midterm survivorship and knee scores for 101 prostheses. Knee. 2014;21(4):843–847. https://doi.org/10.1016/j. knee.2014.04.003.

[109] Deroche E, Batailler C, Lording T, Neyret P, Servien E, Lustig S. High survival rate and very low Wear of lateral unicompartmental arthroplasty at long term: a case series of 54 cases at a mean follow-up of 17 years. J Arthroplasty. 2019;34(6):1097–1104. https://doi.org/10.1016/j. arth.2019.01.053.

[110] Lustig S, Lording T, Frank F, Debette C, Servien E, Neyret P. Progression of medial osteoarthritis and long term results of lateral unicompartmental arthroplasty: 10 to 18 year follow-up of 54 consecutive implants. Knee. 2014;21 Suppl 1:S26–S32. https://doi.org/10.1016/S0968-0160(14)50006-3.

[111] Tu Y, Ma T, Wen T, Yang T, Xue L, Xue H. Does Unicompartmental knee replacement offer improved clinical advantages over total knee replacement in the treatment of isolated lateral osteoarthritis? A matched cohort analysis from an independent center. J Arthroplasty. 2020;35(8):2016–2021. https://doi.org/10.1016/j.arth.2020.03.021.

[112] Lustig S, Elguindy A, Servien E, Fary C, Munini E, Demey G, Neyret P. 5- to 16-year follow-up of 54 consecutive lateral unicondylar knee arthroplasties with a fixed-all polyethylene bearing. J Arthroplasty. 2011;26(8):1318–1325. https://doi.org/10.1016/j.arth.2011.01.015.

[113] Pennington DW, Swienckowski JJ, Lutes WB, Drake GN. Lateral unicompartmental knee arthroplasty: survivorship and technical considerations at an average follow-up of 12.4 years. J Arthroplasty. 2006;21(1):13–17. https://doi.org/10.1016/j.arth.2004.11.021.

[114] Lustig S, Parratte S, Magnussen RA, Argenson JN, Neyret P. Lateral unicompartmental knee arthroplasty relieves pain and improves function in posttraumatic osteoarthritis. Clin Orthop Relat Res. 2012;470(1):69–76. https://doi.org/10.1007/s11999-011-1963-2.

[115] Argenson JN, Parratte S, Bertani A, Flecher X, Aubaniac JM. Long-term results with a lateral unicondylar replacement. Clin Orthop Relat Res. 2008;466(11):2686–2693. https://doi. org/10.1007/s11999-008-0351-z.

[116] Walker T, Gotterbarm T, Bruckner T, Merle C, Streit MR. Return to sports, recreational activity and patient-reported outcomes after lateral unicompartmental knee arthroplasty. Knee Surg Sports Traumatol Arthrosc. 2015;23(11):3281–3287. https://doi.org/10.1007/s00167-014-3111-5.

[117] Canetti R, Batailler C, Bankhead C, Neyret P, Servien E, Lustig S. Faster return to sport after robotic-assisted lateral unicompartmental knee arthroplasty: a comparative study. Arch Orthop Trauma Surg. 2018;138(12):1765–1771. https://doi.org/10.1007/s00402-018-3042-6.

[118] Sah AP, Scott RD. Lateral unicompartmental knee arthroplasty through a medial approach. Study with an average five-year follow-up. J Bone Joint Surg Am. 2007;89(9):1948–1954. https://doi.org/10.2106/JBJS.F.01457.

第五章 术前康复训练对全膝关节置换术后临床结局和功能的影响

Sue Barber-Westin, Frank R. Noyes

鲁 超 李 辉/译

5.1 引言

经验丰富的临床医生非常清楚，拟接受全膝关节置换术（Total Knee Arthroplasty，TKA）的患者经常并发明显的肌肉萎缩、肌力减退和关节活动受限等问题。膝关节骨性关节炎累及整个膝关节，会导致下肢肌肉力量下降，由此引发膝关节疼痛而严重影响人们娱乐休闲、工作及日常生活。Shorter 等 [1] 回顾性分析了当前已公开发表的有关骨骼肌萎缩与骨关节炎之间的相关研究，这些研究认为加强锻炼既可以有效维持肌力和功能，推迟膝关节置换术，可能的机制包括促进 microRNA 在关节组织中的表达。Callahan 等 [2] 通过与正常人群对照发现，症状性膝骨关节炎老年患者在发生慢性失用性萎缩过程中细胞和分子功能的变化以及应变具有性别差异性。这项研究报道了与膝骨关节炎相关的肌肉横断面积、肌纤维形态主要改变以及其他分子水平上的变化，并且发现骨骼肌在肌纤维大小和肌纤维类型的分布上存在性别依赖。

自 1993 年以来，大量研究试图证明 TKA 患者术前进行康复干预是否对其术前和术后下肢肌力、功能活动、患者自我报告结局（Patient-Reported Outcome Measures，PROMs）具有改善作用。本章回顾性分析 13 项临床随机对照试验 [3-15]，并总结 6 项相关的综述类研究 [16-21]，详述训练项目对 TKA 术前和术后的肌肉力量（包括股四头肌、腘绳肌和髋部肌肉）以及功能（包括客观试验和 PROMs 测量的）的作用。而其他一些研究未纳入，原因是膝、髋关节置换术未区分 [22-24]，或没有干预组和对照组进行比较 [25]，或是仅记录了住院时长和出院去向 [26]，或是干预组和对照组的数据统计效能不足 [27-29]。

5.2 随机对照试验

表 5.1 总结了 13 项随机对照试验术前康复训练的内容和评价方法。这 13 项研究中，除 2 项外，为确定最小样本量都进行了样本量估算 [3, 12]。干预方案各不相同，包括康复训练的频率和周期、特定训练方案均不统一。这 13 项研究中，只有 3 项研究为每日进行康复训练，且这些研究中大多需要患者参加由专业人士指导的治疗或训练课程。其中，有 10 项研究是在康复训练完成后和 TKA 术前进行测评。有 11 项是在关节置换术后 1~12 个月内完成测评。

其中，有 8 项研究使用等长或等速测力计或最大重复次数（One Repetition Maximum，1-RM）

表 5.1　膝关节置换术前功能锻炼的随机对照研究

纳入研究	入组患者（人）		TKA 术前康复训练方案		结果测评	客观测评指标	PROMs
	干预组	对照组	训练周期	训练内容	时间点		
Jahie 等[3]	10	10	3 次 /d，居家练习 6 周	股四头肌肌力训练、灵活性、抗阻力训练（未提供详细信息）	基线，训练后和术前，术后 3 个月、6 个月、12 个月	无	AKS 膝评分和功能评分
Tungtrongjit 等[10]	30	30	3 次 /d，居家练习 3 周	在坐姿下无负重伸膝练习，共 10 组	基线，训练后和术前，术后 1 个月、3 个月、6 个月	股四头肌等长肌力	WOMAC 评分、VAS 疼痛评分
Gstoettner 等[11]	15	20	1 次 / 周，医生指导下练习 6 周 1 次 /d，居家练习 6 周	热身运动、灵活性、本体感觉训练：向前 / 后滑动、向前 / 后移动、单腿站立、下蹲、单足直立，蹲步向前 / 向后，单足波速球上站立，灵活性训练	基线，训练后和术前，术后 6 周	Biodex 稳定系统、60m 步行、爬楼梯	WOMAC 评分、KSS 膝评分和功能评分
Calatayud 等[4]	22	22	3 次 / 周，医生指导下练习 8 周	高强度训练：5 组 10 次的腿部按压、伸髋、屈髋、髋外展；单 / 双足波速球上站立，提踵训练，灵活性训练	基线，训练后、术前，术后 1 个月、3 个月	等长肌力训练、ROM、TUG、爬楼梯	WOMAC 评分、VAS 疼痛评分、SF-36
Eil 等[5]	24	26	2 次 / 周，医生指导下练习 6 周	固定单车、踝泵、股四头肌等长收缩、直腿抬高、足跟向后滑动、腘绳肌伸展	基线，术后 6 周，术后 3 个月	ROM	KOOS 评分
Skoffer 等[6]	29	21	3 次 / 周，医生指导下练习 4 周	固定单车、PRE 训练：压腿、屈膝伸膝运动、髋关节外展 / 内收、腘绳肌伸展运动	基线，训练后和术前，术后 1 周、6 周、12 周	30s 坐立、TUG、10 MWT、6 MWT、ROM、股四头肌、腘绳肌等长等速 [60（°）/s] 肌力	KOOS 评分、VAS 疼痛评分
Matassi 等[7]	61	61	5 次 / 周，居家练习 6 周	灵活性训练、股四头肌等长收缩训练、股四头肌、腘绳肌等速训练、阶梯运动	基线，术后 6 周，术后 6~12 个月	ROM	AKS 评分

表 5.1（续）

纳入研究	入组患者（人）		TKA 术前康复训练方案		结果测评		
	干预组	对照组	训练周期	训练内容	时间点	客观测评指标	PROMs
Van Leeuwen 等[8]	7	9	2~3 次/周，医生指导下练习 6 周，居家练习 2~3 次/周	在家进行 PREs 压腿训练，医院伸膝训练，登高运动，下蹲练习	基线，训练后，术前，术后 6 周，12 周	股四头肌，腘绳肌等长肌力，6 MWT，阶梯运动	WOMAC
Villadsen 等[9]	41	40	2 次/周，医生指导下练习 8 周（最少 12 课时）	固定单车训练，2~3 组 ×10 次的神经肌肉训练（核心稳定性，姿势定向，肌力，功能练习）	基线，训练后，无术后评估	20m 步行，坐立实验，股四头肌，髋部伸直，外展肌群肌力	KOOS
Swank 等[12]	37	36	3 次/周，共 4~8 周；医院联合居家练习	弹力带下训练：下蹲，屈伸腿，臂部复合训练；登高运动（前/侧）	基线，训练后，无术后评估	6 MWT，坐立实验，爬楼梯运动，股四头肌，腘绳肌等速运动 [60 (°) /s]	无
Williamson 等[13]	60	61	1 次/周，医生指导下练习 6 周	股四头肌等长收缩，直腿抬高，坐立练习，爬楼梯，伸膝（弹力带辅助），平衡木训练	基线，术后 7 周，12 周，16 周	50m 步行	OKS，WOMAC，HAD
Rooks[14]	14	15	3 次/周，公共健身器材练习 6 周	第 1~3 周在泳池内练习；然后在平地进行有氧运动，力量训练，灵活性训练	基线，训练后，术前，术后 8 周，26 周	股四头肌强度（1-RM），功能，伸膝测评，TUG	WOMAC，SF-36
Beaupre 等[15]	65	66	3 次/周，医生指导下练习 4 周	股四头肌等长收缩，直腿抬高，膝伸直（踝负重），膝屈曲（抗阻力）	基线，训练后，术前，术后 3 个月，6 个月，12 个月	股四头肌，腘绳肌等长肌力，ROM	WOMAC，SF-36

AKS. 美国膝关节协会评分；HAD. 医院焦虑抑郁量表；KOOS. 膝关节损伤和骨性关节炎评分；MWT. 分钟步行测评；NA. 空白；OKS. 牛津大学膝关节评分；PRE. 渐进性抗阻训练；PROMs. 患者自我报告评价量表；RCT. 随机对照实验；ROM. 关节活动度；T. 时间；TUG. 起立-行走计时试验；VAS. 视觉疼痛模拟评分；WOMAC. 西安大略和麦克马斯特大学骨性关节炎指数评分

法测评肌力。同时，还应用了一些其他测评方法，如计时起立行走（Timed Up-and-Go，TUG）、行走、爬楼和坐 – 站试验（详见第九章）。除 1 项研究未应用 PROMs 外，其余所有研究均采用 PROMs 进行测评，包括美国膝关节协会评分（American Knee Society，AKS）、医院焦虑抑郁量表（Hospital Anxiety and Depression，HAD）、膝关节损伤和骨性关节炎评分（Knee Injury and Osteoarthritis Outcome Score，KOOS）、牛津大学膝关节评分（Oxford Knee Score，OKS）、西安大略和麦克马斯特大学骨性关节炎指数评分（Western Ontario and McMaster Universities Osteoarthritis Index，WOMAC）和视觉模拟评分法（Visual Analogue Scales，VAS）。

5.3 术前康复训练对肌肉力量和功能的影响

10 项中的 3 项研究结果表明，TKA 术前康复训练对多个因素有着显著影响（表 5.2）。Calatayud 等 [4] 等发现术前康复训练对 10 个指标有明显改善作用（表 5.3），该研究制订了严格的锻炼计划，包括需要患者在监督下每周高强度训练 3 天，共练习 8 周。该研究中康复训练计划首先为受试者进行 15min 的热身，然后重复练习 5 组 10 次坐姿腿按压、伸膝、腿弯举、髋关节外展训练。训练强度根据患者可重复 10 次的最大负荷确定。然后受试者需要在一个不稳定的装置上进行 4 组 30s 的双腿站立和 4 组 15s 的单腿站立练习。该研究结果指出术前康复训练计划可显著增强股四头肌、腘绳肌和髋外展肌群的肌力，并可提高 TUG 试验和爬楼试验分值。该训练方式可平均改善膝关节屈曲度 10°、伸直度 8°。

Skoffer 等 [6] 报道了干预组和对照组在股四头肌和腘绳肌等长肌力（$P < 0.01$）、起立 – 行走计时试验（$P=0.03$）、坐立试验（$P=0.001$）以及 VAS 疼痛评分（$P < 0.0001$）方面对比有显著差异。该研究中受试患者在专业指导下完成为期 4 周，每周 3 天，每次 60min 的训练。研究方案为首先进行固定自行车上训练，然后使用器械在最大阻力下完成腿部按压、屈伸膝、伸髋、髋外展、髋内收训练，8~12 次 / 组，共 3 组。尽管如此，研究人员仍然认为未来可以进一步开发出让患者获益更大的康复训练计划。

Swank 等 [12] 报道了在家中进行 TKA 康复训练的研究，该康复方案为每周训练 3 次，总时长为 4~8 周，并可根据手术时间制定训练周期。该康复方案对股四头肌等速肌力（$P=0.01$）、爬楼试验（$P < 0.05$）、坐立试验（$P < 0.05$）均明显改善。该研究中，共纳入 37 名患者平均完成了 13.4 康复疗程（范围 10~16 次）。该研究中训练计划包括下蹲、髋关节屈曲伸直、髋关节外展内收、踝关节屈伸和膝关节屈伸等 9 个下肢锻炼动作。训练开始阶段强度设置在较低水平，以确保前 4 周训练的完整性，4 周后鼓励患者增加抗阻训练。同时，进行前向和横向的步态、柔韧性训练。结果显示，研究组的膝关节伸直等速峰值力矩 ［60（°）/s] 可从（54.4 ± 5.6）N·m 提高到（60.0 ± 5.4）N·m，而对照组则从（56.8 ± 5.8）N·m 降低到（50.7 ± 5.5）N·m（$P=0.01$）。但该研究通过观察患者训练日志发现，患者在训练过程中很难完全遵守训练方案，因此笔者建议未来研究中应加强对患者的督促以强化对康复方案的依从性。

Jahic 等 [3] 进行了一项只测评 AKS 评分的初步临床研究，该研究是由 20 人组成的家中康复训练计划，其训练内容包括加强股四头肌的强度、柔韧性和耐力，3 次 / d，共 6 周。但具体细节文献中未说明。该研究结果显示，干预组和对照组之间的 AKS 评分 ［干预组：（46.4 ± 8.0）分，对照组：（35.7 ± 5.58）分；$P < 0.05$] 和功能评分 ［干预组：（40.5 ± 7.25）分，对照组：（29.5 ± 7.25）

表 5.2 TKA 术前康复训练对治疗组和对照组患者客观测评指标和 PROMs 的影响

纳入研究	肌肉位置			TUG	爬楼试验	坐立试验	步行试验	ROM	其他客观评定	PROMs
	股四头肌	腘绳肌	臀肌							
Jahic 等[3]	—	—	—	—	—	—	—	—	—	AKS 膝和功能评分：有
Tungtrongjit 等[10]	无	—	—	—	—	—	—	—	—	WOMAC 评分，VAS 疼痛评分：无
Gstoettner 等[11]	—	—	—	—	无	—	无	—	Biodex 稳定系统：无	WOMAC 评分，AKS 评分：无
Calatayud 等[4]	有	有	有	有	有	—	—	有	—	WOMAC 评分，SF-36 评分，VAS 疼痛评分：有
Skoffer 等[6]	有 等长肌力	有 等长肌力	—	有	—	有	无	无	—	KOOS 评分：无，VAS 疼痛评分：有
van Leeuwen 等[8]	无	无	—	—	无	无	无	—	—	WOMAC 评分：无
Villadsen 等[9]	无	无	无	—	无	有	—	—	—	KOOS 评分：无
Swank 等[12]	有	无	—	—	有	有	无	—	—	—
Rooks 等[14]	无	—	—	无	—	—	—	—	功能前屈评：无	WOMAC 评分，SF-36 评分：无
Beaupre 等[15]	无	无	—	—	—	—	—	无	—	WOMAC 评分，SF-36 评分：无

AKS. 美国膝关节协会评分；HAD. 医院焦虑抑郁量表；KOOS. 膝关节损伤和骨性关节炎评分；OKS. 牛津大学膝关节炎评分；TUG. 起立 - 行走计时试验；VAS. 视觉疼痛模拟评分；WOMAC. 西安大略和麦克马斯特大学骨性关节炎指数评分；—. 表示未测评，加粗表示干预组与治疗组比较有显著差异

表 5.3　TKA 术前 8 周高强度的康复训练有明显改善的相关变量[a]

变量（单位）	测评时间	对照组	干预组	组间差异	P 值
屈曲（°）	基线	104.2	104.0	0.2	NS
	术前	102.8	114.4	−11.6	0.005
伸直（°）	基线	14.0	14.4	−0.4	NS
	术前	14.9	6.6	8.3	< 0.0001
TUG（s）	基线	8.5	8.6	−0.1	NS
	术前	9.0	6.7	2.3	< 0.0001
爬楼试验（s）	基线	11.2	11.0	0.1	NS
	术前	11.4	7.2	4.2	< 0.0001
等长屈膝（kg）	基线	9.1	9.2	−0.1	NS
	术前	8.2	17.6	−9.4	< 0.0001
等长伸膝（kg）	基线	23.5	23.5	0	NS
	术前	22.0	37.8	−15.8	< 0.0001
等长髋外展（kg）	基线	7.2	7.3	−0.1	NS
	术前	7.1	13.4	−6.3	< 0.0001

a：Calatayud 等[4]
NS. 无统计学差异

分；$P < 0.05$〕比较均有显著差异。

5.4　术前康复训练对 TKA 术后肌力和功能的影响

在 11 项研究中仅有 3 项研究报道了术前康复训练对 TKA 术后客观测试和 PROMs 有显著作用（表 5.4）。Calatayud 等[4] 研究表明，干预组和对照组在术后 1 个月和 3 个月的所有变量均有显著差异（表 5.5）。Skoffer 等[6] 分别在术后 6 周、12 周对干预组和对照组进行测评，结果显示两组患者在 30s 椅子站立、TUG、股四头肌和腘绳肌等长等速测试结果中均有显著差异，但在 6min 和 10min 步行测试，KOOS 评分以及 VAS 评分结果无显著差异（表 5.6）。

Tungtrongjit 等[10] 报道术前康复训练干预组与对照组在术后 1 个月、术后 3 个月股四头肌等长肌力对比有显著差异〔术后 1 个月干预组（5.5 ± 2.9）kg，对照组（4.0 ± 2.7）kg，P=0.01；术后 3 个月干预组（7.5+2.9）kg，对照组（5.3+3.4）kg；P=0.006〕。干预组 VAS 评分在术后 1 个月、术后 3 个月也显著优于对照组〔术后 1 个月干预组（2.9 ± 1.5）分，对照组（3.8 ± 1.4）分；P=0.03；术后 3 个月干预组（1.6+1.3）分，对照组（2.6+1.4）分；P=0.003〕。在术后 1 个月、术后 3 个月，干预组 WOMAC 总评分、疼痛、僵硬和功能评分也显著优于对照组（$P < 0.001$ to < 0.02）。但在术后 6 个月，两组组间相同变量比较均无显著差异。该训练计划纳入条件为：在无负重条件下伸膝运动，3 组 / d，每组 3 次，每次 10 个重复，共练习 3 周。

Jahic[3] 等研究表明干预组和对照组膝关节评分（疼痛、活动度和稳定性方面）在术后 3 个月〔干预组（76.7 ± 6.83）分，对照组（57.9 ± 7.05）分，P=0.0001〕和术后 6 个月〔干预组（79.1 ± 6.97）分，对照组（69.1 ± 7.34）分，P=0.006〕均有显著差异. 但两组间 AKS 功能评分在术后各时间段均无差异。

表 5.4　与对照组相比，术前康复训练对术后客观测评指标和 PROMs 的影响 [a]

纳入研究	肌肉位置			TUG	爬楼梯	坐立	步行	ROM	其他客观测评	PROMs
	股四头肌	腘绳肌	臀肌							
Jahic 等 [3]	—	—	—	—	—	—	—	—	—	AKS 膝评分和功能评分：术后 3 个月，术后 6 个月
Tungtrongjit 等 [10]	术后 1 个月，术后 3 个月	—	—	—	—	—	—	—	—	WOMAC 评分 和 VAS 疼痛评分：术后 1 个月，术后 3 个月
Gstoettner 等 [11]	—	—	—	—	无	—	无	—	Biodex 稳定系统：术后 6 周：无	WOMAC 评分，AKS 膝和功能评分：无
Calatayud 等 [4]	术后 3 个月	术后 1 个月，术后 3 个月	术后 1 个月，术后 3 个月	术后 1 个月，术后 3 个月	术后 1 个月，术后 3 个月	—	—	术后 1 个月，术后 3 个月	—	WOMAC 评分，SF-36 评分，VAS 疼痛评分：术后 1 个月，术后 3 个月
Eil 等 [5]	—	—	—	—	—	—	—	无	—	KOOS 评分：无
Skoffer 等 [6]	术后 6 周，术后 12 周	术后 6 周，术后 12 周	—	术后 6 周，术后 12 周	—	术后 6 周，术后 12 周	无	无	—	KOOS 评分，VAS 疼痛评分：无
Matassi 等 [7]	—	—	—	—	—	—	—	无	—	AKS：无
van Leeuwen 等 [8]	无	无	—	—	无	无	无	—	—	WOMAC 评分：无
Williamson 等 [13]	—	—	—	—	—	—	无	—	—	WOMAC 评分，OKS 评分，HAD 评分：无
Rooks 等 [14]	无	无	—	无	—	—	—	—	功能前屈测评：无	WOMAC 评分，SF-36 评分：无
Beaupre 等 [15]	无	无	—	—	无	—	—	无	—	WOMAC 评分，SF-36 评分：无

AKS. 美国膝关节协会评分；HAD. 医院焦虑抑郁量表；KOOS. 膝关节损伤和骨性关节炎评分；OKS. 牛津大学膝关节炎评分；TUG. 起立－行走计时试验；VAS. 视觉疼痛模拟评分；WOMAC. 西安大略和麦克马斯特大学骨性关节炎指数评分；－. 表示测评未完成，粗体表示干预组和对照组之间存在显著差异

a：评测项目在术后不同时间点有显著差异

表 5.5 TKA 术后干预组和对照组比较有显著差异的项目 [a]

变量（单位）	时间点	对照组	干预组	组间差异	P 值
屈曲（°）	术后 1 个月	82.3	88.8	−6.5	0.005
	术后 3 个月	96.4	101.2	−4.8	0.005
伸直（°）	术后 1 个月	16.9	11.1	5.8	< 0.0001
	术后 3 个月	13.9	8.2	5.6	< 0.0001
TUG（s）	术后 1 个月	9.4	7.3	2.1	< 0.0001
	术后 3 个月	8.7	7.0	1.7	< 0.0001
爬楼试验（s）	术后 1 个月	11.4	7.2	3.6	< 0.0001
	术后 3 个月	12.7	9.1	4.2	< 0.0001
等距屈膝（kg）	术后 1 个月	3.9	8.7	−4.8	< 0.0001
	术后 3 个月	4.4	9.4	−5.0	< 0.0001
等长伸膝（kg）	术后 1 个月	7.7	8.9	−1.2	NS
	术后 3 个月	14.3	22.8	−8.5	< 0.0001
等长髋外展（kg）	术后 1 个月	4.8	7.7	−2.9	< 0.0001
	术后 3 个月	5.0	7.8	−2.8	< 0.0001
VAS 疼痛评分	术后 1 个月	4.2	2.5	1.7	< 0.0001
	术后 3 个月	2.9	1.4	1.5	< 0.0001
WOMAC 总评分	术后 1 个月	42.4	28.4	14.0	< 0.0001
	术后 3 个月	30.7	25.0	5.8	< 0.0001
WOMAC 疼痛评分	术后 1 个月	5.1	4.0	1.1	< 0.0001
	术后 3 个月	3.8	2.9	0.9	< 0.0001
WOMAC 僵硬评分	术后 1 个月	4.2	2.8	1.4	< 0.0001
	术后 3 个月	3.2	2.2	0.9	< 0.0001
WOMAC 功能评分	术后 1 个月	31.6	20.5	11.0	< 0.0001
	术后 3 个月	22.7	18.8	3.9	< 0.0001
SF−36 生理机能评分	术后 1 个月	46.9	51.4	−4.4	< 0.0001
	术后 3 个月	53.0	55.7	−2.7	< 0.0001

a：Calatayud 等 [4]
NS. 无统计学差异

　　所有这些研究中未明确 TKA 术后能够正常进行娱乐活动、户外运动以及工作的人数。且这些研究中仅有 3 项研究报道了术前康复训练对术后长期康复结果的影响（2 项研究为术后 12 个月 [3, 7]，1 项研究为术后 6 个月 [10]），且这些研究在最终随访中均未评价组间差异。

5.5 系统回顾和 Meta 分析

　　纳入的研究中，有 3 篇 Meta 分析 [16-18] 和 3 篇系统综述 [19-21] 对 TKA 术前康复训练进行总结（详见表 5.7）。所有的 3 篇系统综述和其中 1 篇 Meta 分析 [18] 未说明 TKA 术前康复训练对术后临床结局是否有持续改善作用。但另外两篇 Meta 分析以及 Meta 分析中纳入的近期文献均表明，术前康复训练对术后临床结局有益。Moyer 等 [17] 报道，与对照组相比，干预组对于改善膝关节置换术后 PROMs 中功能（SMD=0.32，95% CI=0.06~0.57，P=0.01）和股四头股肌力（SMD=0.42，95% CI=0.16~0.68，

表 5.6　TKA 术后干预组和对照组比较有显著差异的变量[a]

变量（单位）	时间点	对照组 Mean ± SD（基线变化）	干预组 Mean ± SD（基线变化）	P 值[b]
30s 坐立测评（次）	基线	10.4 ± 3.3	10.8 ± 5.1	—
	术后 6 周	9.6 ± 4.4（−1.1）	13.3 ± 5.0（2.5）	0.004
	术后 12 周	11.0 ± 4.4（0.2）	14.7 ± 4.7（3.9）	0.001
TUG 测评（s）	基线	9.3 ± 3.0	9.1 ± 2.6	—
	术后 6 周	10.0 ± 2.4（0.8）	8.3 ± 2.3（−0.7）	0.02
	术后 12 周	8.9 ± 2.1（−0.1）	7.9 ± 2.3（−1.2）	0.05
等速伸膝 60（°）/s（N·m/kg）	基线	0.9 ± 0.3	0.8 ± 0.4	—
	术后 6 周	0.6 ± 0.2（−0.3）	0.7 ± 0.2（−0.1）	0.003
	术后 12 周	0.7 ± 0.2（−0.2）	0.9 ± 0.3（0）	0.002
等速屈膝 60（°）/s（N·m/kg）	基线	0.5 ± 0.2	0.5 ± 0.3	—
	术后 6 周	0.4 ± 0.2（−0.1）	0.5 ± 0.2（0）	0.004
	术后 12 周	0.4 ± 0.2（−0.1）	0.5 ± 0.2（0.01）	0.002
等长屈膝（N·m/kg）	基线	1.0 ± 0.4	1.0 ± 0.3	—
	术后 6 周	0.6 ± 0.3（−0.4）	0.9 ± 0.3（−0.2）	0.002
	术后 12 周	0.8 ± 0.3（−0.3）	1.0 ± 0.3（0）	< 0.001
等长伸膝（N·m/kg）	基线	0.6 ± 0.3	0.6 ± 0.3	—
	术后 6 周	0.5 ± 0.2（0）	0.7 ± 0.2（0.1）	0.02
	术后 12 周	0.6 ± 0.2（−0.1）	0.7 ± 0.3（0.1）	0.04

a：Skoffer 等[36]
b：两组基线值变化对比

表 5.7　系统综述和 Meta 分析研究结果

研究类型	样本量	研究时间（年份）	所有术前康复训练对术后功能恢复的影响
Chen 等[16]Meta 分析	16	2004—2016	术前运动可有效缩短患者住院时间且坐立试验结果更明显。而组间对比显示股四头肌肌力测评、6min 步行测评，屈膝伸膝及 WOMAC 评分无显著差异
Moyer 等[17]Meta 分析	19	2000—2016	与对照组比较，术后 3 月干预组可明显缩短住院时间，并提高股四头肌肌力以及 PROMs 相关功能评分
Hoogeboom 等[18]Meta 分析	9	1993—2008	术前康复训练对术后功能恢复和 PROMs 没有改善。无一项研究符合笔者预先确定的有效治疗标准
Chesham 等[19]系统综述	10	2004—2014	纳入文献存在方法学、研究方案各不相同问题，其中 50% 的文献显示术前功能锻炼无效，50% 的文献显示术前功能锻炼效果不明显
Kwok 等[20]系统综述	11	1995—2014	纳入文献显示干预组和对照组之间结果比较差异不明显，并且多数文献研究证据等级不足
Jordan 等[21]系统综述	11	1993—2012	纳入文献中无术前康复训练促进 PROMs 的证据，且文中支持康复训练改善客观测评指标的证据也不足。低质量文献较多

PROMs. 患者自我报告评价量表；WOMAC. 西安大略和麦克马斯特大学骨性关节炎指数评分

P=0.002）有显著作用。但干预组在改善 VAS 疼痛、焦虑、腘绳肌肌力方面无显著差异。

Chen 等[16]报道，与对照组相比，干预组在坐立试验（MD=1.68，95% CI=1.25~2.10，$P <$ 0.05）和膝关节活动度（MD=3.62，95% CI=0.05~7.19，$P <$ 0.05）方面有显著改善作用。但在股

四头肌肌力、膝关节伸直、膝关节屈曲、6min 步行试验、WOMAC 评分方面无明显差异。

以上纳入的研究存在研究证据等级低、训练项目内容繁杂等问题。许多较早期的文献研究在分析干预组和对照组之间差异方面证据不足，较少使用客观的方法评价膝关节功能。如前所述，影响膝关节置换术前训练计划的因素很多，包括训练的时长以及具体训练方案。

5.6 结论

最新的文献研究让我们有理由相信，TKA 术前康复训练计划对于术后客观和主观膝关节功能测评均有潜在的促进作用。Calatayud 和 Skoffer 等 [4, 6] 的研究报道了在 TKA 术前术后，干预组和对照组在多个变量上有显著差异。这项研究是在严格的监督下对患者进行每周 3 天，为期 4~8 周的培训。多组渐进式抗阻训练似乎也是强化膝、髋关节肌力的必要条件。目前，实现肌肉力量增长建议使用 60%~70% 的 1-RM 进行阻力训练 [30]，但问题是 TKA 的受试者通常无法承受过高的负荷。因此，低阻力负荷（如 30% 的 1-RM）的血流限制训练（Blood Flow Restriction Training，BFRT）被推荐作为严重下肢肌萎缩患者康复的辅助手段 [31, 32]。与标准化的训练方式不同，研究已证实 BFRT 的治疗方法是安全的，且不太可能导致不良事件的发生 [31-34]。但尽管如此，临床医生在推荐 BFRT 训练之前，尤其是在 TKA 术的人群中推荐时，需要预估可能存在的风险因素。患者在接受 BFRT 训练后最常见的问题是延迟性肌肉酸痛和疲劳，这时需要密切检查患者袖带压力、训练情况和安全系数。同时，训练的人群不能有静脉曲张、深静脉血栓或肺栓塞、心肌梗死、中风或不稳定心脏病等病史。服用心脏类药物或出现高血压（> 140/90mmHg）或任何类型的心脏疾病，包括心动过速（> 100bpm）等患者也不能使用该方法 [35]。下一步研究需要确定更为有效的现代化、独特的术前康复训练方法（如 BFRT）。

参考文献

[1] Shorter E, Sannicandro AJ, Poulet B, Goljanek-Whysall K. Skeletal muscle wasting and its relationship with osteoarthritis: a mini-review of mechanisms and current interventions. Curr Rheumatol Rep. 2019;21(8):40.

[2] Callahan DM, Tourville TW, Miller MS, Hackett SB, Sharma H, Cruickshank NC, Slauterbeck JR, Savage PD, Ades PA, Maughan DW, Beynnon BD, Toth MJ. Chronic disuse and skeletal muscle structure in older adults: sex-specific differences and relationships to contractile function. Am J Physiol Cell Physiol. 2015;308(11):C932–C943. https://doi.org/10.1152/ajpcell.00014.2015.

[3] Jahic D, Omerovic D, Tanovic AT, Dzankovic F, Campara MT. The effect of prehabilitation on postoperative outcome in patients following primary total knee arthroplasty. Med Arch. 2018;72(6):439–443. https://doi.org/10.5455/medarh.2018.72.439-443.

[4] Calatayud J, Casaña J, Ezzatvar Y, Jakobsen MD, Sundstrup E, Andersen LL. High-intensity preoperative training improves physical and functional recovery in the early post-operative periods after total knee arthroplasty: a randomized controlled trial. Knee Surg Sports Traumatol Arthrosc. 2017;25(9):2864–2872. https://doi.org/10.1007/s00167-016-3985-5.

[5] Eil MSM, Ismail MAS, Shokri AA, Ab Rahman S. Preoperative physiotherapy and short-term functional outcomes of primary total knee arthroplasty. Singapore Med J. 2016;57(3):138.

[6] Skoffer B, Dalgas U, Mechlenburg I. Progressive resistance training before and after total hip and knee arthroplasty: a systematic review. Clin Rehabil. 2015;29(1):14–29. https://doi. org/10.1177/0269215514537093.

[7] Matassi F, Duerinckx J, Vandenneucker H, Bellemans J. Range of motion after total knee arthroplasty: the effect of a preoperative home exercise program. Knee Surg Sports Traumatol Arthrosc. 2014;22(3):703–709.

[8] van Leeuwen DM, de Ruiter CJ, Nolte PA, de Haan A. Preoperative strength training for elderly patients awaiting total knee

arthroplasty. Rehabil Res Pract. 2014;2014:462750. https://doi.org/10.1155/2014/462750.

[9] Villadsen A, Overgaard S, Holsgaard-Larsen A, Christensen R, Roos EM. Immediate efficacy of neuromuscular exercise in patients with severe osteoarthritis of the hip or knee: a secondary analysis from a randomized controlled trial. J Rheumatol. 2014;41(7):1385–1394. https://doi. org/10.3899/jrheum.130642.

[10] Tungtrongjit Y, Weingkum P, Saunkool P. The effect of preoperative quadriceps exercise on functional outcome after total knee arthroplasty. J Med Assoc Thai. 2012;95 Suppl 10:S58–S66.

[11] Gstoettner M, Raschner C, Dirnberger E, Leimser H, Krismer M. Preoperative proprioceptive training in patients with total knee arthroplasty. Knee. 2011;18(4):265–270. https://doi. org/10.1016/j.knee.2010.05.012.

[12] Swank AM, Kachelman JB, Bibeau W, Quesada PM, Nyland J, Malkani A, Topp RV. Prehabilitation before total knee arthroplasty increases strength and function in older adults with severe osteoarthritis. J Strength Cond Res. 2011;25(2):318–325. https://doi.org/10.1519/JSC.0b013e318202e431.

[13] Williamson L, Wyatt MR, Yein K, Melton JT. Severe knee osteoarthritis: a randomized controlled trial of acupuncture, physiotherapy (supervised exercise) and standard management for patients awaiting knee replacement. Rheumatology (Oxford). 2007;46(9):1445–1449. https://doi. org/10.1093/rheumatology/kem119.

[14] Rooks DS, Huang J, Bierbaum BE, Bolus SA, Rubano J, Connolly CE, Alpert S, Iversen MD, Katz JN. Effect of preoperative exercise on measures of functional status in men and women undergoing total hip and knee arthroplasty. Arthritis Rheum. 2006;55(5):700–708. https://doi. org/10.1002/art.22223.

[15] Beaupre LA, Lier D, Davies DM, Johnston DB. The effect of a preoperative exercise and education program on functional recovery, health related quality of life, and health service utilization following primary total knee arthroplasty. J Rheumatol. 2004;31(6):1166–1173.

[16] Chen H, Li S, Ruan T, Liu L, Fang L. Is it necessary to perform prehabilitation exercise for patients undergoing total knee arthroplasty: meta-analysis of randomized controlled trials. Phys Sportsmed. 2018;46(1):36–43. https://doi.org/10.1080/0091 3847.2018.1403274.

[17] Moyer R, Ikert K, Long K, Marsh J. The value of preoperative exercise and education for patients undergoing total hip and knee arthroplasty: a systematic review and meta-analysis. JBJS reviews. 2017;5(12):e2. https://doi.org/10.2106/JBJS. RVW.17.00015.

[18] Hoogeboom TJ, Oosting E, Vriezekolk JE, Veenhof C, Siemonsma PC, de Bie RA, van den Ende CH, van Meeteren NL. Therapeutic validity and effectiveness of preoperative exercise on functional recovery after joint replacement: a systematic review and meta-analysis. PLoS One. 2012;7(5):e38031. https://doi.org/10.1371/journal.pone.0038031.

[19] Chesham RA, Shanmugam S. Does preoperative physiotherapy improve postoperative, patient-based outcomes in older adults who have undergone total knee arthroplasty? A systematic review. Physiother Theory Pract. 2017;33(1):9–30. https://doi.org/10.1080/09593985.201 6.1230660.

[20] Kwok IH, Paton B, Haddad FS. Does pre-operative physiotherapy improve outcomes in primary total knee arthroplasty? - a systematic review. J Arthroplasty. 2015;30(9):1657–1663. https://doi.org/10.1016/j.arth.2015.04.013.

[21] Jordan JM, Helmick CG, Renner JB, Luta G, Dragomir AD, Woodard J, Fang F, Schwartz TA, Abbate LM, Callahan LF, Kalsbeek WD, Hochberg MC. Prevalence of knee symptoms and radiographic and symptomatic knee osteoarthritis in African Americans and Caucasians: the Johnston County Osteoarthritis Project. J Rheumatol. 2007;34(1):172–180.

[22] Cavill S, McKenzie K, Munro A, McKeever J, Whelan L, Biggs L, Skinner EH, Haines TP. The effect of prehabilitation on the range of motion and functional outcomes in patients following the total knee or hip arthroplasty: a pilot randomized trial. Physiother Theory Pract. 2016;32(4):262–270. https://doi.org/10.3109/09593985.2016.1138174.

[23] Wang L, Lee M, Zhang Z, Moodie J, Cheng D, Martin J. Does preoperative rehabilitation for patients planning to undergo joint replacement surgery improve outcomes? A systematic review and meta-analysis of randomised controlled trials. BMJ Open. 2016;6(2):e009857. https://doi.org/10.1136/bmjopen-2015-009857.

[24] Cabilan CJ, Hines S, Munday J. The effectiveness of prehabilitation or preoperative exercise for surgical patients: a systematic review. JBI Database System Rev Implement Rep. 2015;13(1):146–187. https://doi.org/10.11124/jbisrir-2015-1885.

[25] Topp R, Swank AM, Quesada PM, Nyland J, Malkani A. The effect of prehabilitation exercise on strength and functioning after total knee arthroplasty. PM R. 2009;1(8):729–735. https://doi. org/10.1016/j.pmrj.2009.06.003.

[26] Chughtai M, Shah NV, Sultan AA, Solow M, Tiberi JV, Mehran N, North T, Moskal JT, Newman JM, Samuel LT, Bhave A, Mont MA. The role of prehabilitation with a telerehabilitation system prior to total knee arthroplasty. Ann Transl Med. 2019;7(4):68. https://doi. org/10.21037/atm.2018.11.27.

[27] Brown K, Topp R, Brosky JA, Lajoie AS. Prehabilitation and quality of life three months after total knee arthroplasty: a pilot study. Percept Mot Skills. 2012;115(3):765–74. https://doi. org/10.2466/15.06.10.PMS.115.6.765-774.

[28] McKay H, Tsang G, Heinonen A, MacKelvie K, Sanderson D, Khan KM. Ground reaction forces associated with an effective elementary school based jumping intervention. Br J Sports Med. 2005;39(1):10–14. https://doi.org/10.1136/bjsm.2003.008615.

[29] Walls RJ, McHugh G, O'Gorman DJ, Moyna NM, O'Byrne JM. Effects of preoperative neuromuscular electrical stimulation on quadriceps strength and functional recovery in total knee arthroplasty. A pilot study. BMC Musculoskelet Disord. 2010;11:119. https://doi.org/10.118 6/1471-2474-11-119.

[30] American College of Sports M. American College of Sports Medicine position stand. Progression models in resistance training for healthy adults. Med Sci Sports Exerc. 2009;41(3):687–708. https://doi.org/10.1249/MSS.0b013e3181915670.

[31] Barber-Westin S, Noyes FR. Blood flow-restricted training for lower extremity muscle weakness due to knee pathology: a systematic review. Sports Health. 2019;11(1):69–83. https://doi. org/10.1177/1941738118811337.

[32] Hughes L, Paton B, Rosenblatt B, Gissane C, Patterson SD. Blood flow restriction training in clinical musculoskeletal rehabilitation: a systematic review and meta-analysis. Br J Sports Med. 2017;51(13):1003–1011. https://doi.org/10.1136/bjsports-2016-097071.

[33] Minniti MC, Statkevich AP, Kelly RL, Rigsby VP, Exline MM, Rhon DI, Clewley D. The safety of blood flow restriction training as a therapeutic intervention for patients with musculoskeletal disorders: a systematic review. Am J Sports Med. 2019. 363546519882652. https://doi.org/10.1177/0363546519882652.

[34] DePhillipo NN, Kennedy MI, Aman ZS, Bernhardson AS, O'Brien LT, LaPrade RF. The role of blood flow restriction therapy following knee surgery: expert opinion. Arthroscopy. 2018;34(8):2506–2510. https://doi.org/10.1016/j.arthro.2018.05.038.

[35] Mattocks KT, Jessee MB, Mouser JG, Dankel SJ, Buckner SL, Bell ZW, Owens JG, Abe T, Loenneke JP. The application of blood flow restriction: lessons from the laboratory. Curr Sports Med Rep. 2018;17(4):129–134. https://doi.org/10.1249/jsr.0000000000000473.

[36] Skoffer B, Maribo T, Mechlenburg I, Hansen PM, Soballe K, Dalgas U. Efficacy of preoperative progressive resistance training on postoperative outcomes in patients undergoing total knee arthroplasty. Arthritis Care Res. 2016;68(9):1239–1251. https://doi.org/10.1002/acr.22825.

第六章　术后康复第一部分：预防并发症和恢复日常活动的策略与方案（术后第1~12周）

Timothy Heckmann, Frank R. Noyes, Sue Barber-Westin

金昇宇　李　辉 / 译

6.1 引言

本章及下一章的内容详细介绍了我们的全膝关节置换术（Total Knee Arthroplasty，TKA）术后康复计划，总体目标是帮助患者恢复主动的生活方式并提高整体生活质量。术后前12周的目标是缓解疼痛和肿胀，恢复足够的膝关节活动度、重塑步态及平衡功能。只有恢复足够的肌肉力量才能支持无痛的日常活动、轻体力劳动和低强度的有氧运动，如散步、骑自行车和游泳。遵循推荐的方案和密切监测患者的康复进展可避免并发症的发生。接下来的第七章为希望重返运动和其他高强度体育活动的患者提供了有关肌力和有氧运动的康复建议，另外还附上我们中心重返运动的测试指南。

在最近10年，TKA的术后康复备受瞩目。最近的系统综述和Meta分析的结果详见表6.1[1-11]。2020年，美国物理治疗协会（APTA）发表了一篇关于术前和术后治疗概念的立场声明，总结在表6.2中[12]。他们详细描述了可能影响手术效果的预后因素，包括体重指数、抑郁症、术前身体检查结果、年龄、性别、烟草制品的使用、患者支持系统和合并症（表6.3[12]）。几乎所有的临床康复研究都集中在术后的前12~14周，其中几项主要的研究结果概要见表6.4[13-28]。

目前在笔者所在机构，大多数人工全膝关节置换术都是在门诊进行；只有在患者出现与疼痛管理或麻醉相关的并发症时才需要住院继续治疗。在门诊接诊时就对所有患者进行初步的术前评估，与此同时也会向他们提供大量面对面交流的、书面的和视频的指导，帮助他们其为手术做好准备[12]。这些指导包括术后饮食、伤口护理、药物、活动、锻炼、冷敷疗法以及预防深静脉血栓等措施。对于那些关节活动受限的患者，会重点告知他们可能需要额外的治疗措施才能实现完全正常的膝关节的伸直和屈曲活动度（至少0°~130°）。另外，同等重要的是得到外科手术的社会支持，并分配好家人在术后初期居家护理和运送患者到门诊康复的责任。

得到外科手术的社会支持，并分配好家人在术后初期居家护理和运送患者到门诊康复的责任。

在术后，患者立即接受膝关节活动度训练、踝泵运动、腓肠肌－比目鱼肌拉伸、股四头肌等长运动、冰敷、压腿和抬高运动等功能训练。在术后第二或第三天，患者会在门诊接受主治医生和物理治疗师的检查[12]。我们的方案：在术后前4周，患者每周完成2次随访；在术后第5~8周，患者每周完成1次随访；在术后第9~12周，患者每2周完成1次随访。在术后第3周，患者接受X线检查和影像评估。如果发现关节活动受限或肌肉功能障碍，将给予制定额外的治疗措

表 6.1 全膝关节置换门诊患者术后康复：系统性回顾的结论

文献引用	研究目的	数量，研究类型	时间	结论
Yue 等[11]	比较 NMES、TENS、EA 对股四头肌力量和功能的有效性	17，RCT	从开始到 10/17	NMES 与较高的股四头肌肌力和客观功能有关。当 1~2 次 /d，持续 3~6 周时效益最大。TENS 的镇痛效果比对照组的干预措施好。只有两项关于 EA 的研究
Bragonzoni 等[2]	确定本体感觉和平衡的变化	13，—	1/08~2/18	关于术前术后本体感觉是改善还是更差尚未达成共识。有 7 项研究指出平衡能力有所改善。不同研究间的方法、康复计划和随访时间表的差异性很大
Domínguez-Navarro 等[5]	确定本体感觉和平衡的变化	7，RCT	从开始到 12/17	平衡和本体感觉训练对平衡和自我报告的功能评分（KOOS、KSS、WOMAC）有中度到显著的影响
Doma 等[4]	研究 ≥ 65 岁患者的平衡训练的效果	12，RCT	从开始到 1/18	与传统项目相比，强调平衡训练的项目在行走能力、平衡特异性性能测量、身体机能的主观测量和关节活动度方面有更大的改善
Dávila 等[3]	分析研究设计、康复方法和结果	20，—	1/13~12/18	早期康复、远程康复、门诊治疗、高强度和高速度的运动可能是成功的。负重生物反馈、NMES 和平衡控制很重要。未来的研究应提供更多康复方法的细节
Wang 等[9]	确定技术辅助康复的有效性	17，RCT	从开始到 11/18	技术辅助康复（特别是电子康复）与传统康复相比，对改善功能和疼痛的影响临床意义很有限
Pfeufe 等[7]	确定生物反馈对结果的有效性	11，—	从开始到 5/18	生物反馈可有效改善步态对称性，减少疼痛，提高活动水平
Buhagiar 等[1]	比较基于诊所和基于家庭的方案的结果	5，RCT	从开始到 6/18	低到中等质量的证据显示，在 6min 步行测试（术后 10 周和 52 周）、OKS 疼痛评分、功能评分（术后 10 周和 52 周）、QOL 评分（术后 10~52 周）、膝关节活动度等方面，两种方案之间没有差异
Kuije 等[6]	确定康复对恢复工作和运动的影响。	—	从开始到 3/17	没有评估术后康复对重返工作或运动的研究。
Yang 等[10]	评估 CPM 的效果	16，RCT	1/2000~5/18	CPM 不会显著改变关节活动度和功能

CPM. 连续被动运动；EA. 电刺激疗法；KOOS. 膝关节损伤和骨性关节炎评分；KSS. 膝关节协会评分；NMES. 神经肌肉电刺激；OKS. 牛津膝关节评分；QOL. 生命质量；RCT. 随机对照试验；ROM. 活动范围；TENS. 经皮神经电刺激；WKS. 周；WOMAC. 西安大略和麦克马斯特大学骨性关节炎指数评分

表 6.2　2020APTA 临床实践指南发表的 TKA 术后的康复建议 a

干预措施	综述研究的数量	实践建议
术前教育	4	提供并至少包括以下教育：患者住院期间的期望值和影响出院计划和出院去向的因素、术后康复计划、安全转运技术、辅助设备的使用和预防跌倒
术前锻炼	9	设计方案并教导患者实施肌力和灵活性训练
术后物理治疗时机	2	应在手术后 24h 内及出院前开始
连续被动运动设备	12	在初次和非复杂 TKA 病例中不应该使用
术后活动度锻炼	5	教导和鼓励患者进行被动的、主动辅助的和主动的活动度训练
术后即刻在休息时保持屈膝位，以减少失血和减轻肿胀	5	为在术后前 7 天内减少相关症状，指导患者在休息时将膝关节置于一定的屈曲位（30° ~90°）
冷敷疗法	10	教导患者和其他护理人员使用冷敷疗法；鼓励用于早期的术后疼痛管理
神经肌肉电刺激疗法	5	用于改善股四头肌肌力、步态表现、性能结果和患者报告的结果
体育活动	11	制订早期运动计划，教导患者早期活动的重要性，并在安全、功能上耐受和生理反应的基础上适当推进体育运动
运动功能训练（平衡、行走、运动和对称性）	6	应在 TKA 术后开展
肌力锻炼的阻力和强度	4	在术后 7 天内设计、实施、指导高强度的力量训练和运动项目并取得进展，以改善功能、力量和运动能力
术后物理治疗监督	2	需要提供，最佳设置应该根据患者的安全、活动能力和环境和个人因素决定
团体治疗与个人治疗对比	3	可以使用团体或个人物理治疗的课程

APTA. 美国物理治疗协会；PA. 物理活动；ROM. 运动范围；TKA. 全膝关节置换术
a：摘自 Jette 等 [12]

表 6.3　来自 APTA 2020 临床实践指南需要考虑的影响 TKA 术后预后因素 a

预后因素	研究数量	术后结果
BMI（高）	12	与更多的并发症、更差的结果有关
抑郁症	3	与更差的结果有关
术前活动度	4	与术后 ROM 正相关；对身体机能、生活质量影响较少
术前身体机能	16	与身体机能正相关
术前肌力	2	与身体机能正相关
年龄	17	数据混合了患者报告的结果、性能结果和损伤结果
糖尿病	6	同更坏的功能结果不相关
合并症的数量	8	合并症程越严重，患者报告的结果越差
性别	16	对结果具有的积极和消极影响
烟草，主动使用	0	与较差的功能结果有关
缺乏患者支持系统	0	与较差的功能结果有关

APTA. 美国物理治疗协会；BMI. 身体质量指数；PO. 术后；PROMs. 患者自我报告评价量表；ROM. 运动范围
a：摘自 Jette 等 [12]

表 6.4 近期 TKA 手术康复的比较性临床研究的概述

文献引用	数量	进行的试验和评估测试的术后时间点		锻炼组与对照组相比主要发现	
		试验时间	测试时间点	干预措施	主要发现
Bade 等[13]	162，RCT	11 周	3 个月，6 个月，12 个月	高强度与低强度康复方案的比较	在几个客观测试，WOMAC，SF-12，股四头肌和腘绳肌力等方面没有显著差异
Bruun-Olsen 等[14]	57，RCT	12~14 周	12~15 周，9 个月	行走技巧项目	仅在 6min 步行试验结果上有优势；在定时爬楼梯、定时站立、ROM 和 KOOS 评分等方面没有差异
Christiansen 等[15]	26，RCT	6 周	6 周，26 周	在标准康复的基础上进行负重生物反馈训练	训练增加了行走时的膝关节伸展力矩，并减少了进行 SST 的时间。对步态分析功能负重对称性和 SST 时的膝关节伸展力矩没有影响
Hsu 等[16]	34，比较研究	24 周	24 周	女性的循环训练项目	在步长、步速、偏移、主动 ROM、KOOS 评分和 SF-36 评分方面有明显优越的改善
Hsu 等[17]	29，比较分析	24 周	24 周，36 周	女性的阻力训练项目	膝关节伸屈肌在 60（°）/s 的等速运动强度、6min 步行试验距离、KOOS 评分均有改善。然而，与对照组相比，改进并不明显
Husby 等[18]	41，RCT	9 周	10 周，12 个月	最大的力量训练（80%~90% 1-RM）	两个测试期的压腿和伸膝 1-RM 值都有显著的改善。疼痛、6min 步行试验或 KOOS 评分无差异
Jakobsen 等[19]	82，RCT	7 周	8 周，26 周	在标准康复的基础上进行渐进式力量训练	6min 步行试验、等长伸膝力量、KOOS 评分、Oxford 评分、疼痛和 ROM 的结果没有差异
Karaman 等[20]	46，RCT	6 周	6 周	在标准的康复训练外增加基于普拉提的训练	在 Berg 平衡测试和 SF-36 评分方面有显著改善
Li 等[21]	107，RCT	14 周	14 周	太极拳锻炼	在 WOMAC 身体机能评分、6min 步行试验和 SF-36 评分等方面效果显著。在 WOMAC 疼痛评分和 ROM 方面没有差异
Liao 等[22]	130，RCT	8 周	8 周，32 周	在标准的康复训练之外进行平衡训练	平衡能力（功能性伸展和单腿站立）、步态速度、定时起立测试、30s 定时椅子站立测试、爬楼梯测试和 WOMAC 身体机能评分方面有明显改善
Molla 等[23]	40，RCT	7 周	7 周，9 周	在标准的康复训练之外进行早期抗阻训练	较高的平衡得分（Romberg，Star Excursion，Berg）
Paravlic 等[44]	26，RCT	4 周	4 周	在标准的康复训练之外，还进行运动想象	在单一和双重任务条件下，股四头肌等长力量、SST、步态速度的降低
Piva 等[45]	44，RCT	6 个月	6 个月	综合行为干预（密集训练和教育项目）	疼痛减轻，更高的 SF-36 身体机能分数和更高的单腿站立测试分数

表6.4（续）

文献引用	数量	进行的试验和评估测试的术后时间点		锻炼组与对照组相比主要发现	
		试验时间	测试时间点	干预措施	主要发现
Piva 等[24]	240，RCT	12月	3个月和6个月	锻炼计划（基于临床或社区的）	性能测试和患者报告的结果测量均获得较高评分
Sattler 等[25]	60，RCT	2月	2天，2周，4月	踏板运动	在6min步行试验、OKS、EQ-5D评分上优于标准康复方案
Schache 等[26]	105，RCT	8周	6周，26周	在标准康复训练的基础上加强髋关节内收肌的训练	在髋关节力量、KOOS、LEFS、SF-12评分的改善上没有显著差别
Stevens-Lapsley 等[27]	66，RCT	6周	3.5周，6.5周，13周，26周，52周	在标准康复治疗的基础上进行股四头肌NMES疗法	术后3.5周时肌肉力量、ROM、6min步行试验、爬楼梯测试、TUG测试都较好，但术后52周时没有差异
Yoshida 等[28]	66，RCT	2周	2周，4周	在标准的康复治疗之外，运动水平的NMES和感觉水平的NMES	术后早期最大自主等长收缩和2min步行测试的结果较好

SF-36. 简表；KOOS. 膝关节损伤和骨关节炎结果评分；LEFS. 下肢功能量表；MWT. 分钟步行试验；OKS. 牛津膝关节评分；NMES. 神经肌肉电刺激；RCT. 随机对照试验；ROM. 运动范围；SST. 坐立测试；WOMAC. 西安大略和麦克马斯特大学骨关节炎指数

施。此外，我们还会给患者提供术后12周内的每日家庭锻炼计划。物理治疗师通过使用简单的训练表来提醒患者要完成的训练，也有使用一些手机的应用程序来构建训练模板以供患者参考，如 Medbridge（https://www.medbridgeeducation.com），这些应用程序会根据患者的个人需求制订家庭锻炼计划，并提供相应的视频来强化正确的动作。表6.5总结了我们在术后前12周的完整方案。

6.2 锻炼模式

在术后早期，术者必须仔细关切患者的膝关节的积液和患肢的肿胀的情况。术中患接受静脉注射地塞米松（除非有禁忌证如糖尿病），可以明显减少术后肢体的肿胀。采用细致的手术技术、关节内止血、不放置引流管和加压包扎等措施可以有效避免关节肿胀发生。在遭遇残留的肿胀或关节积液时，患者通常需要口服非甾体类抗炎药来缓解。在术后早期门诊回访时，患者会接受电刺激（Electrogalvanic Stimulation，EGS）或高压电刺激（High-Voltage Galvanic Stimulation，HVGS）同时结合冰敷、加压包扎和抬高患肢等措施来缓解肿胀症状。电刺激/高压电刺激原理是根据同类电荷排斥的理论来工作；由于膝关节渗出物携带负电荷，所以在膝关节处放置负电极，在腰部或对侧大腿处放置正（分散）电极，从而减轻关节积液程度。更先进的设备是带有独栋的主动治疗电极，而无须使用分离电极。根据患者的耐受能力来设定强度，鼓励患者每天接受约30min的治疗，每天完成3~6次。

一旦患者的关节积液得到控制，就接受神经肌肉电刺激（Neuromuscular Electrical Stimulation，NMES）促进和加强股四头肌的收缩[11, 12, 27, 28]。具体操作是将一个电极放在股内侧肌（Vastus

表 6.5 Noyes 膝关节研究所的 TKA 康复方案（1~12 周）

	术后周数				
	1~2	3~4	5~6	7~8	9~12
长腿支具：术后用于有以下情况的高风险患者，同时有髌骨复位或内侧副韧带修复，或缺乏股四头肌控制，平衡/配合困难的高风险患者	X	X			
锻炼模式					
肌肉电刺激	X	X	X		
疼痛/水肿管理（冷敷疗法）	X	X	X	X	X
最小活动度					
0°~90°	X				
0°~110°		X			
0°~120°			X		
0°~125°				X	
0°~130°					X
负重训练					
脚趾点地到50%体重	X				
100%体重，脱离辅助设备		X			
髌骨活动度	X	X	X	X	
肌肉灵活性					
腘绳肌、腓肠肌、臀肌	X	X	X	X	X
髂胫束、股四头肌			X	X	X
肌力训练：					
踝泵运动（在第三周开始用阻力带进行跖屈运动）	X	X			
股四头肌等速运动，直腿抬高	X	X	X	X	
膝关节伸直位股四头肌主动运动	X				
闭链运动：靠墙静蹲		X	X	X	X
闭链运动：踮脚（足跟/脚趾）		X	X	X	X
闭链运动：向前上台阶、半蹲			X	X	X
闭链运动：侧向上台阶、向前下台阶				X	X
腘绳肌群进行膝关节弯曲（0°~90°）		X	X	X	X
股四头肌进行膝关节伸展（90°~0°）		X	X	X	X
髋关节内收–外展运动			X	X	X
压腿运动（80°~10°）			X	X	X
上肢负重训练			X	X	X
核心集群训练			X	X	X
平衡/步态/本体感觉训练：					
转移重心，杯式行走	X	X	X		
双足平衡板，足距站立		X	X		
单腿站立（在第7周持球进行）			X	X	X
阻力带行走：向前、侧方			X	X	X
阻力带行走：对角线，猛兽走					X
Y形平衡训练					X
健身训练：					
上肢训练		X	X	X	X

表6.5（续）

	术后周数				
	1~2	3~4	5~6	7~8	9~12
固定式自行车（高位，低阻）		X	X	X	X
水上运动（水中行走，过腰或过大腿）			X	X	X
爬楼机（低阻，低步幅）				X	X
滑雪机（小步伐，平面，低阻）				X	X
椭圆机				X	X
自由泳（打腿）					X
散步					X

Medialis Oblique，VMO）上，另一个电极放在股四头肌肌腹上 1/3 的中央到外侧的位置，并在刺激的同时告知患者主动收缩股四头肌，持续进行治疗直到肌肉功能恢复正常。

生物反馈（Biofeedback）可以对难以主动收缩的股四头肌起到强化收缩的作用。当患者因膝关节疼痛或肌肉痉挛很完成完全全伸膝时，生物反馈也可以帮助其腘绳肌群放松。将表面电极放置在已选定的肌肉，从而提供积极的反馈来取得患者和临床医生期望的进行肌肉收缩或放松。当患者进行活动度的训练时，电极也可以被放置在腘绳肌群的肌腹上协助训练。一项系统性回顾研究报道，经过持续 9 周生物反馈治疗后，患者的步态对称性、减少疼痛和提高活动水平方面有显著改善 [7]。

依据术侧膝关节疼痛和肿胀情况，患者要尽早开始冷敷疗法，并在整个康复周期中持续进行 [12]。治疗方式包括，用冰袋、商用冷袋或电动冷却器来。患者往往更喜欢使用电动冷却器，因为它们可以保持恒定的温度进而提供良好的疼痛控制。冷冻疗法视术侧膝关节的疼痛和肿胀的程度，每天可以使用 3~5 次，每次持续 20min。血管气压装置是冷冻疗法的另一种选择。Game Ready 设备（CoolSystems，Concord，CA）允许临床医生根据患者的耐受性来设置温度，以及 4 种不同的压力水平。

6.3 关节活动范围和负重

患者在术后应即刻开始进行被动和主动活动度训练。我们通常不使用 CPM 机，一篇对 16 项研究的系统综述发现该设备对改善关节活动度或功能结果没有任何好处 [10]，APTA 也支持这一发现 [12]。推荐的锻炼方式是患者在坐位上进行被动和主动辅助关节活动度训练，每次 10min，每天 4~6 次。

关节活动度的相关阶段目标见表 6.5。如果在术后第一周结束时关节还没有到达完全伸直，则开始接受负重辅助下压直训练（图 6.1）。其目的是逐渐拉伸后关节囊组织，但不要引起软组织撕裂，因为这可导致炎症反应。具体做法是将脚和脚踝放在毛巾或其他物品上，使膝关节在重力的作用下完全伸直，每次保持该姿势 10~15min，每天重复 4~6 次。还可以在大腿远端和膝关节上加压，以拉伸后关节囊。患者从 4.54kg 的重量开始，如果在术后第二周结束时仍未达到 0°，则重量增加到 6.8~9kg。如果这些措施仍不起作用，则换成可调节石膏支具进行 24~36h 的伸直固定。如果患者仍然不能完全伸直膝关节，那么在接下来的 1~2 周内继续使用石膏支具作为夜间夹板协助伸直关节。

患者术后第一周的目标是膝关节屈曲必须达到90°，然后逐渐递增，最后在术后第9~12周达到130°，患者可以使用对侧下肢进行坐姿被动屈膝训练。没有达到表6.5所示目标的患者应进行屈曲强化训练，包括辗转凳（图6.2）、滑墙训练（图6.3）和商品化的膝关节屈曲装置等（图6.4）[29]。患者在经历3~4周训练后，应重新接受外科医生的全面评估。对于那些仍未能达到膝关节屈曲100°的患者，我们建议在麻醉状态下对膝关节进行轻柔的手法松解。一般情况下，物理治疗师在术后2~3周就会发现患者只能屈曲到70°~80°，而在3周之后再无进展。如果物理治疗师轻轻在屈曲膝关节时就出现明显的疼痛，这说明膝关节已经出现早期关节纤维化和髌骨活动度受限。针对

图6.1　悬挂式负重伸展超压运动

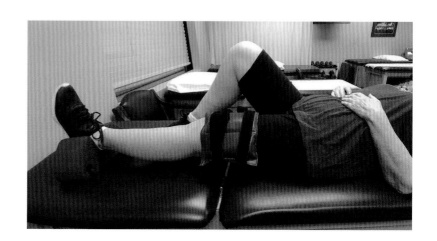

图6.2　辗转凳屈伸超压训练

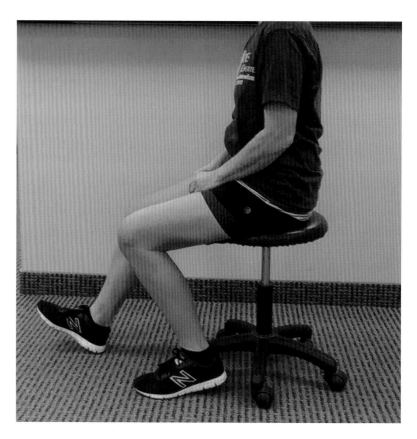

图 6.3　壁式滑梯屈曲超压训练

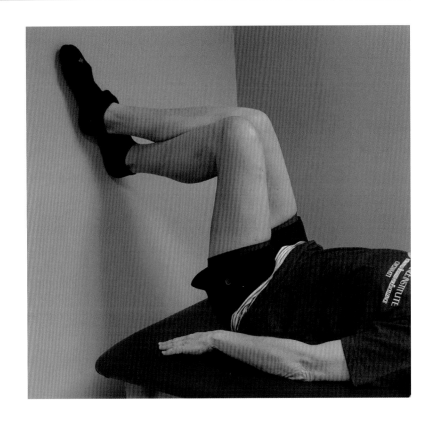

此类的术后瘢痕形成，早期手法松解（在术后 6 周内进行）是关键的解决办法。该方法不需要太大力量，仅在胫骨远端施加不超过 3 指的压力来实现膝关节的屈曲。但如需更大力量则表明在髌骨周围已经形成致密坚韧瘢痕导致挛缩，往往需要关节镜下松解。我们中心特别关注上述膝关节活动度指标和治疗措施，因此大多数病例可避免进一步手术。我们前期已发表了有关膝关节纤维化的诊断、预防和治疗的研究 [29]。

6.4　髌骨推移训练和肌肉柔韧度训练

　　恢复正常的髌骨活动度是获得正常膝关节活动度的关键。膝关节关节纤维化及极端情况下的低位髌骨往往会导致髌骨活动度的丢失 [30-32]。在术后第一天，患者就要开始在各个方向（上、下、内侧、外侧）进行髌骨推移训练，并在对应的方位持续加压至少 10s（图 6.5）。在术后的最初 8 周内，患者都要进行此项训练。在进行关节活动度训练之前，要进行 5min 的髌骨推移训练。要留意伸膝迟滞的情况，这往往与髌骨上移不畅有关，提示需要对此进行针对性强化功能训练。

　　患者从术后第一天就开始进行腘绳肌和腓肠肌 – 比目鱼肌的灵活性训练。具体方法是：持续 30s 的静态拉伸并重复 5 次。最常见的腘绳肌群拉伸动作是改良的跨栏式拉伸，而最常见的腓肠肌 – 比目鱼肌群拉伸动作是毛巾拉伸。这些训练都有助于缓解在膝关节屈曲时腘绳肌群产生的反射性疼痛。此外，毛巾拉伸训练训练可以帮助患者减轻小腿、跟腱和踝关节的不适。这些拉伸动作是伸展运动项目的关键组成部分，放松这两个肌肉群是实现关节完全被动伸直的必要条件。术后 5 周开始进行股四头肌和髂胫束的柔韧性训练，来帮助实现膝关节的完全屈曲，并提高髋关节和大腿的外侧的控制力。

图 6.4 商用屈曲过压装置（Knee Flexionater，ERMI，Atlanta，GA）

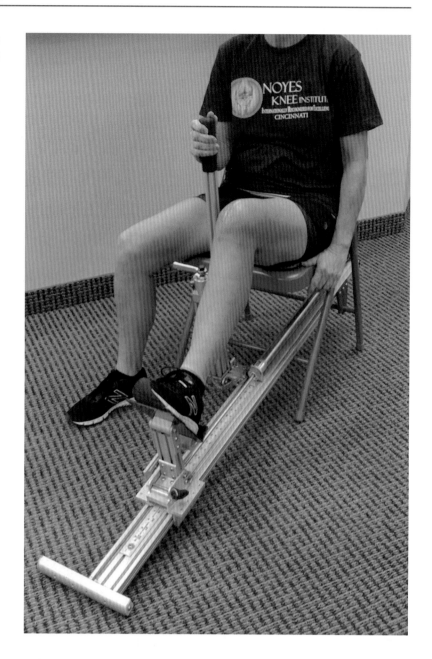

图 6.5 患者正在进行髌骨滑动训练

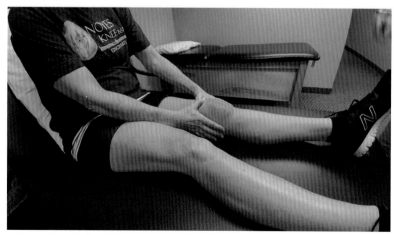

6.5 肌力训练

患者在术后第一天就开始进行肌力训练，包括踝泵、股四头肌等长收缩和主动辅助的膝关节伸直运动。在术后早期，通过这些训练来减轻患者的膝关节的疼痛和肿胀及恢复关节活动度，实现早期股四头肌控制和近端稳定和正常的步态。良好的股四头肌自主收缩是手术后成功和早期恢复功能活动的关键。股四头肌等长收缩可以每小时完成 1 次，遵循持保持 10s、重复 10 次、每天 10 组的规则。物理治疗师和患者对股四头肌收缩的评估是整个恢复过程的关键，患者可以通过视觉或手动方式监测收缩，如，收缩时髌骨的上移的距离（大约是 1cm），或收缩刚放松时髌骨的下移距离将收缩的效果与对侧肢体进行比较。在等长收缩过程中，患者需要在整个训练过程中保持膝关节的中立位置，切忌使膝关节过伸。如果有必要，也可使用生物反馈来协助股四头肌的收缩。

患者术后第一次随访时就开始直腿抬高训练。最初，可以在髋关节屈曲的情况下在 4 个平面进行股四头肌控制训练。一旦股四头肌的力量可以控制膝关节伸直时，就可在髋关节伸直情况下进行 4 个平面的训练。此训练在术后 12 周内要持续进行。内收直腿抬高可促进对股内侧肌的招募。仰卧位直腿抬高必须包括足够的等长收缩才能使股四头肌受益。在其他两个平面的直腿抬高对近端稳定也很重要。当这些训练变得容易进行时，可应用踝关节负重来强化训练；最初用 1~2 磅的重量，逐渐增加到 4.54kg，但不超过患者体重的 10%。如果在等长收缩时观察到肌肉收缩功能较差，则可用主动辅助的关节活动度训练来促进股四头肌肌力，即在脚踝处使用尼龙搭扣阻力带进行 90°~0° 的膝关节抗阻力伸展。

腓肠肌 - 比目鱼肌力量是早期行走的一个关键组成部分。在术后第二周，可以在踝泵运动基础上增加一条阻力带用于锻炼跖屈肌群。在这一时期开始进行闭链运动，接着用踮脚跟和脚趾来进一步加强小腿后部肌群的力量，用墙静蹲等长运动来强化股四头肌（图 6.6）。靠墙静蹲的目的是通过持续收缩使肌肉疲劳以改善股四头肌的收缩功能。若下蹲时发生膝前痛，可改变蹲下时膝关节屈曲角度，或轻微改变脚尖朝外 / 朝里的角度（不超过 10°）。也可改良靠墙静蹲运动方式以对股四头肌形成更大的挑战。一旦达到所需的膝关节屈曲角度（一般为 30°~45°），患者就可主动控制股四头肌收缩。保持这种收缩和膝关节屈曲的位置直到难以坚持，重复训练 3~5 次。患者可以在大腿之间挤压一个球，使髋关节内收收缩诱发更强的股内侧肌收缩。第三种变化是患者用手握住哑铃以增加身体重量，这可使股四头肌收缩力更强。另一种改良运动方式是在髌骨近端放一个弹力带，鼓励患者在收缩股四头肌的同时保持髋关节外展收缩，以促进股四头肌和髋关节外展力量的平衡。最后，患者可以将身体重量转移到患侧，以刺激单腿收缩。这个训练可以在家里每天进行 4~6 组，在安全的屈膝角度下使股四头肌达到疲劳而不引起胫骨异常前移。

在术后第 5 周开始向前上台阶训练，而在 2 周后开始侧向上台阶和向前下台阶。根据患者的耐受性，逐步增加台阶的高度（图 6.7）。

全面的下肢强化训练对于康复计划的早期和长期成功至关重要。术后第 4 周开始在举重机上进行 90°~0° 膝关节伸直训练（图 6.8）。在术后第 3 周开始使用 Velcro 脚踝绑带负重进行膝关节屈曲弯举训练直到最终使用举重机（图 6.9）。术后第 5 周开始使用举重机进行髋关节外展、髋关节内收、髋关节屈曲和髋关节伸直运动。周开始使用举重机进行髋关节外展、髋关节内收、髋关节

图 6.6　靠墙静蹲训练

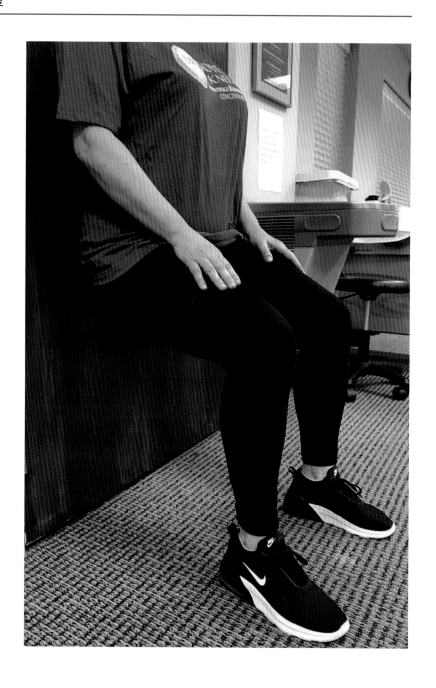

屈曲和髋关节伸直运动。在术后 5~6 周开始 80°~10°的压腿训练（图 6.10）。举重机的优点体现在可以获得肌肉分离感并维持膝关节稳定。患者既可以单独锻炼患肢，也可以同时锻炼双侧肢体。如最轻的重量仍然太重患侧无法单独抬起，可换成离心收缩的方式进行锻炼，既患者用双腿举起重量，从而减轻患侧的重力。离心收缩也可用于力量训练的高级阶段。此外，上肢和核心力量对于安全和有效地恢复工作或体育运动亦非常重要。

6.6　血流限制训练

有大量的证据表明，许多患者在 TKA 术后会经历持续的股四头肌和腘绳肌力量不足[33, 34]。低阻力负荷（30% 的 1RM）联合血流限制训练（Blood Flow Restriction Training，BFRT）已被提倡

图 6.7　向前下台阶训练

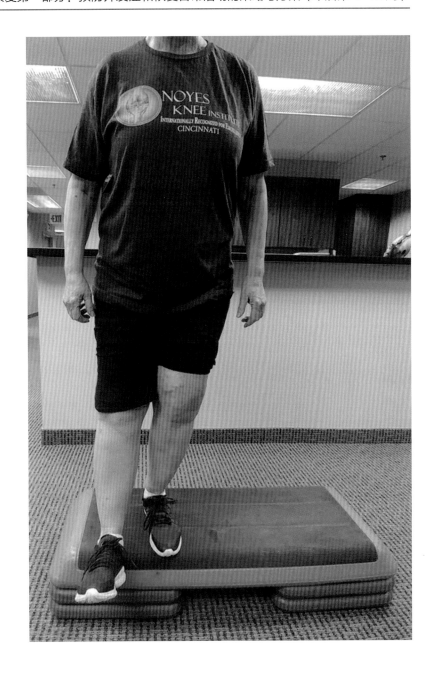

来减轻各种术后的肌肉萎缩 [35-37]。通过肢体止血带使部分血管闭塞并结合负重、非负重和器械抗阻训练 [38, 39]。

对于因术后膝关节疼痛和肿胀导致肌无力的患者，肌肉无力常常妨碍康复的进行，因此在术后 4 周就应开始接受血流受限训练。在进行训练前需要仔细确认切口是否已完全愈合，且没有以下并发症：下肢静脉曲张病史、深静脉血栓或肺栓塞、糖尿病、神经系统疾病、周围血管功能不全、小腿水肿、心肌梗死、中风、不稳定的心脏疾病或使用心脏药物但没有高血压或包括心动过速（＞100 次 /min）在内的任何类型心脏疾病 [40]。最初要求患者必须在诊所执行为期 2 周，每周 3 次的治疗计划。我们的数据表明，至少需要 18 次训练（每周 3 次，持续 6 周）才能实现力量增长。

指导患者将袖带放在大腿根部，尽量靠近腹股沟区域，并紧贴皮肤或短裤（图 6.11）。对于过

图 6.8 膝关节进行 90° ~0° 的伸展运动

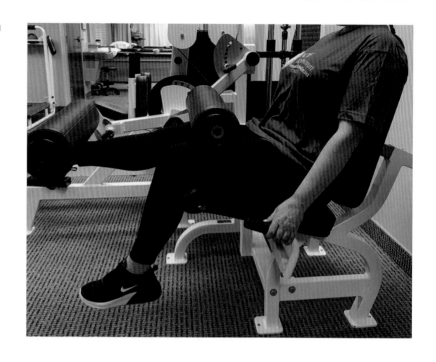

图 6.9 膝关节进行 0° ~90° 的屈曲运动

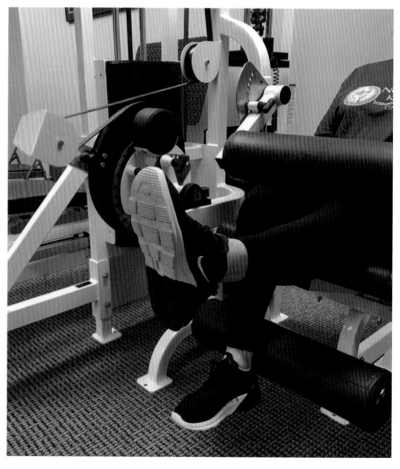

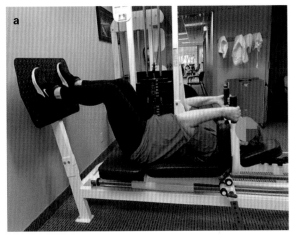
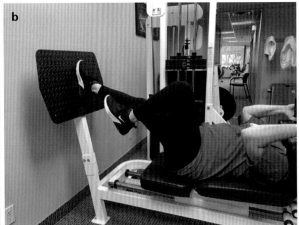

图 6.10　蹬腿训练器可在双侧（a）或单侧（b）进行

图 6.11　血流限制训练袖带设置

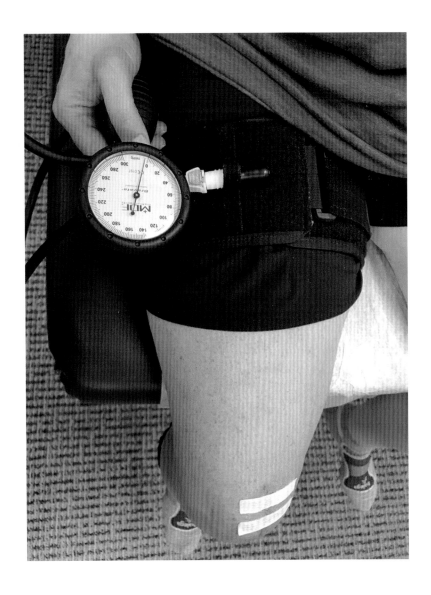

于肥胖的患者，袖带的松紧要适度。在仰卧位或 45°倾斜位时，使用多普勒超声来确定压力。嘱咐患者给袖带充气，测量肢体压力，当没有动脉搏动时，表明动脉已完全阻断。在此过程中肢体肌肉要一直保持放松状态。训练期间的袖带压力是个性化的，血流受限训练的最低和最高阈值分别是完全动脉闭塞压力的 60% 和 80%。

锻炼方案包括压腿（图 6.12a），脚踝负重（图 6.12b）或在举重机上膝关节伸展，小幅度深蹲，以及腘绳肌群弯举（表 6.6）。根据患者的耐受程度，直腿抬高也可作为替代的运动方案（图 6.12c、d）。在 4 项训练中，袖带都是充气的。在各项运动的第四组重复动作后，将袖带放气 2min。我们使用的是市售的 10cm 宽的袖带（SmartCuffs, Strongsville, OH），其耐受性更好，实现部分阻断所需的压力更小[41]。运动过程中的总阻断时间预计为 28~32min。

最近的研究评估了 BFRT 的安全性和不良事件，他们认为与标准运动相比，这种治疗方式是安全的，而且没有发生更多的并发症[38, 39, 42, 43]。尽管如此，临床医生在推荐血流限制训练之前，仍需了解预先存在的风险因素。最常见的不良反应包括：运动后肌肉酸痛和疲劳，因此有必要进行密切监测袖带压力、训练和患者的安全。

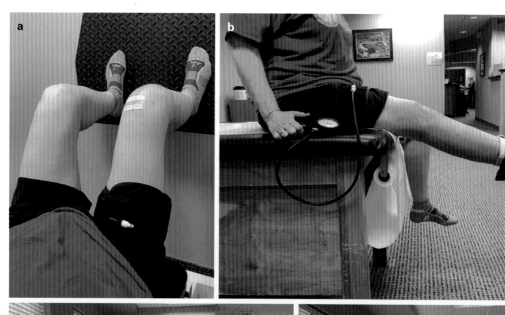

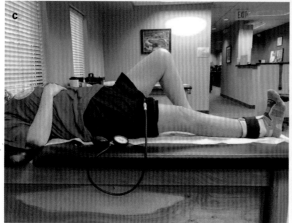

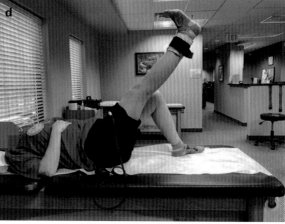

图 6.12 血流限制训练：下肢加压（a）、带脚踝负重的伸膝运动（b）和仰卧直腿抬高运动（c、d）

表 6.6 血流限制训练运动方案

运动模式	重复次数	休息时间	重复次数	休息时间	重复次数	休息时间	重复次数	休息时间
#1 压腿机，30% 1-RM	30	1min	15	1min	15	1min	15	2min，袖带放气
#2 屈腿训练机，30% 1-RM	30	1min	15	1min	15	1min	15	2min，袖带放气
#3 腿部伸展机器，30% 1-RM	30	1min	15	1min	15	1min	15	2min，袖带放气
#4 半蹲（迷你蹲）	30	1min	15	1min	15	1min	15	2min，袖带放气

1-RM. 最大重复次数

6.7 平衡、步态和本体感觉的训练

恢复正常的平衡和膝关节的本体感觉是获得的良好神经肌肉功能的重要因素 [2, 4, 5, 12, 22]。在术后第一周患者就要开始进行平衡和本体感觉训练。最初，患者只需站立，练习将重心从一侧转移到另一侧或从前转移到后方，这种训练能够继发患者对患肢负重的信心，并刺激膝关节位置感觉。跨杯行走也可以促进术侧肢体和对侧肢体的对称性（图 6.13），这项运动有助于提高髋关节和膝关节的屈曲能力，及在步态中段对股四头肌的控制力，以防出现膝关节过度伸展。此外，跨杯行走还可以提高行走中的髋部和骨盆倾斜控制、推举运动时腓肠肌 – 比目鱼肌群募集，以及过度的髋关节抬升（提臀）维持。

在术后第 3~4 周开始站立双腿平衡训练是非常有益的。这些训练从双足串联站立推进到单腿站立，脚直指前方，膝关节屈曲 20°~30° 手臂向外伸展至水平，躯干直立，肩部高于臀部，臀部高于踝部，其目标要保持姿势，直到难以继续保持平衡。迷你蹦床或移动式平台（图 6.14a、b）可以使这个训练更具挑战，因为这些设备比站在一个稳定的表面上所需的肢体控制更强。为了提供更大的挑战，患者可以采取单腿站立的姿势，在倒置的迷你蹦床上投掷 / 接住一个有重量的球（投篮），直到出现疲劳。

在这个阶段，可以使用半圆形泡沫轴进行步态训练和平衡计划。患者在保持直立姿势下从泡沫轴的一端走到另一端，这项运动能够帮助患者提高平衡和动态肌肉控制。这种训练的好处包括平衡中心、肢体对称性、中步时的股四头肌控制和姿势定位。在术后第 5 周开始用阻力带向前和向后行走（图 6.15a、b），在术后第 9 周推进到对角线和猛兽走。此时患者也可以使用 Y 形平衡测试装置进行平衡训练（图 6.16）。

6.8 有氧运动疗法

在整个康复期，有氧运动训练目的是在不影响膝关节的情况下锻炼心肺系统功能。早期的目标包括促进完全的关节活动度，步态训练和恢复心肺系统。如有条件可以在术后第 3 周使用上肢手摇式自行车（臂力计）进行有氧运动训练。抬高术侧肢体以缓解下肢肿胀。与此同时，训练中

图 **6.13** 为促进术侧肢体和对侧未受累的肢体之间的对称性而做的跨杯行走

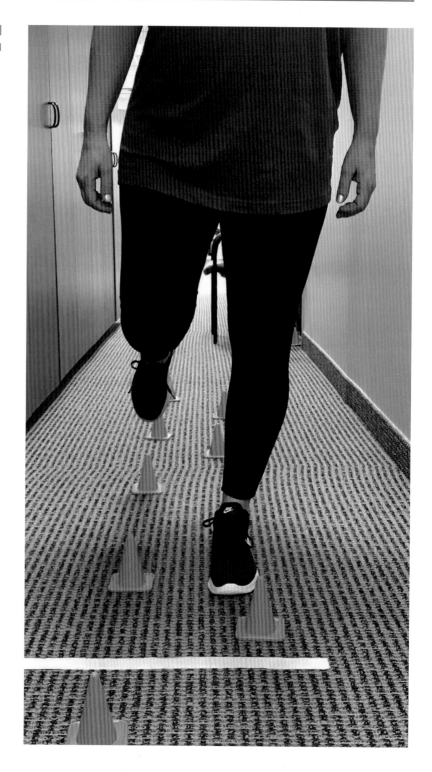

也可以加入固定自行车运动，并将座椅高度调整到最高水平，从低阻力水平开始适应训练。也可以根据患者的身体状况和耐受性来使用靠背式自行车，而不是传统的直立式自行车。对于伤口完全愈合且会游泳的患者，可以在术后第五周开始水上行走训练。

在术后第 7~8 周，允许患者进行速度滑雪、爬楼机和椭圆机训练。可以将爬楼机设置为小步幅和低阻力，为了提高心氧耐力水平，每周应至少进行 3 次，每次 20~30min，运动强度至少为最

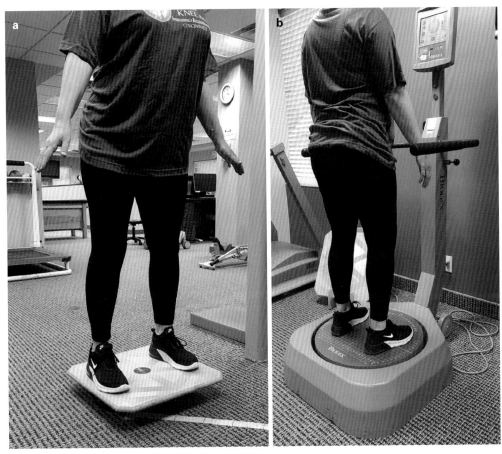

图 6.14　使用平衡板（a）或 Biodex 稳定系统（b）的平衡训练

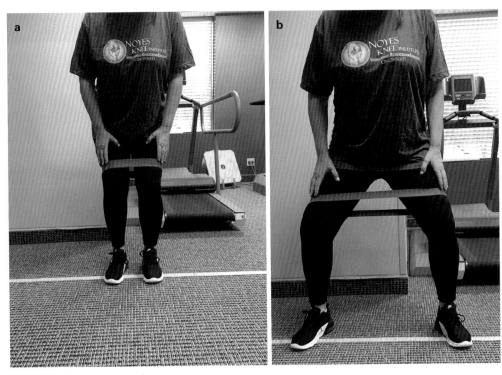

图 6.15　阻力带下横向行走（a、b）

图 6.16 Y 形平衡训练

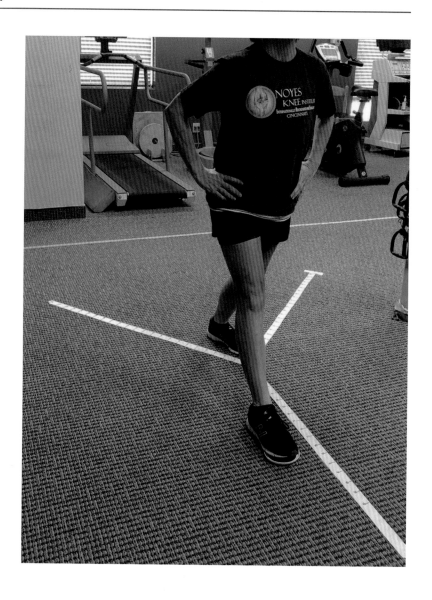

大心率的 60%~85% 的训练。一般认为，在维持最大心率的较高百分比水平上进行锻炼可以获得更大的血氧效率和耐力。在患者进行负重和有氧运动时，监测膝关节疼痛和肿胀并根据需要调整计划是非常关键的。在术后 9~12 周可以进行游泳（自由泳或踩水，水中有氧运动）和步行锻炼。

参考文献

[1] Buhagiar MA, Naylor JM, Harris IA, Xuan W, Adie S, Lewin A. Assessment of outcomes of inpatient or clinic-based vs home-based rehabilitation after total knee arthroplasty: a systematic review and meta-analysis. JAMA Netw Open. 2019;2(4):e192810. https://doi.org/10.1001/jamanetworkopen.2019.2810.

[2] Bragonzoni L, Rovini E, Barone G, Cavallo F, Zaffagnini S, Benedetti MG. How proprioception changes before and after total knee arthroplasty: a systematic review. Gait Posture. 2019;72:1–11. https://doi.org/10.1016/j.gaitpost.2019.05.005.

[3] Dávila Castrodad IM, Recai TM, Abraham MM, Etcheson JI, Mohamed NS, Edalatpour A, Delanois RE. Rehabilitation protocols following total knee arthroplasty: a review of study designs and outcome measures. Ann Transl Med. 2019;7(Suppl 7):S255. https://doi. org/10.21037/atm.2019.08.15.

[4] Doma K, Grant A, Morris J. The effects of balance training on balance performance and functional outcome measures

following total knee arthroplasty: a systematic review and meta-analysis. Sports Med (Auckland, NZ). 2018;48(10):2367–2385. https://doi.org/10.1007/s40279-018-0964-7.

[5]　Domínguez-Navarro F, Igual-Camacho C, Silvestre-Muñoz A, Roig-Casasús S, Blasco JM. Effects of balance and proprioceptive training on total hip and knee replacement rehabilitation: a systematic review and meta-analysis. Gait Posture. 2018;62:68–74.

[6]　Kuijer P, van Haeren MM, Daams JG, Frings-Dresen MHW. Better return to work and sports after knee arthroplasty rehabilitation? Occup Med (Lond). 2018;68(9):626–630. https://doi. org/10.1093/occmed/kqy131.

[7]　Pfeufer D, Gililland J, Böcker W, Kammerlander C, Anderson M, Krähenbühl N, Pelt C. Training with biofeedback devices improves clinical outcome compared to usual care in patients with unilateral TKA: a systematic review. Knee Surg Sports Traumatol Arthrosc. 2019;27(5):1611–1620. https://doi.org/10.1007/s00167-018-5217-7.

[8]　Sattler LN, Hing WA, Vertullo CJ. What is the evidence to support early supervised exercise therapy after primary total knee replacement? A systematic review and meta-analysis. BMC Musculoskelet Disord. 2019;20(1):42. https://doi.org/10.1186/s12891-019-2415-5.

[9]　Wang X, Hunter DJ, Vesentini G, Pozzobon D, Ferreira ML. Technology-assisted rehabilitation following total knee or hip replacement for people with osteoarthritis: a systematic review and meta-analysis. BMC Musculoskelet Disord. 2019;20(1):506. https://doi.org/10.1186/ s12891-019-2900-x.

[10]　Yang X, Li GH, Wang HJ, Wang CY. Continuous passive motion after total knee arthroplasty: a systematic review and meta-analysis of associated effects on clinical outcomes. Arch Phys Med Rehabil. 2019;100(9):1763–1778. https://doi.org/10.1016/ j.apmr.2019.02.001.

[11]　Yue C, Zhang X, Zhu Y, Jia Y, Wang H, Liu Y. Systematic review of three electrical stimulation techniques for rehabilitation after total knee arthroplasty. J Arthroplasty. 2018;33(7):2330–2337. https://doi.org/10.1016/j.arth.2018.01.070.

[12]　Jette DU, Hunter SJ, Burkett L, Langham B, Logerstedt DS, Piuzzi NS, Poirier NM, Radach LJL, Ritter JE, Scalzitti DA, Stevens-Lapsley JE, Tompkins J, Zeni J Jr, American Physical Therapy A. Physical therapist management of total knee arthroplasty. Phys Ther. 2020;100(9):1603–1631. https://doi.org/10.1093/ptj/pzaa099.

[13]　Bade MJ, Struessel T, Dayton M, Foran J, Kim RH, Miner T, Wolfe P, Kohrt WM, Dennis D, Stevens-Lapsley JE. Early high-intensity versus low-intensity rehabilitation after total knee arthroplasty: a randomized controlled trial. Arthritis Care Res. 2017;69(9):1360–1368. https://doi. org/10.1002/acr.23139.

[14]　Bruun-Olsen V, Heiberg KE, Wahl AK, Mengshoel AM. The immediate and long-term effects of a walking-skill program compared to usual physiotherapy care in patients who have undergone total knee arthroplasty (TKA): a randomized controlled trial. Disabil Rehabil. 2013;35(23):2008–2015. https://doi.org/10.3109/09638288.2013.770084.

[15]　Christiansen CL, Bade MJ, Davidson BS, Dayton MR, Stevens-Lapsley JE. Effects of weight-bearing biofeedback training on functional movement patterns following total knee arthroplasty: a randomized controlled trial. J Orthop Sports Phys Ther. 2015;45(9):647–655. https://doi.org/10.2519/jospt.2015.5593.

[16]　Hsu WH, Hsu WB, Shen WJ, Lin ZR, Chang SH, Hsu RW. Circuit training enhances function in patients undergoing total knee arthroplasty: a retrospective cohort study. J Orthop Surg Res. 2017;12(1):156. https://doi.org/10.1186/s13018-017-0654-4.

[17]　Hsu WH, Hsu WB, Shen WJ, Lin ZR, Chang SH, Hsu RW. Twenty-four-week hospital-based progressive resistance training on functional recovery in female patients post total knee arthroplasty. Knee. 2019;26(3):729–736. https://doi.org/10.1016/ j.knee.2019.02.008.

[18]　Husby VS, Foss OA, Husby OS, Winther SB. Randomized controlled trial of maximal strength training vs. standard rehabilitation following total knee arthroplasty. Eur J Phys Rehabil Med. 2018;54(3):371–379. https://doi.org/10.23736/ S1973-9087.17.04712-8.

[19]　Jakobsen TL, Kehlet H, Husted H, Petersen J, Bandholm T. Early progressive strength training to enhance recovery after fast-track total knee arthroplasty: a randomized controlled trial. Arthritis Care Res. 2014;66(12):1856–1866. https://doi. org/10.1002/acr.22405.

[20]　Karaman A, Yuksel I, Kinikli GI, Caglar O. Do Pilates-based exercises following total knee arthroplasty improve postural control and quality of life? Physiother Theory Pract. 2017;33(4):289–295. https://doi.org/10.1080/09593985.2017.1289578.

[21]　Li L, Cheng S, Wang G, Duan G, Zhang Y. Tai chi chuan exercises improve functional outcomes and quality of life in patients with primary total knee arthroplasty due to knee osteoarthritis. Complement Ther Clin Pract. 2019;35:121–125. https://doi.org/10.1016/j.ctcp.2019.02.003.

[22]　Liao CD, Lin LF, Huang YC, Huang SW, Chou LC, Liou TH. Functional outcomes of outpatient balance training following total knee replacement in patients with knee osteoarthritis: a randomized controlled trial. Clin Rehabil. 2015;29(9):855–867. https://doi. org/10.1177/0269215514564086.

[23] Molla RY, Sadeghi H, Kahlaee AH. The effect of early progressive resistive exercise therapy on balance control of patients with total knee arthroplasty: a randomized controlled trial. Topics Geriatr Rehab. 2017;33(4):286–294.

[24] Piva SR, Schneider MJ, Moore CG, Catelani MB, Gil AB, Klatt BA, DiGioia AM, Almeida GJ, Khoja SS, Sowa G, Irrgang JJ. Effectiveness of later-stage exercise programs vs usual medical care on physical function and activity after total knee replacement: a randomized clinical trial. JAMA Netw Open. 2019;2(2):e190018. https://doi.org/10.1001/jamanetworkopen.2019.0018.

[25] Sattler LN, Hing WA, Vertullo CJ. Pedaling-based protocol superior to a 10-exercise, non-pedaling protocol for postoperative rehabilitation after total knee replacement: a randomized controlled trial. J Bone Joint Surg Am. 2019;101(8):688–695. https://doi.org/10.2106/jbjs.18.00898.

[26] Schache MB, McClelland JA, Webster KE. Incorporating hip abductor strengthening exercises into a rehabilitation program did not improve outcomes in people following total knee arthroplasty: a randomised trial. J Physiother. 2019;65(3):136–143. https://doi.org/10.1016/j. jphys.2019.05.008.

[27] Stevens-Lapsley JE, Balter JE, Wolfe P, Eckhoff DG, Kohrt WM. Early neuromuscular electrical stimulation to improve quadriceps muscle strength after total knee arthroplasty: a randomized controlled trial. Phys Ther. 2012;92(2):210–226. https://doi.org/10.2522/ptj.20110124.

[28] Yoshida Y, Ikuno K, Shomoto K. Comparison of the effect of sensory-level and conventional motor-level neuromuscular electrical stimulations on quadriceps strength after total knee arthroplasty: a prospective randomized single-blind trial. Arch Phys Med Rehabil. 2017;98(12):2364–2370. https://doi.org/10.1016/j.apmr.2017.05.005.

[29] Noyes FR, Barber-Westin SD. Prevention and treatment of knee arthrofibrosis. In: Noyes FR, Barber-Westin SD, editors. Noyes' knee disorders: surgery, rehabilitation, clinical outcomes. 2nd ed. Philadelphia: Elsevier; 2017. p. 1059–1102. https://doi.org/10.1016/b978-0-323-2903-3.00038-x.

[30] Noyes FR, Wojtys EM. The early recognition, diagnosis and treatment of the patella infera syndrome. In: Tullos HS, editor. Instructional course lectures, vol. XL. Rosemont: AAOS; 1991. p. 233–247.

[31] Noyes FR, Wojtys EM, Marshall MT. The early diagnosis and treatment of developmental patella infera syndrome. Clin Orthop Relat Res. 1991;265:241–252.

[32] Paulos LE, Rosenberg TD, Drawbert J, Manning J, Abbott P. Infrapatellar contracture syndrome. An unrecognized cause of knee stiffness with patella entrapment and patella infera. Am J Sports Med. 1987;15(4):331–341.

[33] Schache MB, McClelland JA, Webster KE. Lower limb strength following total knee arthroplasty: a systematic review. Knee. 2014;21(1):12–20. https://doi.org/10.1016/j. knee.2013.08.002.

[34] Moon YW, Kim HJ, Ahn HS, Lee DH. Serial changes of quadriceps and hamstring muscle strength following total knee arthroplasty: a meta-analysis. PLoS One. 2016;11(2):e0148193. https://doi.org/10.1371/journal.pone.0148193.

[35] Gaunder CL, Hawkinson MP, Tennent DJ, Tubb CC. Occlusion training: pilot study for postoperative lower extremity rehabilitation following primary total knee arthroplasty. US Army Med Dep J. 2017;(2-17):39–43.

[36] Kilgas MA, Lytle LLM, Drum SN, Elmer SJ. Exercise with blood flow restriction to improve quadriceps function long after ACL reconstruction. Int J Sports Med. 2019;40(10):650–656. https://doi.org/10.1055/a-0961-1434.

[37] Tennent DJ, Hylden CM, Johnson AE, Burns TC, Wilken JM, Owens JG. Blood flow restriction training after knee arthroscopy: a randomized controlled pilot study. Clin J Sport Med. 2017;27(3):245–252. https://doi.org/10.1097/JSM.0000000000000377.

[38] Barber-Westin S, Noyes FR. Blood flow-restricted training for lower extremity muscle weakness due to knee pathology: a systematic review. Sports Health. 2019;11(1):69–83. https://doi. org/10.1177/1941738118811337.

[39] Hughes L, Paton B, Rosenblatt B, Gissane C, Patterson SD. Blood flow restriction training in clinical musculoskeletal rehabilitation: a systematic review and meta-analysis. Br J Sports Med. 2017;51(13):1003–1011. https://doi.org/10.1136/bjsports-2016-097071.

[40] Mattocks KT, Jessee MB, Mouser JG, Dankel SJ, Buckner SL, Bell ZW, Owens JG, Abe T, Loenneke JP. The application of blood flow restriction: lessons from the laboratory. Curr Sports Med Rep. 2018;17(4):129–134. https://doi.org/10.1249/jsr.0000000000000473.

[41] Patterson SD, Hughes L, Warmington S, Burr JF, Scott BR, Owens J, Abe T, Nielsen J, Libardi CA, Laurentino GC. Blood flow restriction exercise position stand: considerations of methodology, application and safety. Front Physiol. 2019;10:533.

[42] Minniti MC, Statkevich AP, Kelly RL, Rigsby VP, Exline MM, Rhon DI, Clewley D. The safety of blood flow restriction training as a therapeutic intervention for patients with musculoskeletal disorders: a systematic review. Am J Sports Med. 2019:363546519882652. https://doi.org/10.1177/0363546519882652.

[43] DePhillipo NN, Kennedy MI, Aman ZS, Bernhardson AS, O'Brien LT, LaPrade RF. The role of blood flow restriction therapy following knee surgery: expert opinion. Arthroscopy. 2018;34(8):2506–2510. https://doi.org/10.1016/j.arthro.2018.05.038.

[44] Paravlic AH, Pisot R, Marusic U. Specific and general adaptations following motor imagery practice focused on muscle strength in total knee arthroplasty rehabilitation: a randomized controlled trial. PLoS One. 2019;14(8):e0221089. https://doi.org/10.1371/journal.pone.0221089.

[45] Piva SR, Almeida GJ, Gil AB, DiGioia AM, Helsel DL, Sowa GA. Effect of comprehensive behavioral and exercise intervention on physical function and activity participation after Total knee replacement: a pilot randomized study. Arthritis Care Res. 2017;69(12):1855–1862. https://doi.org/10.1002/acr.23227.

第七章 术后康复第二部分：成功重返体育锻炼和运动的策略（术后第13~52周）

Frank R. Noyes, Timothy Heckmann, Sue Barber-Westin

金昇宇 李 辉 / 译

7.1 引言

本章是两章中的第二章，详细介绍了我们的全膝关节置换术（Total Knee Arthroplasty，TKA）术后康复计划，总体目标是帮助患者恢复积极主动的生活方式并提高整体生活质量。第六章讨论了术后前12周的方案，包括避免并发症如膝关节活动度受限和严重肌力不足的一些注意事项。在这一阶段结束时，患者应该在日常生活中没有疼痛，并准备好在接下来的几个月中恢复低强度工作和有氧运动如散步、骑自行车和游泳。由于许多TKA施行于年轻的患者，对这些人来说，重返高强度运动的愿望很重要。这些患者术前期望值很高[1-3]，与术后患者满意度密切相关[2, 4, 5]，并详见第十二章。为参加诸如双打网球、慢跑、徒步旅行和滑雪等活动做好准备，通常需要额外的力量和健身训练。

一项对2005—2015年发表的研究进行的系统回顾试图说明在TKA后患者可以参加哪些普通运动和体育活动[6]。该综述同时探讨参与这些活动是否会引起诸如疼痛和肿胀等膝关节不适。此外，还分析了术后康复对实现健身和运动目标的影响。其中19项研究符合纳入标准，包含5179个膝关节（平均年龄67.5岁），平均随访时间为术后4.8年。恢复休闲运动的患者比例差异明显，34%~100%不等。达到美国心脏协会（American Heart Association，AHA）有氧运动指南的患者比例很低（0~16.5%）（见第十章）。少有研究指出运动过程中是否出现症状及限制因素，也没有研究确定影响患者重返休闲或健身活动的康复训练或相关因素。

Kuijet和他的同事[7]对几个数据库发表的研究进行了回顾分析，来讨论运动康复对膝关节置换术后重返工作和运动的影响。在纳入的3788项研究中，没有研究对康复运动的影响进行评估。他们发现已发表的康复计划持续时间大多数局限在术后6~12周，与我们一样，笔者们对完全缺乏相关信息表示担忧。这意味着许多患者可能没有得到足够支持来安全和成功地重此外，他们认为，缺乏额外的强化训练可能是患者膝关节疼痛或不稳定概率高，以及符合AHA体育活动指南的患者占例低的主要原因。

7.2 肌力训练和健身

术后第13~26周（3~6个月）的康复计划归纳在表7.1。患者需要按照这个计划进行训练，为重返休闲运动和其他更剧烈的活动做准备。如果患者达到了我们的标准（本章下一节将详细介绍），并在活动时没有膝关节疼痛或肿胀，就可在术后 6~12 个月恢复运动。

抗阻力训练和有氧运动的时间的增加依个体而定，取决于希望恢复的运动类型和康复期间膝关节是否发生反复的疼痛或渗出。在出现症状时康复计划需要及时修正直到症状缓解。我们建议在健身中心的训练每周要进行 2~3 次，其中包括 10min 的柔韧性训练，20min 的肌力训练，以及 30min 的有氧运动；对 TKA 患者来说这种强度是相对可以实现的目标，并能帮助保持合理的健康水平。AHA 指南建议，对于更活跃的患者可以设定更高的目标，即每周达到 150min 的中等强度或 75min 的剧烈运动，或相当运动量的中等强度和剧烈运动的组合 [8, 9]。我们会指导患者选择何种类型有氧运动，如自行车、划船机或椭圆机。在跑步机上进行快走也是一种选择；但慢跑涉及对膝关节的冲击负荷，长期可能会增加假体的松动概率，因此不予推荐。在撰写本文时，美国髋关节和膝关节外科医生协会发布了 2009 年度膝关节置换术后活动建议（表 7.2）[10]。根据 2007 年

表 7.1　Noyes 膝关节研究所全膝关节置换术的康复方案（术后第 13~26 周）[a]

辅助仪器：
疼痛 / 肿胀管理（冷敷疗法）
拉伸：
腘绳肌群、腓肠肌 – 比目鱼肌、臀部、髂胫带、股四头肌
肌力训练：
直腿抬高实验
闭链肌力训练：靠墙静蹲、半蹲
闭链肌力训练：踮脚运动（脚尖 / 足跟）
膝关节屈曲腘绳肌群弯举（0°~90°）
膝关节伸展股四头运动（90°~0°）
髋关节外展 – 内收运动
压腿运动（80°~10°）
上肢负重训练
核心肌群训练
平衡 / 步态 / 本体感觉训练：
阻力带行走（对角线，猛兽走），Y 形平衡训练，干扰训练
健身训练：
固定式自行车训练（高位，低阻力）
水上运动项目（水中步行，水深过腰或过大腿）
爬楼机（低阻力，低速度）
滑雪训练机（小步幅，水平面，低阻力）
椭圆机
自由泳（打腿动作）
散步
健身中心训练（2~3 次 / 周）：
25min 的肌力训练，25min 的心肺能力训练，10min 的灵活性训练达到 AHA 指南的要求 [a]，监测肿胀、疼痛情况

a：美国心脏协会指南，每周至少达到 150~300min 中等强度或 75~150min 剧烈强度的体育活动，并且强化主要肌肉群 ≥ 2 次 / 周

表 7.2　美国髋关节和膝关节外科医生协会对 TKA 后的活动建议 ª

允许进行的运动	不推荐的运动
散步	慢跑
登山	短跑
在平坦的路面上骑自行车	在困难的地形上滑雪
游泳	单人网球
双人网球	
高尔夫	

a：摘自 Swanson 等 [10]

年会完成的 139 份调查问卷，大家对低强度的活动达成了共识，包括步行、爬楼、在平地上骑自行车、游泳、双打网球和打高尔夫球等。始终不推荐的运动包括慢跑、短跑、在困难地形上滑雪和单打网球。此外，每周应至少进行 2 次中等或以上强度的包含大肌群的力量强化训练，这个力量强化应该包括下肢、躯干、核心和上肢肌肉群。

　　术前调查患者的目标和运动历史是很重要的，可以帮助患者确立符合实际的术后运动期望值。如果患者在术前从事双打网球或越野滑雪运动，他们在术后恢复这些运动可能会比没有参加过的人更容易成功。活跃的年轻患者在膝关节炎发生之前，有能力进行剧烈的休闲运动，如单打网球、慢跑、垒球和其他跑步运动，但在 TKA 之后往往不建议进行这些活动，在术前咨询中我们需要对这些运动期望值进行修正，以确定符合实际的期望值。

　　一旦患者满足了我们的 Biodex 力量和功能测试目标（在下一节中描述），就可以开始推进到低强度的运动专项训练。在功能恢复的过程中，讨论、计划和实施训练应循序渐进，从而达到完全重返运动的目标。例如，恢复休闲网球双打的人可以先从直线和侧向的短距离低强度慢跑开始，随后可以通过四边形直向移动进行敏捷动作训练，然后是多向移动训练，最后是持球拍击落地球训练。如果患者完成这些活动表现出恐惧或者困难，可以使用弹性阻力带进行补救性康复训练，以改善肌肉力量和功能模拟。

7.3 推荐的重返运动训练测试

　　当患者开始进行休闲运动训练时，他们必须通过表 7.3 所示的特定标准。我们建议在进行肌力和健身训练计划或任何其他活动的前提是不诱发疼痛或肿胀，并且患者必须表现出良好的髌骨活动度和对称的步态。现有的设备可以对肌肉力量进行测试。在我们中心，会对患者的股四头肌和腘绳肌的等长力量进行了 Biodex 测试（图 7.1），并通过双侧比较来评估测试的分数，通过股四头肌峰值扭矩与体重的比例（根据年龄和性别调整），以及主动肌与拮抗肌的比例进行换算。通常情况下，55~65 岁的男性预计会产生 ≥ 体重的 60%，而 > 65 岁的男性预计会产生 ≥ 体重的 50%。≥ 55 岁的女性预计会产生 ≥ 体重的 50%。无论何种性别，腘绳肌群与股四头肌的比例预计约为 60%。这些测试评分代表了评估过程中的力量，往往与功能较高的患者群体有关。使用与对侧股四头肌和腘绳肌的峰值扭矩比例来确定阶段目标，即在 70% 开始间歇性跑步，在 80% 开始灵巧性工作，在 90% 恢复活动。髋关节屈曲的力量可以通过手动或手持式测力计来测试。

　　此外，还推荐进行一些常用的客观临床试验（参见第九章）。在进行单腿下蹲试验时，指导患者下蹲至 45°，并在不失去平衡的情况下恢复单腿站立（图 7.2a、b），在此过程中头部和眼睛应保

表 7.3 Noyes 膝关节研究所关于全膝关节置换术后恢复休闲运动训练的标准

测试	目标
疼痛	无疼痛，并且 ≥ 6 的辛辛那提膝关节疼痛评分表
肿胀	无肿胀，并且 ≥ 6 的辛辛那提膝关节疼痛评分表
髌骨移动	良好
步态	对称
股四头肌、腘绳肌群肌力	手动测试：5/5
	等长手持式测力计：≥ 对侧的 80%
	Biodex 上的等距峰值扭矩：与对侧相比，间隔跑的目标是 70%，轻度敏捷训练是 80%，恢复活动是 90%
髋关节外展肌力	手动测试：5/5
	等长手持式测力计：≥ 对侧的 80%
单腿下蹲实验	无膝关节外翻、内外侧向运动或骨盆倾斜
爬楼试验	10 级台阶，可上可下，可使用扶手 < 13s
6min 步行实验	60~69 岁：男性 ≥ 521m，女性 ≥ 497m
	70~79 岁：男性 ≥ 478m，女性 ≥ 440m
	80~89 岁：男性 ≥ 356m，女性 ≥ 345m
Y 形平衡测试	前方、后外、后内：≥ 90% 对侧．将患者的腿长作为起始参考
运动表现测试	可以在没有疼痛或肿胀的情况下完成
PT/MD	获准进行娱乐性体育活动

图 7.1 用于评估股四头肌和腘绳肌肌力的 Biodex 测试装置

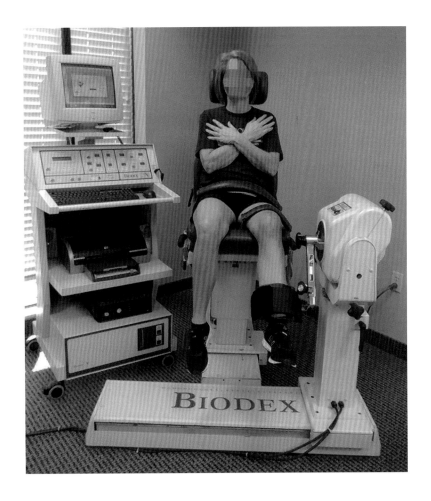

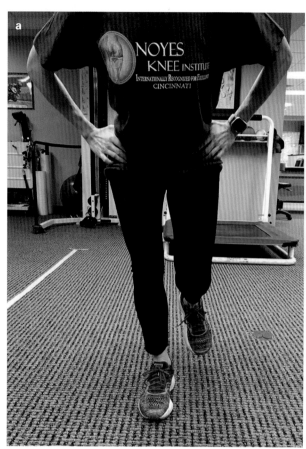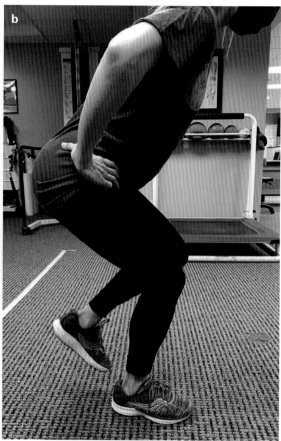

图 7.2 单腿下蹲，正面（a）侧面（b）

持直视前方。患者进行 5 次连续的试验，医生对试验过程中躯干的整体控制以及髋部、膝部和脚的位置进行记录。爬楼试验是指在 13s 内完成连续上下 10 台阶的能力。6min 步行试验是在跑步机上进行的。表 7.3 中显示了依据性别和年龄进行的测试目标。

Y 形平衡试验是在前方、后外侧和后内侧方向进行的（图 7.3）。这是一个简化版的"星状偏移平衡测验"，要求受试者在保持稳定的基础上，用一条腿保持平衡，同时用另一条腿在前侧、后内侧和后外侧方向尽可能地推动一个木块。第九章对这项测试进行了详细描述。

7.4 笔者所在机构的研究结果

2016 年，在本中心启动了一项前瞻性研究，研究对象为 65 岁及以下、希望重返休闲运动和（或）工作活动的患者，目前正在进行。在 TKA 后的第 3、6、12 和 24 个月进行连续的客观测试，术后 12 个月和 24 个月收集一些患者报告的结局测量结果。客观测试包括单腿下蹲测试、6min 步行试验、爬楼试验（10 个台阶）、Biodex 股四头肌和腘绳肌的等长测试以及 Y 形平衡测试。这项研究的假设是术后 3 个月内会存在显著的力量缺陷和功能限制，这往往也是大多数 TKA 康复计划所包含的时间段。这个问题表明我们有必要延长康复计划，以纠正肌无力和有氧运动能力缺陷，从而使患者恢复到正常的生活方式。

50 例患者的客观测试结果数据详见见表 7.4 [手术时的平均年龄（57.5 ± 6.5）岁；范围 45~69

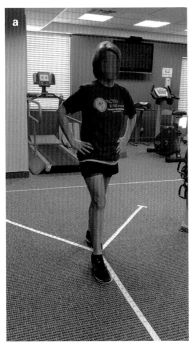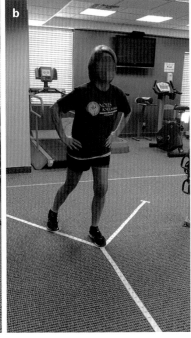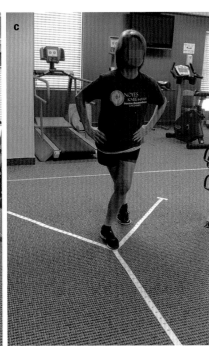

图 7.3　Y 形平衡测试，前方（a）、后外侧（b）和后内侧（c）

岁］。在术后 3 个月，不到 50% 的患者通过了单腿下蹲试验、6min 步行试验、股四头肌力量和 Y 形平衡后内侧试验的测试目标。此外，只有 21% 的人到达至少 130° 的膝关节屈伸活动。这些人除了在家锻炼外，还接受了平均（21±8）次的术后物理治疗。所有的人都被劝告继续进行本章所详述的家庭和健身中心计划。在术后 6 个月，除了单腿下蹲外，通过测试的百分比较前有重大改善。

我们进行了一项研究来确定是否年轻的患者（2013—2015 年的全膝关节表面置换）对术后有较高的体育活动期望值，以及无症状或功能限制下返回体育和工作活动的能力。第二个目的是确定这些患者能够达到有氧锻炼的能力。有 51 例患者［54 个膝关节，平均年龄（58±7）岁］，在术后平均（4.4±0.5）年（范围 3.4~5.6 年）年随访里进行了评估。我们的全膝关节置换术前注册系统会采集以下问卷，膝关节损伤和骨关节炎结果关节置换评分的测量结果；辛辛那提膝关节评分系统中与整体膝关节状况、疼痛和肿胀的部分 [11]；VR-12 健康调查的部分问题 [12]；关于一般锻炼水平的问题；以及关于患者术前和术后期望的问题。还要求患者列出他们期望术后参加的所有体育、娱乐和工作活动。

患者平均接受了平均（14±6）次指导下的术后物理治疗（范围 4~28 次），此外还接受了家庭锻炼计划。没有出现明显的并发症、肺栓塞、感染或假体松动。最后的体格检查没有显示出膝关节不稳定或膝关节纤维化。在任何影响因素分析的结果显示，在性别之间没有显著差异。KOOS（Knee Injury and Osteoarthritis Outcome Joint Replacement Survey，KOOS）平均得分从术前的（43±18）分提高到术后的（87±18）分（P < 0.0001）。平均变化为（44±24）分，48 个膝关节（89%）实现了该分数的最小临床重要变化 ≥ 14 分 [13]。从术前到随访，辛辛那提膝关节评分在患者对整体膝关节状况的感知方面有显著改善［分别为（2.0±1.1）分和（8.2±1.9）分；P < 0.0001，图 7.4］。疼痛［分别为（1.4±2.0）分和（5.4±1.6）分；P < 0.0001］和肿胀［分别为（2.5±2.3）和（5.7±1.1）分；P < 0.0001，图 7.5］。

表 7.4 笔者对 TKA 后的客观测试的前瞻性研究结果

测试项目	目标	术后 3 个月		术后 6 个月		术后 12 个月	
		测试例数	通过率	测试例数	通过率	测试例数	通过率
6min 行走试验	见表 7.2	50	22%	44	39%	37	49%
爬楼梯实验	< 13s	50	64%	44	79%	36	94%
Biodex 股四头肌	≥ 70% 对侧	48	54%	43	81%	28	78%
Biodex 腘绳肌群	≥ 70% 对侧	48	85%	43	88%	28	86%
股四头肌和腘绳肌群	≥ 70% 对侧	48	46%	43	74%	28	75%
Y 形平衡：前侧	≥ 90% 对侧	50	60%	44	70%	35	74%
Y 形平衡：后外侧	≥ 90% 对侧	49	77%	44	66%	35	86%
Y 形平衡：后内侧	≥ 90% 对侧	50	28%	44	91%	35	86%
单腿下蹲	"良好率"	48	10%	42	2%	34	32%
活动度 – 伸展	0° 或过伸	33	91%	38	92%	37	97%
活动度 – 屈曲	≥ 130°	33	21%	38	74%	37	81%

Range of Motion，ROM. 活动度

图 7.4 TKA 前后患者报告的膝关节整体状况的改善，在统计学上有显著意义（ P < 0.0001 ）

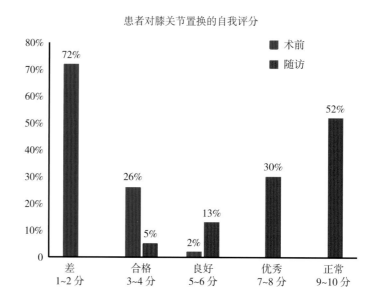

图 7.5 在术前和随访时间段内，患者报告的与活动有关的疼痛和肿胀评分的改善情况（ P < 0.0001 ）

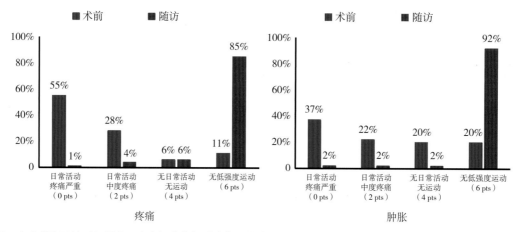

总的来说，51 例患者中有 44 例（86%）能够恢复身体活动和工作，没有或只有轻微的症状或限制。41 例患者确定参与体育和休闲运动，其中 91% 的患者恢复了低强度的活动，9% 恢复了高强度的运动。只有 3 例患者出现了并发症，其中 1 例患者在潜水后偶尔出现疼痛，2 例患者在不被推荐的高强度运动后抱怨有轻微的紧绷感。手术前，51 例患者中有 33 例在工作（6 例是残疾人，11 例退休，1 例没有工作）。随访时，有 28 例患者在职，包括 7 例术前退休的患者，他们重新回到了工作岗位。只有 3 例患者报告了不适症状和工作受限。

患者的有氧运动水平有明显改善（图 7.6a）。手术前，15 例患者（28%）能够每周 5 天进行

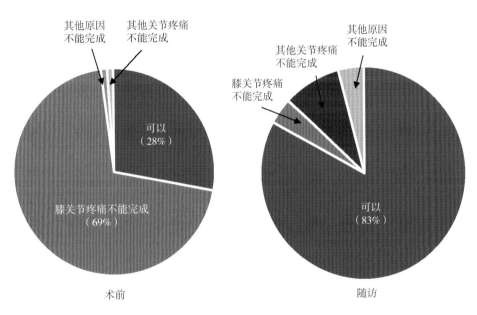

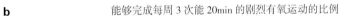

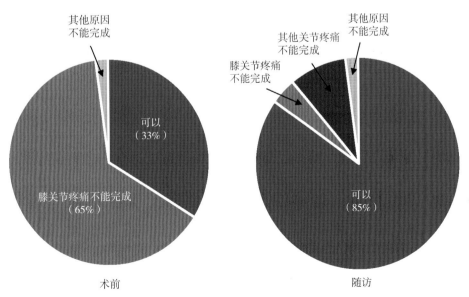

图 7.6　在（a）每周 5 天进行 20min 快走的能力（ *P* < 0.0001）和（b）每周 3 天进行 20min 剧烈有氧活动的能力（ *P* < 0.0001）方面有明显的改善

20min 的快步走，而在随访时，46 名患者（85%）能够进行这项活动（$P < 0.0001$）。术前 18 名患者（34%）能够每周 3 天进行 20min 的剧烈活动，而在随访时，46 例患者（85%）能达到这样的运动水平（$P < 0.0001$；图 7.6b）。

在手术前，91% 的患者期望有正常或几乎正常的日常生活活动能力，76% 的患者对休闲运动有期望（表 7.5）。在随访中，24% 的人表示他们的日常生活活动没有达到术前期望值，22% 的人对休闲运动表示没有达到到期望值。然而，96% 的人感到满意，认为手术是值得的；85% 的人认为他们的膝关节状况与术前相比有显著改善（图 7.7）。

表 7.5 患者的期望值

	正常无限制	几乎正常，有一些限制	得到改善，有些问题	有改善，但令人烦恼的问题	不可能或不感兴趣
术前					
我期望术后可以完成诸如走路、上楼梯和跪下等活动	22（41%）	27（50%）	5（9%）	0	不适用
我期望术后可以完成诸如骑自行车、徒步旅行、打高尔夫球和轻度网球等娱乐性活动	19（35%）	22（41%）	6（11%）	0	7（13%）
术后					
	恰到好处，我的期望得到了满足	比术前好多了	比预想的要好一些	比预想的要差	比预想的差很多
对术后能够进行正常的日常生活活动的期望：	31（57%）	8（15%）	2（4%）	12（22%）	1（2%）
对术后能够进行休闲、娱乐或体育活动的期望：	31（57%）	8（15%）	3（5%）	11（20%）	1（2%）

手术是值得的吗？

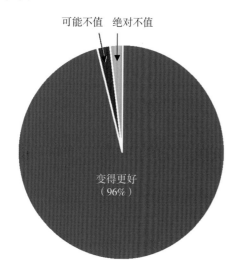

与手术前相比，我的膝关节感觉

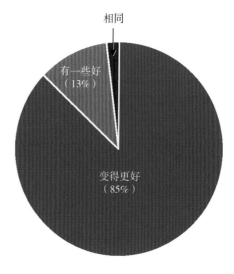

图 7.7 患者报告的关于手术是否值得的总体意见，并与术前的改善程度相比较

总之，在术前我们需要对希望恢复休闲运动的年轻患者设定现实的期望值和目标。否则，患者可能会在术后表示不满，因为他们期望有一个几乎正常的膝关节并能进行不切实际的运动，如涉及跑步、转身或扭转的高负荷运动。即使接受过术前咨询，患者也可能持有不切实际的期望。在经过多年的活动量降低后，患膝的废用和力量缺陷可能会变得更加明显；尤其对那些不及时手术的患者来说，30~60min 的步行都变得很困难。TKA 手术后，至少需要 6 个月的时间来恢复足够的肌肉力量和有氧运动能力；大多数患者需要长达 12 个月的时间才能达到无症状地进行活动的能力。要求术者和物理治疗师开展团队合作从而给予患者个性化的指导。为使患者对最终临床结果的满意，常常要改变运动爱好。本章提供的客观测试，是患者实现获益和获得无症状、安全恢复运动的能力的指引。

参考文献

[1] Deakin AH, Smith MA, Wallace DT, Smith EJ, Sarungi M. Fulfilment of preoperative expectations and postoperative patient satisfaction after total knee replacement. A prospective analysis of 200 patients. Knee. 2019;26(6):1403–1412. https://doi.org/10.1016/j.knee.2019.07.018.

[2] Jain D, Nguyen LL, Bendich I, Nguyen LL, Lewis CG, Huddleston JI, Duwelius PJ, Feeley BT, Bozic KJ. Higher patient expectations predict higher patient-reported outcomes, but not satisfaction, in total knee arthroplasty patients: a prospective multicenter study. J Arthroplasty. 2017;32(9S):S166–S170. https://doi.org/10.1016/j.arth.2017.01.008.

[3] Jassim SS, Douglas SL, Haddad FS. Athletic activity after lower limb arthroplasty: a systematic review of current evidence. Bone Joint J. 2014;96-B(7):923–927. https://doi.org/10.130 2/0301-620X. 96B7.31585.

[4] Lützner C, Postler A, Beyer F, Kirschner S, Lützner J. Fulfillment of expectations influence patient satisfaction 5 years after total knee arthroplasty. Knee Surg Sports Traumatol Arthrosc. 2019;27(7):2061–2070. https://doi.org/10.1007/s00167-018-5320-9.

[5] Husain A, Lee GC. Establishing realistic patient expectations following total knee arthroplasty. J Am Acad Orthop Surg. 2015;23(12):707–713. https://doi.org/10.5435/JAAOS-D-14-00049.

[6] Barber-Westin SD, Noyes FR. Aerobic physical fitness and recreational sports participation after Total knee arthroplasty. Sports Health. 2016;8(6):553–560. https://doi. org/10.1177/1941738116670090.

[7] Kuijer PPFM, Kievit AJ, Pahlplatz TMJ, Hooiveld T, Hoozemans MJM, Blankevoort L, Schafroth MU, van Geenen RCI, Frings-Dresen MHW. Which patients do not return to work after total knee arthroplasty? Rheumatol Int. 2016;36(9):1249–1254. https://doi.org/10.1007/s00296-016-3512-5.

[8] Piercy KL, Troiano RP, Ballard RM, Carlson SA, Fulton JE, Galuska DA, George SM, Olson RD. The physical activity guidelines for Americans. JAMA. 2018;320(19):2020–2028.

[9] Piercy KL, Troiano RP. Physical activity guidelines for Americans from the US department of health and human services: cardiovascular benefits and recommendations. Circ Cardiovasc Qual Outcomes. 2018;11(11):e005263.

[10] Swanson EA, Schmalzried TP, Dorey FJ. Activity recommendations after total hip and knee arthroplasty: a survey of the American Association for Hip and Knee Surgeons. J Arthroplasty. 2009;24(6 Suppl):120–126. https://doi.org/10.1016/j.arth.2009.05.014.

[11] Barber-Westin SD, Noyes FR, McCloskey JW. Rigorous statistical reliability, validity, and responsiveness testing of the Cincinnati knee rating system in 350 subjects with uninjured, injured, or anterior cruciate ligament-reconstructed knees. Am J Sports Med. 1999;27(4):402–416.

[12] Selim AJ, Rogers W, Fleishman JA, Qian SX, Fincke BG, Rothendler JA, Kazis LE. Updated U.S. population standard for the Veterans RAND 12-item Health Survey (VR-12). Qual Life Res. 2009;18(1):43–52. https://doi.org/10.1007/s11136-008-9418-2.

[13] Lyman S, Lee YY, McLawhorn AS, Islam W, MacLean CH. What are the minimal and substantial improvements in the HOOS and KOOS and JR versions after total joint replacement? Clin Orthop Relat Res. 2018;476(12):2432–2441. https://doi.org/10.1097/CORR.0000000000000456.

第八章 膝关节置换术常用的患者报告结局量表

Sue Barber-Westin, Frank R. Noyes

李 辉 许 鹏 / 译

8.1 引言

如需确定膝关节置换后患者结局，则需要综合评估患者报告的结局（Patient-Reported Outcome Measures，PROMs）和客观指标如力量、平衡和功能表现等。2018 年 Lovelock 等[1] 统计了 452 个随机对照试验（Randomized Rontrolled Trial，RCT）和 184 个注册的临床试验（Clinical Trial Registry，CTR），用以确定临床试验中最常用的结局观察指标。10 个最常用 R 的指标包括 8 个 PROMs 和 2 个客观功能指标。膝关节协会评分（Knee Society Score，KSS，也被称作美国膝关节协会评分）是最常用的 PROMs（57% 的 RCT 和 41% 的 CTR 采用 KSS），其次是西安大略和麦克马斯特大学骨性关节炎指数（Western Ontario and McMaster Universities Osteoarthritis Index，WOMAC），如表 8.1 所示。大多数研究（64% 的 RCT 和 79% 的 CTR）采用 2 个或 2 个以上指标。笔者提示 KSS 和特种外科医院评分系统有明显的天花板效应，可能会高估患者的实际结果。同年，Siljander 等[2] 分析了 4 个权威骨科杂志上 644 项研究，发现全膝关节置换术最常用的 PROM 依次是 KSS、WOMAC、SF-36、牛津膝关节评分（Oxford Knee Score，OKS）、视觉疼痛评分（Visual Analogue

表8.1 452 个 RCT 和 184 个 CTR 中 TKA 术后最常使用的 PROMs[a]

评价系统	分类	RCT 比例	CTR 比例
KSS	疾病特异性 – 混合	57%	41%
WOMAC	疾病特异性 – PROMs	33%	26%
Oxford Knee Score	疾病特异性 – PROMs	15%	33%
Visual analogue pain scale	整体	15%	18%
HSS	疾病特异性 – PROMs	14%	1%
SF-36	整体	13%	11%
SF-12	整体	8%	14%
Stair-climbing test	基于功能表现的	7%	8%
KOOS	疾病特异性 – PROMs	6%	30%
6-Minute walk test	基于功能表现的	4%	9%

CTR. 注册的临床试验；HSS. 特种外科医院；KSS. 膝关节协会评分；KOOS. 膝关节损伤和骨关节炎结局评分；PROM. 患者报告的结局评价；RCT. 随机对照实验；WOMAC. 西安大略和麦克马斯特大学骨性关节炎指数
a：摘自 Lovelock 等[1]

Scale，VAS）以及膝关节损伤和骨性关节炎结局评分（Knee Injury and Osteoarthritis Outcome Score，KOOS）。2004—2016 年使用 1 个以上 PROM 的文章数量增加了 48%。

2016 年，Thedoulou 等 [3] 统计了 438 篇膝关节置换术文献，其中 59% 用了初版 KSS，其后依次是 WOMAC（24%）、OKS（19%）、疼痛 VAS（约 15%）和 SF-36（约 15%）。另外一项调查显示，国际关节登记系统（International Society of Arthroplasty Registries，SAR）膝关节置换术后最常用的疾病特异性指标是 KOOS，疼痛 VAS 和 WOMAC，而最常用的整体健康状况评估工具是欧洲五维生活质量量表和 SF-12 [4]。

必须强调的是有很多因素影响膝关节置换术后患者结局，包括患者精神状态、住院经历、社会经济状况、社会支持和体重指数 [5]。常用的力量、平衡和功能评价指标将在第九章讨论。这一章节详述常用的 PROMs 及其可靠性、可行性、效应度，最小临床意义变化值（MCID）和最小重要差异（MIC），尽可能帮助使用者理解这些测量工具。

8.2 美国强制采集的 PROMS

2016 年 4 月美国医疗保险和医疗补助服务中心（Centers for Medicare and Medicaid Services，CMS）实施关节置换综合保险（Comprehensive Care for Joint Replacement，CJR）模式，对关节置换患者采用基于病种和医疗价值的报销方式 [6]。这个 5 年试点方案最初包括 67 个城市 800 家医院，最初两年纳入超过 50 000 例患者，随后第 3~5 年降至 465 家医院。至 2020 年 12 月 31 日的运行结果已经证实这个模式可有效监控参加医院关节置换手术的质量和费用。这个模型采用并发症发生率（权重 50%）、《医院消费者医疗机构与系统评价》评分（权重 40%）和自愿完成的 PROMs（权重 10%）这 3 项评估医院的综合质量。综合质量评价将医疗机构划分为 4 类，优异和良好的医院根据 CMS 按疗效付费方法获得报销 [7]。

CJR 要求至少 1 项整体生活质量评分和 1 项关节特异性评分较术前获得提升，其中整体生活质量评分获取自《患者报告的结局测量信息系统 10 项》（PROMs-10）中功能调查和整体生活状态调查，或者 VR-12（Veterans RAND 12-Item Survey，退伍军人 RAND 12 项调查）。关节特异性指标是 KOOS 或者 KOOS 关节置换调查表（KOOS Joint Replacement Survey，KOOS-JR）。要求于术前 0~90 天及术后 270~365 天采集数据。术前术后 PROM 数据完整性从第一年的 50% 增加到第 5 年的 80%，2020 年度参加医院术前和术后 PROM 完成度尚不可知 [7]。

CJR 项目增加了 CMS 打包付费模式下参保医院的数量，但与手术量、并发症、患者满意度和再入院率无关 [8-11]。Molloy 等 [7] 调查了一家医疗机构 CJR 术后（275~365）PROM 完成率，而这家医疗机构在 CJR 实施之前 6 年已经在采集这些数据。患者可以在办公室、电子健康记录系统入口和电子邮件超链接完成 PROMS-10 问卷。总共纳入了 725 例患者，其中只有 215（30%）例在 CJR 要求的周期内完成了调查。而最后期限延长至 396 天后完成率提高到 46%。所以笔者建议 CJR 考虑术后完成数据的时限应该在 365 天基础上适当延长。

Finch 等 [10] 比较了打包付费制医院（患者 1984 例）和非打包付费医院（患者 4490 例）的关节置换术后患者功能、总体健康和疼痛情况。研究发现术后 6 个月所有患者的 KOOS JR、PROMIS-10 身体健康和疼痛视觉评分均有显著提高。相比非打包付费医院，打包付费医院的患者 KOOS JR 评分小幅降低，但差异具有显著性（1.8 分，$P=0.01$）。在这个短期随访的研究里面达到

MCID 的患者比例无明显差别。笔者强调打包付费项目必须确保 PROM 持续提升，控费措施不能损害患者结局。

8.3 膝关节协会评分

第一版 KSS 评分发表于 1989 年，由膝关节评分（包括疼痛、活动度、稳定性）和功能评分（行走、上下台阶）两部分构成（表 8.2）[12]。23 年后即 2012 年 KSS 进行了大幅修改，目前版本包括主观膝关节评分（7 个条目），满意度评分（5 个条目），期望值评分（3 个条目）和功能活动度评分（19 个条目）[13]。开发者进行的研究证实 KSS 亚项具有充分的有效性和可靠性[13]。在全膝关节置换术（TKA，ES3.38）后 12 个月，研究发现相比 WOMAC、SF-12 和 OKS，KSS 具备极好的响应度[14]。Jacobs 和 Christensen 报道了 KSS 最小可检测变化值为 34.5[15]。

虽然全面，但 KSS 表格极为冗长、耗时和消耗人力。2016 年缩略版 KSS 被开发出来并开始用于 TKA 研究以外的临床实践。缩略版 KSS 由 10 个问题和一系列任选的活动[16]，其中 6 个问题计入评分。2012 版标准版 KSS 中有关满意度的 5 个问题被合并为 1 个，并且这 1 个问题与 5 个问题的亚项得分高度相关（$r=0.81$，ES 值 3.24）。标准版 KSS 有关功能的 17 个问题被压缩到 6 个，两者相关性良好（$r=0.97$，$P < 0.01$）。缩略版 KSS 对 TKA 术后改变响应度良好（ES2.19，$P < 0.01$）。

表 8.2　膝关节协会评分系统的条目对比

原版 KSS 评分[12]		2012 新 KSS 评分[13, 61]		2016 缩略版 KSS[16]	
条目	分数	条目	分数	条目	分数
膝关节评分	100 满分	客观膝关节评分	100 满分	总分	100 满分
				行走距离	20
		对线	25	普通活动柜	
疼痛	50	稳定性	25	不平路面行走	15
稳定性	25	ROM	25	上下台阶	15
ROM	25	症状	25	从无扶手的椅子上站立	15
膝关节功能	100 满分	满意度	40 满分		
		坐下时疼痛	8	跑步	20
		躺下时疼痛	8	任选活动	15
行走	50	下床时膝关节功能	8		
上下台阶	50	家务劳动时膝关节功能	8		
		娱乐活动时膝关节活动	8		
		期望值	15 满分		
		疼痛缓解	5		
		日常活动能力	5		
		休闲、娱乐体育活动能力	5		
		功能活动	100 满分		
		行走和站立（5 条）	30		
		普通活动（6 条）	30		
		高级活动（5 条）	25		
		任选活动（3 条）	15		

在一项由非 KSS 开发者进行的研究中，Maniar 等[17] 在 148 例 TKA 患者中报告了极佳的响应度（ES3.58），并且没有地板和天花板效应（表 8.3）。相比标准版 KSS、WOMAC 和 SF-12，缩略版 KSS 响应度更好，更高的 ES 值。TKA 术后 1 年缩略版和标准版 KSS 相关性强（$r=0.90$，$P < 0.001$），提示这两个系统可以相互替换。截至目前缩略版 KSS 的 MCID 值尚未明确。

8.4 西安大略和麦克马斯特大学骨性关节炎指数

WOMAC 评分开发于 1988 年用于评价膝或髋关节骨关节炎患者的多维健康状况[18, 19]。共有 3 个亚项：功能（17 个问题）、疼痛（5 个问题）和僵硬（2 个问题）（表 8.4）。每一个问题在 Likert

表 8.3 缩略版 KSS：心理测量学特性及其与其他测量系统术后 1 年的相关性[a]

	缩略版 KSS	标准版 KSS	WOMAC	SF-12
响应度	ES 3.58，SR2.92	ES 3.39，SRM 2.68	ES−1.43，SRM−1.16	ES 1.11，SRM 0.77
天花板效应（得分大于 ≥ 90% 总分）	4.7%	5.4%	31.8%	NA
KSS 缩略版相关性	—	$r=0.9$，$P < 0.001$	$r=-0.60$，$P < 0.001$	$r=0.60$，$P < 0.001$
术前 – 术后 1 年 KSS 差异的相关性	—	$r=0.9$，$P < 0.001$	$r=-0.60$，$P < 0.001$	$r=0.50$，$P < 0.001$

ES. 效应量；KSS. 膝关节协会评分；SRM. 标准化反应均数
a：摘自 Maniar 等[17]

表 8.4 WOMAC 条目[a]

疼痛	僵硬	功能
平地上行走	晨起时	下台阶
上下台阶	白天久坐、躺或者休息后	上台阶
夜间在床上		坐着站起时
坐下或者躺下		站着时
站立		弯腰捡东西时
		平地行走时
		上下小汽车时
		购物
		穿袜
		起床时
		脱袜
		躺在床上
		进出浴缸
		坐下
		马桶上坐下与起立
		重家务劳动
		轻家务劳动

a：摘自 Bellamy 等[18]。每个问题评 0~4 分，其中 0 分 = 没有，1= 轻度，2= 中度，3= 非常，4= 极其严重。总分 0（最佳）~100（最差）分

量表评 0（最佳）~4（最差）分，总分被转化为 0~100 分。通过评估 32 个接受关节镜治疗的膝关节骨关节炎患者，Roos 等[20] 发现瑞士版 WOMAC 具有足够的内部一致性、可靠性（组间相关系数 ICC 0.58~0.92）和良好的响应度。Escobar 等[21] 报告了 WOMAC 术后 6 个月极高的响应度，ES 介于 1.13~1.71，SRM 0.90~1.46。12 个月总分 MCID 15 分、疼痛 MCID 25~29 分，功能 MCID 22~27 分。

Giesinger 等[5] 发现术后 2 月和 12 月 WOAMC 疼痛评分和总分对膝关节置换手术的结局有很好的预测效果（表 8.5），在这个研究中，治疗成功被定义为对以下 4 个问题的回答：（1）你对你的膝关节置换术有多满意？（回答必须是"非常满意或者满意"）;（2）你会再次接受这个手术吗？（回答必须是"是"）;（3）手术增强了你进行功能活动的能力吗？（回答必须是"是"）;（4）手术缓解了你的疼痛吗？（回答必须是"是"）。

8.5 牛津膝关节评分

1998 年牛津大学公共卫生和基础健康管理学院的学者 Dawson 等[22] 开发了 OKS，共 12 个问题，用以评估全膝置换术后疼痛和功能。其中评估疼痛 5 个问题，评估功能 7 个问题。推荐每个问题评 0~4 分，其中 4 分为最佳（表 8.6），所以理论上最低分 0 分，最高分 48 分[23]。这与最初推荐每个问题评 1~5 分、1 分（总分 12 分）最佳不同。OKS 可以在 http://www.orthopaedicscore.com/scorepages/oxford_knee_score.html 下载。评分手册和授权信息可在 https://innovation.ox.ac.uk/outcome-measures/oxford-knee-score-oks 下载。英国卫生部采用 OKS 评估每年在国家健康服务医院中 TKA 的手术效果。

Dawson 等[22] 发现全膝关节置换术患者 OKS 完成率高于初版 KSS、SF-36 和斯坦福健康评估问卷。这些研究发现 OKS 评估 TKA 人群时具有足够的可靠性、内在一致性和响应度。其他笔者也证实了这些发现[24-28]，而且 OKS 还可以预测 TKA 术后满意度[29]。一项纳入 101 036 例 TKA 术后 6 个月患者的研究发现 OKS 无地板和天花板效应[30]。

Beard 等[24] 引入一个参考问题比较现况（术后 6 个月）与术前膝关节状况确定了 OKS 的最小重要变化值（MIC），这个问题预设了 5 个可能的回答（好多了，稍好一点，大致一样，稍差点，明显更差）。用 ROC 曲线分析来区别稍好一点与大致一样的患者。笔者发现单个患者 MIC 为 7

表 8.5 全膝置换术后治疗成功的阈值 [a]

WOMAC 亚项	术后时间点	预测成功的阈值	敏感度	特异度
疼痛	2 个月	17.5	0.65	0.75
	12 个月	7.5	0.83	0.74
僵硬	2 个月	31.5	0.76	0.58
	12 个月	18.5	0.72	0.61
功能	2 个月	33.5	0.82	0.53
	12 个月	16.5	0.84	0.67
总分	2 个月	29.5	0.80	0.57
	12 个月	16.5	0.85	0.68

a：摘自 Giesinger 等[5]

表 8.6　牛津膝关节评分：所有的回答均只考虑过去 4 周的情况

问题	可能的答案	得分
1. 您怎么评价过去 4 周膝关节的总体疼痛情况	没有 很轻微 轻度 中等 严重	4 3 2 1 0
2. 过去 4 周因为膝关节疼痛您洗浴 / 擦洗受限制吗	没问题 很小的困难 中等困难 很困难 不能完成	4 3 2 1 0
3. 过去 4 周您因为膝关节疼痛限制您上下汽车或者不能使用公共交通系统吗	没问题 很小的困难 中等困难 很困难 不能完成	4 3 2 1 0
4. 过去 4 周在膝关节疼痛加重之前您扶或不扶拐杖能走多久	不疼 > 30min 16~30min 5~15min 仅能房子周围 不能走	4 3 2 1 0
5. 您饭后站起来时膝关节有多大程度的疼痛	一点都不疼 轻微疼痛 中度疼沟通 非常疼痛 不能忍受	4 3 2 1 0
6. 您会因为膝盖疼痛而跛行吗	很少 / 从不 偶有或者这是最开始 经常 绝大多数 所有时间	4 3 2 1 0
7. 您能蹲下或者蹲下能站起来吗	没问题 很小的困难 中等困难 很困难 不能完成	4 3 2 1 0
8. 膝盖夜间疼痛会困扰到您吗	没有 只有 1~2 晚上 有些晚上 大多数晚上 每晚	4 3 2 1 0
9. 日常活动包括家务劳务时候膝关节会疼痛吗	一点都不痛 一点点 中等 较大程度 完全	4 3 2 1 0
10. 您有膝盖突然打软腿或者快摔倒的感觉吗	很少 / 从不 偶有或者这是最开始 经常 绝大多数 所有时间	4 3 2 1 0

表 8.6（续）

问题	可能的答案	得分
11. 您能独自完成购物吗	可以，容易 有点不容易 中等困难 非常苦难 不能完成	4 3 2 1 0
12. 您能走下楼梯吗	可以，容易 有点不容易 中等困难 非常苦难 不能完成	4 3 2 1 0

分，单个组 MIC 为 9 分，组间差异 MIC 为 5 分。此外，最小可检测差值是 4.15 分，也就是说对于 90% 的患者如果得分差异达到 4.15 分患者将会感受到真正的改变。

8.6 膝关节损伤和骨性关节炎结局评分（KOOS）

KOOS 是一个包含 42 条目的膝关节特异性评价工具，1989 年由 Roos 等首先报道[31]。它最初用于前交叉韧带重建术后患者的评价，此后也用于 TKA 和膝关节骨关节炎患者[20, 32-36]。KOOS 分 5 个亚项：疼痛（9 个问题）、症状（5 个问题）、日常活动（17 个问题）、运动和休闲（5 个问题）和生活质量（4 个问题）。每个亚项评 0（最差）~100（最佳）分。也有两个问题评价膝关节僵硬，总共 42 个问题。总分计算方法尚未验证所以不做推荐。这个问卷和评分计算方法见于 http://www. koos.nu.

2019 年 Connelly[37] 通过一组 383 例 TKA 术后 1~3 年的患者确认了 KOOS 亚项的患者可接受症状状态阈值（Patient Acceptable Symptom State，PASS）（表 8.7）。PASS 通过患者满意度的锚定问题确定。此研究发现亚项得分可以预测术后 1 年（$r=0.46$~0.52，$P < 0.001$）和 3 年的患者满意度（$r=0.44$~0.48，$P < 0.001$）。不满意患者的评分结果显著低于满意患者（$P < 0.05$）。

2018 年 Lyman 等[38] 计算了 KOOS 亚项的 MCIC 和显著临床获益（Substantial Clinical Benefit，SCB）（表 8.8）。在其 2630 例 TKA 患者的队列中，术后 2 年达到 MCIC 的患者占 76%~81%，达到 SCB 占 60%~78%。在此基础上 Haydel 等[39] 报道了 159 例 TKA 患者术后半年达到 MCIC 占 68%~79%，而达到 SCB 占 61%~73%。笔者也指出根据 KOOS 评分，他们失败率高达 30% 的原因

表 8.7 TKA 术后患者可接受的 KOOS 亚项的 PASS[a]

KOOS 亚项	阈值		敏感度		特异度	
	术后 1 年	术后 3 年	术后 1 年	术后 3 年	术后 1 年	术后 3 年
疼痛	84.5	87.5	0.74	0.71	0.81	0.81
症状	80.5	84.0	0.74	0.69	0.86	0.81
日常活动	83.0	87.5	0.76	0.72	0.84	0.83
生活质量	66.0	66.0	0.74	0.75	0.89	0.81

a：摘自 Connelly 等[37]

是纳入的患者基础病患病率较高（52% 患者有 2~3 项基础病，38% 患者有超过 3 种基础病），术前疼痛和 ADL 评分结果很差。

Gandek 和 Ware[40] 报道了 820 例患者 KOOS 对术后半年响应度良好（表 8.9），无明显地板或者天花板效应，聚合效度可接受。术前 29% 的患者在运动亚项上有明显的地板效应。笔者 Peer 等[33] 发现与现有评分系统相比，KOOS 具有中到高的效度、尚可的可信度和很好的响应度。但运动和休闲亚项结构效度和信度较低（ICC，0.45~0.65）。

8.7 KOOS 关节置换调查表（KOOS JR）

2016 年 Lyman 等[41] 针对 CMS 强制要求的 PROM 数据进行了一项 KOOS JR 效度研究，目的是制定出一个适合 TKA 患者但比 KOOS 或者 WOMAC 更简短的量表。在一个纳入 2291 例 TKA 患者的研究中，这个共 7 个条目的 PROM 量表表现出了很高的内在一致性，极佳的响应度（SRM 1.79），很高的结构效度，但 20% 的天花板效应值得担忧。笔者推荐年轻活跃的患者联合使用 KOOS 运动和休闲亚项。KOOS JR 初步评分 0~28 分，但需要换算到 0~100 分，其中 0 意味着完全的功能障碍，而 100 是完美的膝关节状态。2018 年 Lyman 等[38] 提出了 KOOS JR 的 MCIC 和 SCB 值，分别是 14 分和 20 分。在其 2630 例 TKA 的队列中 81% 患者在术后 2 年达到了 MCIC 值，68% 达到了 SCB 值。这个量表和使用手册见于 https://www.orthotoolkit.com/koos-jr。2020 年美国物理治疗协会临床指南推荐使用 KOOS JR、30s 坐立试验和起立 – 行走计时试验评估 TKA 患者术后结局[42]。

表 8.8 TKA 术后 KOOS 的 MCIC 和 SCB[a]

KOOS 亚项	MCIIC（分数）	SCB（分数）
疼痛	18	22
症状	7	21
日常活动	16	15
生活质量	17	23

a：摘自 Lyman 等[38]

表 8.9 KOOS 亚项术后半年响应度和地板 / 天花板效应[a]

KOOS 亚项	响应度		% 地板效应		% 天花板效应	
	ES	SRM	Preop	Follow-up	Preop	Follow-up
疼痛	1.80	1.51	0.3	0	0.5	13.7
症状	1.25	1.10	0.7	0	0.3	3.6
日常活动	1.53	1.49	0.7	0	0.3	9.4
生活质量	1.99	1.46	14.5	0.6	0.1	8.2
运动	1.49	1.07	28.8	4.1	0.9	3.9

a：摘自 Gandek 和 Ware[40]

8.8 SF-36 和 SF-12

1992 年 Ware 等开发了 SF-36 健康调查表用于评估个体健康状况[43]。SF-36 出自 RAND 公司医学结局研究项目（Medical Outcome Study），后来免费提供用以临床研究，见于 https://www.rand.org/health-care/surveys_tools/mos/36-item-short-form.html。DF-36 由 8 个亚项构成——活力、躯体功能、肌体疼痛、整体健康感知、躯体角色、心理角色、社会角色和精神心理健康，需要 6~9min 完成。每一个亚项直接转化为 0~100 分，分数越低表示健康状况越差。SF-36 评估两个不同的维度：躯体部分总分（PCS-36）代表的躯体维度和精神部分总分（MCS-36）代表的精神心理维度。大量研究都验证了 SF-36 的信度、效度和响应度[44-47]。

1996 年 Ware 等[46]报道了 SF-12 的构建和初步信效度检验，这个表格仅需花费 2min（表 8.10）。从美国普通人群中抽样的 2474 例个体研究证实 SF-12 得分与 PCS-36（R^2=0.91）和 MCS-36（R^2=0.92）紧密相关。Gandek 等[48]纳入欧洲 9151 例样本的一项研究也报道了类似的结果。其他多个研究也证实 SF-12 具备相当的精神测量学特征[49-53]。SF-12 的问卷、评分方法和相关研究报告见于 https://www.orthotoolkit.com/sf-12/。

表 8.10 SF-12

患者指导：本调查询问您对健康的看法。这些信息将有助于跟踪你的感觉以及你平时活动的能力。只选择一个答案来回答每个问题。如果您不确定如何回答问题，请尽可能给出最佳答案。

1. 总体而言，您的健康状况是：
□极好　　□非常好　　□好　　□一般　　□差
下面的问题是你在正常的一天里会可能会进行的活动。你的健康现在限制了这些活动吗？如果收到限制，受限程度有多大？

2. 进行中等强度活动时，您是否会受到健康状况的限制，比如移动桌子，推动吸尘器，打保龄球，打高尔夫球？如果受到限制，受限程度有多大？
□是的，限制很多　　□是的，限制一点　　□一点也没有限制

3. 您的健康状况对您爬楼梯的限制程度有多大？
□限制很多　　□限制一点　　□一点也没有限制
在过去 4 周，由于身体健康的影响，您的工作或其他日常活动中有什么问题吗？

4. 完成的工作和日常活动减少？
□是　　□否

5. 限制您像往常一样工作及活动？
□是　　□否
在过去 4 周，由于情绪问题（例如感到沮丧或焦虑）的影响，您的工作或其他日常活动中有什么问题吗？

6. 由于情绪问题的限制使得您完成的工作和日常活动减少？
□是　　□否

7. 由于情绪问题的限制使得您无法像往常一样认真工作及活动？
□是　　□否

表 8.10（续）

8. 在过去 4 周，疼痛在多大程度上影响到您的正常工作（包括家庭以外的工作和家务）？
□从来没有　　□一点　　□中等程度　　□相当大程度　　□极其影响

这些问题是关于您在过去 4 周的感觉。对于每个问题，请给出一个最接近您感觉的答案。在过去的 4 周里，有多少时间？

9. 您感觉平静？
□一直都是　　□大多数时候　　□有些时候　　□少数时候　　□从来没有

10. 您感觉精力充沛？
□一直都是　　□大多数时候　　□一些时候　　□有些时候　　□从来没用

11. 您感觉沮丧和抑郁？
□一直都是　　□大多数时候　　□有些时候　　□少数时候　　□从来没有

12. 在过去 4 周，有多少时候身体健康和心理问题影响到您的社交活动（比如拜访朋友和亲戚等）？
□一直都是　　□大多数时候　　□有些时候　　□少数时候　　□从来没有

8.9　缩略版 PROMIS Global-10

PROMIS Global-10 由评估整体健康和功能的 10 个问题构成，包括躯体健康、精神健康、社会健康、疼痛和整体生活质量（表 8.11）。整体躯体健康和整体心理健康各由 4 个问题评估[54]。这些评分可用来评估整体健康和精神状态。此外，PROMIS Global-10 可以与 EQ-5D 联合使用。详细的数据采集和评分方法见于 http://www.healthmeasures.net/index.php?option=com_content&view=category&layout=blog&id=135&Ite mid=935。PROMIS Global-10 由美国国立卫生院开发，一项由 21 000 例患者组成的研究证实了 GPH 和 GMH 亚项具备相当的信度和结构效度[55]。

Shim 和 Hamilton[56] 比较了 PROMIS Global-10 GPH、GMH 亚项和 EQ-5D、OKS 的响应度。共纳入 721 例术后 1 年的 TKA 患者，这项队列研究计算了术后 3~12 个月的 SRM 和 ES，证实除

表 8.11　PROMIS Global-10 健康评价条目[a]

问题	回答
1. 总体上你的健康状况如何	特别好、非常好，好，一般，差
2. 总体上你觉得你的生活质量	特别好、非常好，好，一般，差
3. 总体而言你的躯体健康如何	特别好、非常好，好，一般，差
4. 总体上，你觉得你的心理健康包括你的情绪和思考能力	特别好、非常好，好，一般，差
5. 总体上，你觉得你的社会活动和关系的满意度如何	特别好、非常好，好，一般，差
6. 总体上，你如何评价你的社会活动和角色	特别好、非常好，好，一般，差
7. 你如何评价你进行日常活动如行走。爬楼、搬重物和挪动椅子的能力	完全能够、绝大多数、中等、很少能、一点也不行
8. 你被焦虑、抑郁或者易激惹状态困扰频繁吗	从不、偶尔、有时候、经常、总是
9. 你会怎么评价你的总体疲乏状态	从不、偶尔、有时候、经常、总是
10. 你怎么评价你总体躯体疼痛情况	0~10，0 是无痛，10 是极度疼痛

a：2010—2018 PROMIS Health Organization，Version 1.2

GMH 之外，这个量表具有极好的响应度。GPH 亚项和 EQ-5D 评分与 OKS 相关（r 分别为 0.57 和 0.51，$P < 0.01$），这些结局指标可以区分 OKS 达到 MCID（OKS > 5 分）和 OKS 未达到 MCID 的患者。GPH 亚项对半月板切除术和 ACL 重建术患者也有足够的响应度[57]。

8.10 活动能力评价量表

1984 年引入的加州大学洛杉矶分校（UCLA）活动能力评价经常被用来评估 TKA 术后整体活动水平（见第十章）[58]。0~10 分涵盖了高强度运动、非常活跃的运动、中等强度的活动，轻微活动和不活跃状态（表 8.12）。Naal 等[59] 从 205 例 TKA 患者研究中发现这个评分有相当的信度、可行性和天花板 / 地板效应。研究证实其优于 Tegner 评分和活动力评分表（Activity Rating Scale）。这个评分的不足之处在于它没有评价运动的频率、持续时间和强度。

下肢活动力评分（Lower Extremity Activity Scale，LEAS）由 Saleh 等[60] 发表于 2005 年，这个量表涵盖了涉及从卧床到高强度运动的 18 个问题（表 8.13）。一项评价全膝翻修术的研究发现这个量表与计步器的数据相关（r=0.79）。笔者也报道了相当的信度（ICC=0.9），响应度和效度。这个量表与 WOMAC 功能和疼痛评分相关（$P < 0.001$）。

表 8.12 UCLA 活动力评价 [a]

等级	活动度
10	常规参加高强度运动如跑步、网球、滑雪、无氧运动、芭蕾、重体力工作和徒步旅行
9	有时参加高强度运动
8	常规参加非常活跃的运动如保龄球和高尔夫球
7	常规参加活跃的运动如骑自行车
6	常规参加游泳、购物、无限制的家务劳动等中等强度的活动
5	有时参加中等强度的活动
4	常规参加低强度的运动如行走、限制的家务劳动和有限制的购物等
3	有时参加低强度的运动
2	绝大多数不运动，仅能参加低强度的日常活动的低强度
1	完全不能活动，需要他人帮助，不能离开住所

a：摘自 Amstutz 等[58]

表 8.13 下肢活动能力评分 [a]

得分	描述
1	我整天卧床
2	除了去卫生间等我大多数卧床
3	一天中的大多数我要么卧床要么坐在椅子上
4	除了少量的转移，我一天绝大多数坐着，不站也不走
5	我一天绝大多数都是坐着，偶尔在房子里站站，走走（我很少出门，如果出门我需要坐轮椅或者小型摩托车）
6	我适度在房子周围走走，但不经常离开房子，除非有事
7	我能随意在房子周围行走或者出门，可以走 1~2 个街区

表 8.13（续）

得分	描述
8	我能随意在房子周围行走或者出门，可以独立走若干个个街区（天气允许的话）
9	我可以随意行走，不受任何限制，不管室内还是室外（天气允许的话）
10	我可以随意行走，不管室内还是室外，可以从事轻体力劳动
11	我可以随意行走，不管室内还是室外，可以从事适度体力劳动
12	我可以随意行走，不管室内还是室外，可以从事极活跃的劳动
13	我可以随意行走，不管室内还是室外，偶尔也可以参加一些放松的活动如慢跑、骑车、跳舞和游泳Ⅰ（2~3 次 / 月）
14	我可以随意行走，不管室内还是室外，有时也可以参加一些放松的活动如慢跑、骑车、跳舞和游泳Ⅰ（2~3 次 / 周）
15	我可以随意行走，不管室内还是室外，每天可以参加一些放松的活动如慢跑、骑车、跳舞和游泳
16	我可以随意行走，不管室内还是室外，偶尔也可以参加一定强度的竞技性活动（2~3 次 / 月）
17	我可以随意行走，不管室内还是室外，经常可以参加一定强度的竞技性活动（2~3 次 / 周）
18	我可以随意行走，不管室内还是室外，每天都参加一定强度的竞技性活动

a：摘自 Saleh 等[60]

参考文献

[1] Lovelock TM, Broughton NS, Williams CM. The popularity of outcome measures for hip and knee arthroplasties. J Arthroplasty. 2018;33(1):273–276. https://doi.org/10.1016/j. arth.2017.08.024.

[2] Siljander MP, McQuivey KS, Fahs AM, Galasso LA, Serdahely KJ, Karadsheh MS. Current trends in patient-reported outcome measures in total joint arthroplasty: a study of 4 major orthopaedic journals. J Arthroplasty. 2018;33(11):3416–3421. https://doi.org/10.1016/j. arth.2018.06.034.

[3] Theodoulou A, Bramwell DC, Spiteri AC, Kim SW, Krishnan J. The use of scoring systems in knee arthroplasty: a systematic review of the literature. J Arthroplasty. 2016;31(10):2364–2370 e2368. https://doi.org/10.1016/j.arth.2016.05.055.

[4] Rolfson O, Eresian Chenok K, Bohm E, Lubbeke A, Denissen G, Dunn J, Lyman S, Franklin P, Dunbar M, Overgaard S, Garellick G, Dawson J, Patient-Reported Outcome Measures Working Group of the International Society of Arthroplasty R. Patient-reported outcome measures in arthroplasty registries. Acta Orthop. 2016;87(Suppl 1):3–8. https://doi.org/10.1080/17453674.2016.1181815.

[5] Giesinger JM, Hamilton DF, Jost B, Behrend H, Giesinger K. WOMAC, EQ-5D and knee society score thresholds for treatment success after total knee arthroplasty. J Arthroplasty. 2015. https://doi.org/10.1016/j.arth.2015.06.012.

[6] Services CfMM. Comprehensive care for joint replacement model. 2020. https://innovation. cms.gov/innovation-models/cjr. Accessed 31 Mar 2020.

[7] Molloy IB, Yong TM, Keswani A, Keeney BJ, Moschetti WE, Lucas AP, Jevsevar DS. Do medicare's patient-reported outcome measures collection windows accurately reflect academic clinical practice? J Arthroplasty. 2020;35(4):911–917. https://doi.org/10.1016/j.arth.2019.11.006.

[8] Dummit LA, Kahvecioglu D, Marrufo G, Rajkumar R, Marshall J, Tan E, Press MJ, Flood S, Muldoon LD, Gu Q, Hassol A, Bott DM, Bassano A, Conway PH. Association between hospital participation in a medicare bundled payment initiative and payments and quality outcomes for lower extremity joint replacement episodes. JAMA. 2016;316(12):1267–1278. https://doi.org/10.1001/jama.2016.12717.

[9] Finkelstein A, Ji Y, Mahoney N, Skinner J. Mandatory medicare bundled payment program for lower extremity joint replacement and discharge to institutional Postacute care: interim analysis of the first year of a 5-year randomized trial. JAMA. 2018;320(9):892–900. https://doi.org/10.1001/jama.2018.12346.

[10] Finch DJ, Pellegrini VD Jr, Franklin PD, Magder LS, Pelt CE, Martin BI, Investigators P. The effects of bundled payment programs for hip and knee arthroplasty on patient-reported outcomes. J Arthroplasty. 2020;35(4):918–925 e917. https://doi.org/10.1016/j.arth.2019.11.028.

[11] Navathe AS, Liao JM, Dykstra SE, Wang E, Lyon ZM, Shah Y, Martinez J, Small DS, Werner RM, Dinh C, Ma X, Emanuel EJ. Association of hospital participation in a medicare bundled payment program with volume and case mix of lower extremity joint replacement episodes. JAMA. 2018;320(9):901–910. https://doi.org/10.1001/jama.2018.12345.

[12] Insall JN, Dorr LD, Scott RD, Scott WN. Rationale of the knee society clinical rating system. Clin Orthop Relat Res. 1989;248:13–14.

[13] Noble PC, Scuderi GR, Brekke AC, Sikorskii A, Benjamin JB, Lonner JH, Chadha P, Daylamani DA, Scott WN, Bourne RB. Development of a new knee society scoring system. Clin Orthop Relat Res. 2012;470(1):20–32. https://doi.org/10.1007/s11999-011-2152-z.

[14] Maniar RN, Maniar PR, Chanda D, Gajbhare D, Chouhan T. What is the responsiveness and respondent burden of the new knee society score? Clin Orthop Relat Res. 2017;475(9):2218–2227. https://doi.org/10.1007/s11999-017-5338-1.

[15] Jacobs CA, Christensen CP. Correlations between knee society function scores and functional force measures. Clin Orthop Relat Res. 2009;467(9):2414–2419. https://doi.org/10.1007/s11999-009-0811-0.

[16] Scuderi GR, Sikorskii A, Bourne RB, Lonner JH, Benjamin JB, Noble PC. The knee society short form reduces respondent burden in the assessment of patient-reported outcomes. Clin Orthop Relat Res. 2016;474(1):134–142. https://doi.org/10.1007/s11999-015-4370-2.

[17] Maniar RN, Maniar PR, Chanda D, Gajbhare D, Chouhan T. Short-form new knee society score: what is its responsiveness and convergent validity with other scores? J Knee Surg. 2020. https://doi.org/10.1055/s-0040-1702190.

[18] Bellamy N, Buchanan WW, Goldsmith CH, Campbell J, Stitt LW. Validation study of WOMAC: a health status instrument for measuring clinically important patient relevant outcomes to antirheumatic drug therapy in patients with osteoarthritis of the hip or knee. J Rheumatol. 1988;15(12):1833–1840.

[19] Bellamy N. Pain assessment in osteoarthritis: experience with the WOMAC osteoarthritis index. Semin Arthritis Rheum. 1989;18(4 Suppl 2):14–17. https://doi. org/10.1016/0049-0172(89)90010-3.

[20] Roos EM, Klassbo M, Lohmander LS. WOMAC osteoarthritis index. Reliability, validity, and responsiveness in patients with arthroscopically assessed osteoarthritis. Western Ontario and MacMaster Universities. Scand J Rheumatol. 1999;28(4):210–215.

[21] Escobar A, Quintana JM, Bilbao A, Arostegui I, Lafuente I, Vidaurreta I. Responsiveness and clinically important differences for the WOMAC and SF-36 after total knee replacement. Osteoarthr Cartil. 2007;15(3):273–280. https://doi.org/10.1016/j.joca.2006.09.001.

[22] Dawson J, Fitzpatrick R, Murray D, Carr A. Questionnaire on the perceptions of patients about total knee replacement. J Bone Joint Surg. 1998;80(1):63–69.

[23] Murray DW, Fitzpatrick R, Rogers K, Pandit H, Beard DJ, Carr AJ, Dawson J. The use of the Oxford hip and knee scores. J Bone Joint Surg. 2007;89(8):1010–1014. https://doi.org/10.130 2/0301-620X. 89B8.19424.

[24] Beard DJ, Harris K, Dawson J, Doll H, Murray DW, Carr AJ, Price AJ. Meaningful changes for the Oxford hip and knee scores after joint replacement surgery. J Clin Epidemiol. 2015;68(1):73–79. https://doi.org/10.1016/j.jclinepi.2014.08.009.

[25] Jenny JY, Diesinger Y. The Oxford Knee Score: compared performance before and after knee replacement. Orthop Traumatol Surg Res. 2012;98(4):409–412. https://doi.org/10.1016/j. otsr.2012.03.004.

[26] Harris K, Dawson J, Doll H, Field RE, Murray DW, Fitzpatrick R, Jenkinson C, Price AJ, Beard DJ. Can pain and function be distinguished in the Oxford Knee Score in a meaningful way? An exploratory and confirmatory factor analysis. Qual Life Res. 2013;22(9):2561–2568. https://doi.org/10.1007/s11136-013-0393-x.

[27] Harris K, Dawson J, Gibbons E, Lim CR, Beard DJ, Fitzpatrick R, Price AJ. Systematic review of measurement properties of patient-reported outcome measures used in patients undergoing hip and knee arthroplasty. Patient Relat Outcome Meas. 2016;7:101–108. https://doi.org/10.2147/PROM.S97774.

[28] Xie F, Ye H, Zhang Y, Liu X, Lei T, Li SC. Extension from inpatients to outpatients: validity and reliability of the Oxford Knee Score in measuring health outcomes in patients with knee osteoarthritis. Int J Rheum Dis. 2011;14(2):206–210. https://doi. org/10.1111/j.1756-185X.2010.01580.x.

[29] Clemente CD. Anatomy: a regional atlas of the human body. 5th ed. Baltimore: Lippincott, Williams and Wilkins; 2007.

[30] Harris K, Lim CR, Dawson J, Fitzpatrick R, Beard DJ, Price AJ. The Oxford knee score and its subscales do not exhibit a ceiling or a floor effect in knee arthroplasty patients: an analysis of the National Health Service PROMs data set. Knee Surg Sports Traumatol Arthrosc. 2017;25(9):2736–2742. https://doi.org/10.1007/s00167-015-3788-0.

[31] Roos EM, Roos HP, Lohmander LS, Ekdahl C, Beynnon BD. Knee injury and Osteoarthritis Outcome Score (KOOS)--development of a self-administered outcome measure. J Orthop Sports Phys Ther. 1998;28(2):88–96.

[32] Bekkers JE, de Windt TS, Raijmakers NJ, Dhert WJ, Saris DB. Validation of the Knee Injury and Osteoarthritis Outcome Score (KOOS) for the treatment of focal cartilage lesions. Osteoarthr Cartil. 2009;17(11):1434–1439. https://doi.org/10.1016/

j.joca.2009.04.019.

[33] Peer MA, Lane J. The Knee Injury and Osteoarthritis Outcome Score (KOOS): a review of its psychometric properties in people undergoing total knee arthroplasty. J Orthop Sports Phys Ther. 2013;43(1):20–28. https://doi.org/10.2519/jospt.2013.4057.

[34] Roos EM, Engelhart L, Ranstam J, Anderson AF, Irrgang JJ, Marx RG, Tegner Y, Davis AM. ICRS recommendation document: patient-reported outcome instruments for use in patients with articular cartilage defects. Cartilage. 2011;2(2):122–136. https://doi. org/10.1177/1947603510391084.

[35] Roos EM, Lohmander LS. The Knee injury and Osteoarthritis Outcome Score (KOOS): from joint injury to osteoarthritis. Health Qual Life Outcomes. 2003;1(1):64.

[36] Roos EM, Toksvig-Larsen S. Knee injury and Osteoarthritis Outcome Score (KOOS) - validation and comparison to the WOMAC in total knee replacement. Health Qual Life Outcomes. 2003;1(1):17.

[37] Connelly JW, Galea VP, Rojanasopondist P, Matuszak SJ, Ingelsrud LH, Nielsen CS, Bragdon CR, Huddleston JI 3rd, Malchau H, Troelsen A. Patient acceptable symptom state at 1 and 3 years after total knee arthroplasty: thresholds for the Knee Injury and Osteoarthritis Outcome Score (KOOS). J Bone Joint Surg Am. 2019;101(11):995–1003. https://doi. org/10.2106/jbjs.18.00233.

[38] Lyman S, Lee YY, McLawhorn AS, Islam W, MacLean CH. What are the minimal and substantial improvements in the HOOS and KOOS and JR versions after total joint replacement? Clin Orthop Relat Res. 2018;476(12):2432–2441. https://doi.org/10.1097/CORR.0000000000000456.

[39] Haydel A, Guilbeau S, Roubion R, Leonardi C, Bronstone A, Dasa V. Achieving validated thresholds for clinically meaningful change on the knee injury and osteoarthritis outcome score after Total knee arthroplasty: findings from a university-based orthopaedic tertiary care safety net practice. J Am Acad Orthop Surg Glob Res Rev. 2019;3(11):e00142. https://doi. org/10.5435/JAAOSGlobal-D-19-00142.

[40] Gandek B, Ware JE Jr. Validity and responsiveness of the knee injury and osteoarthritis outcome score: a comparative study among total knee replacement patients. Arthritis Care Res. 2017;69(6):817–825. https://doi.org/10.1002/acr.23193.

[41] Lyman S, Lee YY, Franklin PD, Li W, Cross MB, Padgett DE. Validation of the KOOS, JR: a Short-form Knee Arthroplasty Outcomes Survey. Clin Orthop Relat Res. 2016. https://doi. org/10.1007/s11999-016-4719-1.

[42] Jette DU, Hunter SJ, Burkett L, Langham B, Logerstedt DS, Piuzzi NS, Poirier NM, Radach LJL, Ritter JE, Scalzitti DA, Stevens-Lapsley JE, Tompkins J, Zeni J Jr, American Physical Therapy A. Physical therapist management of total knee arthroplasty. Phys Ther. 2020;100(9):1603–1631. https://doi.org/10.1093/ptj/pzaa099.

[43] Ware JE Jr, Sherbourne CD. The MOS 36-item short-form health survey (SF-36). I. Conceptual framework and item selection. Med Care. 1992;30(6):473–483.

[44] Ruta D, Hurst N, Kind P, Hunter M, Stubbings A. Measuring health status in British patients with rheumatoid arthritis: reliability, validity and responsiveness of the short form 36-item health survey (SF-36). Br J Rheumatol. 1998;37(4):425–436.

[45] Linde L, Sørensen J, Østergaard M, Hørslev-Petersen K, Hetland ML. Health-related quality of life: validity, reliability, and responsiveness of SF-36, EQ-15D, EQ-5D, RAQoL, and HAQ in patients with rheumatoid arthritis. J Rheumatol. 2008;35(8):1528–1537.

[46] Ware J Jr, Kosinski M, Keller SD. A 12-Item Short-Form Health Survey: construction of scales and preliminary tests of reliability and validity. Med Care. 1996;34(3):220–233.

[47] McHorney CA, Ware JE, Rachel JF, Sherbourne CD. The MOS 36-item short-form health survey (SF-36): III. Tests of data quality, scaling assumptions, and reliability across diverse patient groups. Med Care. 1994;32(1):40–66.

[48] Gandek B, Ware JE, Aaronson NK, Apolone G, Bjorner JB, Brazier JE, Bullinger M, Kaasa S, Leplege A, Prieto L, Sullivan M. Cross-validation of item selection and scoring for the SF-12 Health Survey in nine countries: results from the IQOLA Project. International Quality of Life Assessment. J Clin Epidemiol. 1998;51(11):1171–1178.

[49] Jenkinson C, Layte R, Jenkinson D, Lawrence K, Petersen S, Paice C, Stradling J. A shorter form health survey: can the SF-12 replicate results from the SF-36 in longitudinal studies? J Public Health Med. 1997;19(2):179–186.

[50] Gandhi SK, Salmon JW, Zhao SZ, Lambert BL, Gore PR, Conrad K. Psychometric evaluation of the 12-item short-form health survey (SF-12) in osteoarthritis and rheumatoid arthritis clinical trials. Clin Ther. 2001;23(7):1080–1098.

[51] Resnick B, Nahm ES. Reliability and validity testing of the revised 12-item Short-Form Health Survey in older adults. J Nurs Meas. 2001;9(2):151–161.

[52] Schofield MJ, Mishra G. Validity of the SF-12 compared with the SF-36 Health Survey in pilot studies of the Australian Longitudinal Study on Women's Health. J Health Psychol. 1998;3(2):259–271.

[53] Cheak-Zamora NC, Wyrwich KW, McBride TD. Reliability and validity of the SF-12v2 in the medical expenditure panel survey. Qual Life Res. 2009;18(6):727–735.

[54] Hays RD, Bjorner JB, Revicki DA, Spritzer KL, Cella D. Development of physical and mental health summary scores from the patient-reported outcomes measurement information system (PROMIS) global items. Qual Life Res. 2009;18(7):873–880. https://doi.org/10.1007/ s11136-009-9496-9.

[55] Cella D, Riley W, Stone A, Rothrock N, Reeve B, Yount S, Amtmann D, Bode R, Buysse D, Choi S, Cook K, Devellis R, DeWalt D, Fries JF, Gershon R, Hahn EA, Lai JS, Pilkonis P, Revicki D, Rose M, Weinfurt K, Hays R, Group PC. The Patient-Reported Outcomes Measurement Information System (PROMIS) developed and tested its first wave of adult self-reported health outcome item banks: 2005–2008. J Clin Epidemiol. 2010;63(11):1179–1194. https://doi.org/10.1016/ j.jclinepi.2010.04.011.

[56] Shim J, Hamilton DF. Comparative responsiveness of the PROMIS-10 global health and EQ-5D questionnaires in patients undergoing total knee arthroplasty. Bone Joint J. 2019;101-b(7):832–837. https://doi.org/10.1302/0301-620x. 101b7.Bjj-2018-1543. R1.

[57] Oak SR, Strnad GJ, Bena J, Farrow LD, Parker RD, Jones MH, Spindler KP. Responsiveness comparison of the EQ-5D, PROMIS global health, and VR-12 questionnaires in knee arthroscopy. Orthop J Sports Med. 2016;4(12):2325967116674714. https://doi. org/10.1177/2325967116674714.

[58] Amstutz HC, Thomas BJ, Jinnah R, Kim W, Grogan T, Yale C. Treatment of primary osteoarthritis of the hip. A comparison of total joint and surface replacement arthroplasty. J Bone Joint Surg Am. 1984;66(2):228–241.

[59] Naal FD, Impellizzeri FM, Leunig M. Which is the best activity rating scale for patients undergoing total joint arthroplasty? Clin Orthop Relat Res. 2009;467(4):958–965. https://doi. org/10.1007/s11999-008-0358-5.

[60] Saleh KJ, Mulhall KJ, Bershadsky B, Ghomrawi HM, White LE, Buyea CM, Krackow KA. Development and validation of a lower-extremity activity scale. Use for patients treated with revision total knee arthroplasty. J Bone Joint Surg Am. 2005;87(9):1985–1994. https://doi. org/10.2106/JBJS.D.02564.

[61] Scuderi GR, Bourne RB, Noble PC, Benjamin JB, Lonner JH, Scott WN. The new knee society knee scoring system. Clin Orthop Relat Res. 2012;470(1):3–19. https://doi.org/10.1007/s11999-011-2135-0.

第九章　常见膝关节置换术患者肌力、平衡和功能的客观评估

Frank R. Noyes, Sue Barber-Westin

李　辉　许　鹏 / 译

9.1 引言

确定全膝关节置换术后效果不仅需要评估患者报告的结局（Patient–Reported Outcome Measures，PROMs），还需要评估客观指标如力量、平衡和功能表现。本章将详述临床上常用的客观评价指标。常用和推荐的 PROMs 已经在第八章讨论。

很多研究已用本章所述的试验去确定各种客观评估试验的关系（表 9.1）[1-8]。例如，Aalund 等 [1] 报道等距伸膝肌力与 30s 坐立试验（r=0.40，P=0.001）和 10m 快走试验（r=0.51，P=0.001）

表 9.1　TKA 术后等距股四头肌肌力和躯体功能的相关性

研究	术后时间（月）	30s 坐立试验	10m 快走试验	站立 – 行走计时试验	爬楼试验	6min 步行试验
Aalund[1]	1	r=0.40 P=0.01	r=0.51 P=0.001			
Yoshida[95]	3			r=0.59 P=0.04	r=0.79 P=0.002	r=0.76 P=0.004
	12			r=0.79 P=0.002	r=0.79 P=0.002	r=0.90 $P < 0.01$
Mizner[9]	6			r=0.64 $P < 0.05$	r=0.63 $P < 0.05$	
Mizner[96]	1			r=0.40 $P < 0.05$	r=0.36 $P < 0.05$	r=0.44 $P < 0.05$
	12			r=0.48 $P < 0.05$	r=0.45 $P < 0.05$	r=0.58 $P < 0.05$
Farquhar[5]	12				r=0.49 $P < 0.001$	r=0.55 $P < 0.001$
	24				r=0.45 $P < 0.001$	r=0.43 $P < 0.001$
	36				r=0.15 P=NS	r=0.50 P=0.003
Almeida[2]	2~6				r=0.58 $P < 0.01$	

NS. 不显著

显著相关。Almeida 等 [2] 发现术后 2~6 个月患者爬楼梯试验和等距伸膝肌力（r=0.58，$P < 0.01$）、髋外展肌力（r=0.60，$P < 0.001$）显著相关。Mizner 等 [9] 发现术后 1 年时股四头肌无力与较差的站立 – 行走计时试验（TUG）（r=0.64，$P < 0.05$）和爬楼梯试验（r=0.63，$P < 0.05$）结果有关。其他如 Loyd 等 [10] 验证了肌力与功能及和术后症状如肿胀的相关性。他们发现术后 6 周肿胀与较低的股四头肌肌力和较长的站立行走时间有关。Fleeton 等 [11] 报道术后 6 月不稳定症状与术后第 6 周时爬楼试验的较差肌力相关。Graff 等 [12] 发现术后 2 年患者的 TUG 和 KSS、KOOS 和 OKS 评分显著相关（r=0.0.51~0.77，$P < 0.05$）。

2013 年骨性关节炎研究协会国际指南组形成了一个膝关节、髋关节骨性关节炎和置换术后患者躯体功能评价的共识，推荐 30s 坐立、40m 快速行走、TUG 和 6min 步行试验。此外，爬楼试验也在推荐之列 [13]，但由于文献中爬楼试验细节不一致性，不能确定具体的操作。2020 年美国物理治疗协会推荐用 KOOS JR、30s 坐立试验和 TUG 试验评价患者结局 [14]。

9.2 常见肌力测量

9.2.1 等距测试

9.2.1.1 伸膝和屈膝

股四头肌和腘绳肌肌力可以通过一个手持测力计（Handheld Dynamometer，HHD）测量最大自主等距收缩。标准流程如下：

1. 确认无测试禁忌证如膝关节疼痛、肿胀、膝关节活动范围不足和髌骨不稳定。

2. 固定自行车上热身 5min。

3. 恰当摆放体位，使用稳定带确保等距收缩。

4. 告知患者测试所需配合。

5. 首先测试对侧肢体。

6. 膝关节伸肌测量时首先让患者取坐位，膝关节屈曲至 90°，将手持测力计置于患者踝上胫前。

7. 膝关节屈肌测量时也让患者取坐位，膝关节屈曲至 90°，将测力计置于踝上，小腿后侧。

8. 测量 3 次，每次间隔 1min。取最大值或者平均值。

9. 测试过程中用语音鼓励患者"尽可能使劲儿推"。

10. 转化为 N·m，校正体重。

使用 HHD 等距肌力测试是膝关节骨性关节炎（ICC，0.98）[15] 和 TKA 术后的可靠评估方法（ICC=0.95~0.96）[6, 16]。

等距试验也可采用等速测力计完成，标准流程如下：

1. 确认无测试禁忌证如膝关节疼痛、肿胀、膝关节活动范围不足和髌骨不稳定。

2. 固定自行车上热身 5min。

3. 恰当摆放患者于测试设备上。

4. 告知患者测试所需配合。

5. 首先测试对侧肢体。

6. 测量股四头肌时膝关节屈曲 90°，测量腘绳肌时膝关节屈曲 60°~90°。

7. 最大的力量重复 3 次，取最大值或者平均值。

8. 测试过程中用语音鼓励患者"尽可能使劲儿推"。

9. 根据患者体重校正仪器测得的最大力（扭矩，以 N·m 计算）。

9.2.1.2 髋外展

也可用 HHD 测量患者外展肌力，典型流程如下：

1. 确认无测试禁忌证如膝关节疼痛、肿胀、膝关节活动范围不足和髌骨不稳定。

2. 固定自行车上热身 5min。

3. 告知患者侧卧位，患侧朝上。患侧髋关节出于屈伸中立位及旋转中立位，患侧膝关节完全伸直。测力计置于患肢正外侧股骨髁稍上方处，固定带固定测力计并提供髋外展的对抗力。

4. 告知患者测试所需配合。

5. 首先测试对侧肢体。

6. 测试过程中用语音鼓励患者"尽可能使劲儿推"5s，双侧肢体各测量 3 次。

7. 转化为 N·m，校正体重。

已经证实骨性关节炎（ICC，0.94）[17] 和 TKA 术后患者（ICC，0.82~0.95）[3, 18] 采用这个试验评估是有效的和可信的。

9.2.2 膝关节屈曲和伸直的等速测试

虽然相比其他肌力试验不太常见，使用测力计进行等速测试也可以用来测试术后股四头肌和腘绳肌肌力。TKA 术后等速肌力通常在 60（°）/s 和 180（°）/s 下测量[19]。标准流程如下：

1. 确认无测试禁忌证如膝关节疼痛、肿胀、膝关节活动范围不足和髌骨不稳定；

2. 固定自行车上热身 5min。

3. 摆放恰当体位（图 9.1）。

4. 告知患者测试所需配合。

5. 首先测试对侧肢体。

6. 最下强度下连续屈伸，60（°）/s 3 次，180（°）/s 5 次。

7. 测试过程中用语音鼓励患者"尽可能使劲儿推"5s，双侧肢体各测量 3 次。

8. 根据患者体重校正仪器产生的最大力（扭矩，以 N·m 计算）。

类似 Biodex 系统的仪器显示出很好的信度（ICC，0.93~0.99）[6, 15, 20, 21] 和效度（ICC，0.99）[20]。

9.2.3 膝关节伸膝一次重复最大负重值（1-Rep Max，1-RM）测定

如果没有等速和等距设备，而健身房设备，熟练的测试者和足够的时间的话，推荐采用一次重复最大值（1-Rep Max，1-RM）。典型流程如下：

图 9.1 Biodex 动力仪上患者体位摆放

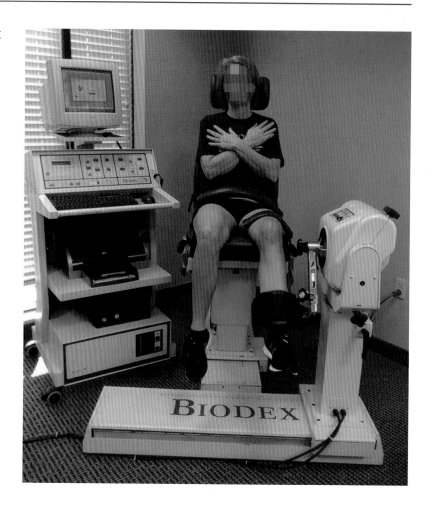

1. 固定自行车上热身 5min，然后休息 1min。

2. 大约预计最大重量的 50% 进行 8~10 个循环，然后休息 1min。

3. 预计最大重量的 80% 进行一次，休息 1min；每次成功后都增加一点，直到不能完成；每次都休息 1min。

4. 通常 5 次即可测量出最大负重值。

9.3 常用平衡测量方法

9.3.1 平衡力评估系统测试（Balance Evaluation Systems Test，BESTest）

1.BESTest 系统由 Horak 等 [22] 开发，是一个评估 6 项不同平衡控制系统的临床工具：（1）生物力学限制（如踝、髋无力和前屈体态）；（2）稳定性限制（身体重心可以偏离多远）和垂直度控制（重力直立的指征）；（3）预期姿势调整；（4）姿势反应；（5）空间定位的感觉整合；（6）步态周期中的动态平衡（表 9.2）。一项 12 个样本的研究显示整个 BESTest 的 ICC 是 0.91，这 6 项 ICC 为 0.79~0.96 不等。接下来的研究证实了这个系统评估脑瘫 [23]、纤维肌痛 [24]、慢性阻塞性肺疾

表 9.2 平衡力评估系统测试（BESTest）条目[a]

生物力学限制	稳定性范围、直立能力	预期姿势调整能力	姿势反应	感觉定位能力	步态稳定性
1. 支持面	6. 直立坐下，左右侧倾	9. 坐下站起	14. 原位反应，前屈	19. 平衡感觉整合（修正 CRSIB）坚硬地面站立，EC 泡沫上站立，EO 泡沫上站立，EC	21. 平地步态
2. 中心对线	7. 向前方倾斜	10. 垫脚跟站起	15. 原位反应，后伸		22. 变速步态
3. 踝部力量和 ROM	8. 向侧方倾斜（左侧和右侧）	11. 单腿站立（左侧和右侧）	16. 补偿迈步矫正，前向	20. 倾斜，EC	23. 行走水平转头
4. 髋/躯干侧方力量		12. 双足交替上下台阶	17. 补偿迈步矫正，后侧方向		24. 行走时转身
5. 从地板由坐位站起		13. 站立双臂举起	18. 补偿迈步矫正，侧向（左侧和右侧）		25. 跨过障碍物
					26. TUG 计时
					27. TUG 计时，双重任务

a：摘自 Horak 等[22]

病[25]、多发性硬化[26]和帕金森病[27]的信效度。Chan 等[28]在一项 92 例 TKA 术后 6 个月的研究中，报道了极佳的观察者之间可靠性（ICC，0.99~1.00）、观察者内部可靠性（ICC，076~1.00）和内部一致性［克朗巴哈系数（Cronbach's alpha），0.86~1.00］，并且无明显地板或天花板效应。在其后的研究中，Chan 等[29]在一项纳入 134 例 TKA 患者，贯穿术后第 2~24 周的纵向研究中比较了 Mini-BESTest、Brief-BESTest、和 Berg 平衡量表的响应度，结果显示随着时间推移 BESTest 具有最高的内在和外在响应度。但缺点是 BESTest 包含 36 个项目，每次测试任务耗时达 30min。为进一步降低 BESTest 的耗时和冗长，研究者开发了两个缩略版量表，将在随后讨论。

9.3.2 Mini-BESTest

Franchignoni 等[30]开发了 Mini-BESTest，由 16 个项目构成，耗时 10min（表 9.3）。笔者报道了极佳的观察者之间可靠性（ICC，0.96），观察者内部可靠性（ICC，0.92）和内部一致性（Cronbach's alpha，0.96），并且无明显地板或天花板效应。Chan 等[28]在一项 92 例 TKA 术后 6 个月的研究中，报道了极佳的观察者之间可靠性（ICC，0.96），观察者内部可靠性（ICC，0.92）和内部一致性（Cronbach's alpha，0.96），并且无明显地板或天花板效应。Di Carlo 等[31]报告了 24 项研究的信度、效度和响应度。测试 – 再测试信度极佳，ICC 为 0.92~0.98，观察者之间可靠性（ICC，0.86~0.99）。标准效度极佳，与其他平衡测试系统如 Berg Balance Scale 具有显著关联（r=0.79~0.94）。与 TUG 相比结构效度相当（r=0.66~0.89），响应度相当，天花板或地板效应未报道。Chan 等[29]建议如果时间有限 Mini-BESTest 是一个合理的选择。

9.3.3 Brief-BESTest

Padgett 等[32]开发了 Brief-BESTest，包含 8 个项目，耗时 10min（表 9.4）。他们报道了极佳的

表 9.3 Mini-BESTest 量表 [a]

条目	评分标准	得分
1. 坐 – 站测试	正常：独立站起、稳定站立大于 3s	2
	中等：双手借助椅子一次站起，无停顿	1
	严重：辅助下站起，或需多次双手支撑椅子站起	0
2. 踝背屈	正常：最大高度保持稳定 3s	2
	中等：足尖抬起，但不能达到最高，或 3s 内明显不稳定	1
	严重：站立小于 3s	0
3. 右侧单腿站立	正常：20s	2
	中等：< 20s	1
	严重：不能	0
4. 左侧单腿站立	正常：20s	2
	中等：< 20s	1
	严重：不能	0
5. 向前迈步反应	正常：通过独立迈一大步恢复稳定	2
	中等：1 步以上	1
	严重：无迈步反应；需保护	0
6. 向后迈步反应	正常：通过独立迈一大步恢复稳定	2
	中等：1 步以上	1
	严重：无迈步反应；需保护	0
7. 左侧方迈步反应	正常：通过独立迈一大步恢复稳定	2
	中等：1 步以上	1
	严重：无迈步反应；需保护	0
8. 右侧方迈步反应	正常：通过独立迈一大步恢复稳定	2
	中等：1 步以上	1
	严重：无迈步反应；需保护	0
9. 睁眼双足站立，硬地	正常：30s	2
	中等：< 30s	1
	严重：不能做	0
10. 闭眼双足站立，硬地	正常：30s	2
	中等：< 30s	1
	严重：不能做	0
11. 闭眼斜坡站立	正常：30s	2
	中等：< 30s	1
	严重：不能做	0
12. 变速走	正常：显著改变步行速度时不会失去平衡	2
	中等：变速时失去平衡	1
	严重：不能变速且失去平衡	0
13. 行走时左右转头	正常：转头时行走速度不变，且身体保持平衡	2
	中等：转头时行走速度变慢	1
	严重：转头时失去平衡	0
14. 行走时向后转身	正常：转身时脚步停止迅速（≤ 3 步），且身体平衡	2
	中等：转身时脚步停止迅速（≥ 4 步），且身体平衡	1
	严重：无法平稳的在行走中转身	0

表 9.3（续）

条目	评分标准	得分
15. 跨越障碍	正常：迈过箱子时步速稍稍改变，并且身体保持平衡	2
	中等：能迈过箱子，但是碰到箱子，或是迈过时由于紧张降低步速	1
	严重：不能迈过箱子，或绕箱子而行	0
16. TUG 和双重任务 TUG TUG：＿＿＿＿s 双重任务 TUG：＿＿＿＿s	正常：两个测试在坐、站、行走中无明显差异	2
	中等：与 TUG 相比，干扰 TUG 影响了数数或行走	1
	严重：行走时不能数数或数数时停止行走	

TUG. 站立

a：摘自 Franchignoni 等 [30]

表 9.4　Brief–BESTest[a]

条目	评分标准	得分
1. 髋 / 躯干侧方稳定性	正常：髋外展维持 10s，躯干直立	3
	轻度：髋外展维持 10s，躯干不能直立	2
	中度：单侧髋外展维持躯干直立 10s	1
	重度：髋外展不能维持 10s，躯干直立，或不能直立	0
2. 双上肢向前探触功能	＞ 32cm	3
	16.5~32cm	2
	＜ 16.5cm	1
	无明显前探（或者必须被扶着）	0
3. 左侧单腿站立	正常（稳定＞ 20s）	3
	躯干晃动或稳定时间 10~20s	2
	稳定站立 2~10s	1
	不稳定	0
4. 右侧单腿站立	正常（稳定＞ 20s）	3
	躯干晃动或稳定时间 10~20s	2
	稳定站立 2~10s	1
	不稳定	0
5. 左侧代偿步步数	一步恢复平衡 / 交叉步	3
	需要若干步恢复平衡	2
	可以侧移，但需要辅助以保持平衡	1
	不能侧移，或者侧移摔倒	0
6. 右侧代偿步步数	一步恢复平衡 / 交叉步	3
	需要若干步恢复平衡	2
	可以侧移，但需要辅助以保持平衡	1
	不能侧移，或者侧移摔倒	0
7. 泡沫板上闭眼站立	30s 稳定	3
	30s 不稳定	2
	＜ 30s	1
	不稳定	0
8. 计时起立行走试验	快，＜ 11s，平衡	3
	慢，＞ 11s，不平衡	2
	快，＜ 11s，平衡	1
	慢，＞ 11s，不平衡	0

a：摘自 Padgett 等 [32]

观察者之间可靠性（ICCs，0.99）和内部一致性（Cronbach's alpha ＞ 0.85），并且筛查既往 3 个月摔伤史和神经系统疾病的特异度和准确度都很高。Shah Mital 等 [33] 评价了 30 例 TKA 术后 1 个月的 Brief-BESTest 的可靠性，总体测试（ICC 0.97）和 6 个亚项（ICC0.94）的观察者之间可靠性和观察者内部可靠性都很高。Chan 等 [28] 报告了极佳的观察者之间可靠性（ICCs，0.97），观察者内部可靠性（ICCs，0.94）和内部一致性（Cronbach's alpha，0.97），并且无明显地板或天花板效应。他们比较了 Mini-BESTest、Brief-BESTest 和 Berg 平衡量表，发现它们心理测量特征相当，Brief-BESTest 耗时最短，尤其适合临床医生使用。

9.3.4 Berg 平衡量表（Berg Balance Scale，BBS）

Berg 等 [34]1989 年引入了 BBS（表 9.5），后者由 14 个条目，每个条目分 5 个层次，耗时 20min 完成。评分标准每个条目都不同，所以对其条目的冗余和观察者之间可靠性有所顾虑，尤其是对于经验不足的观察者而言。Chou 等 [35] 开发了一个缩略版 BBS，由 7 个条目构成，每个条目分 3 个层次，共耗时 10min。这 7 个条目见于表 9.5 中 1、2、6、9、10、13、14 条。在一项 226 个中风患者的研究中，这个缩略版 BBS 的可靠性（ICC，0.97），共时效度（ICC，0.99）和会聚效度

表 9.5 Berg 平衡量表，完整版 [a]

条目	评分标准	得分
1. 坐下站起	可以不用手扶，稳定站起	4
	手扶稳定站起	3
	尝试若干次之后手扶站起	2
	稍加辅助可以站起，并保持稳定	1
	需要明显或者用力辅助才可站起	0
2. 双臂前伸独立站里	可以安全站立 2min	4
	可以监护下站立 2min	3
	可以独立站立 30s	2
	数次尝试之后可以独立站立 30s	1
	不能独立站立 30s	0
3. 独立坐着，双足着地	可以安全坐 2min	4
	可以监护下坐 2min	3
	可以坐 30s	2
	可以坐 10s	1
	不能独立坐 10s	0
4. 站着坐下	可以不用手扶安全坐下	4
	手扶着坐下	3
	双腿靠住椅子坐下	2
	可以独立坐下，但有失控趋势	1
	需要辅助才能坐下	0

表 9.5（续）

条目	评分标准	得分
5. 转移到一个带扶手的椅子然后再转移到一个不带椅子的扶手	可以安全转移不用手扶	4
	需要手扶以安全转移	3
	监护下或者言语指导下转移	2
	需要一个人帮助	1
	需要两个人帮助	0
6. 闭目站立	可以安全站立 10s	4
	可以监护下站立 10s	3
	可以站 3s	2
	不能闭目，但可以稳定站立 3s	1
	需要帮助	0
7. 双脚并拢站立	可以双脚并拢站立 1min	4
	可以监护下双脚并拢站立 1min	3
	双脚并拢站立时间短于 30s	2
	需要帮助摆好姿势，可以站立 15s 以上	1
	需要帮助摆好姿势，可以站立 15s 以内	0
8. 双臂前伸向前探触	可独立向前探触＞ 25cm	4
	可独立向前探触＞ 12cm	3
	可独立向前探触＞ 5cm	2
	向前探触但需要监护下	1
	向前探触即失去平衡	0
9. 从站立到从地上捡起东西	可以安全容易地捡起东西	4
	可以捡起东西但需要监护	3
	不能捡起东西，但仅差 2~3cm 且能保持平衡	2
	不能捡起东西，尝试时候需要监护	1
	不能尝试，尝试时即失去平衡	0
10. 站立时从左肩或者右肩回头	可以双侧回头，重心均匀转移	4
	可以单侧回头，对侧重心转移不够	3
	可以转头，但不能回头，但保持平衡	2
	转头时需要监护	1
	需要帮助以免失去平衡或者摔倒	0
11. 360°转身	可以在 4s 内转 360°	4
	可以 4s 内单向转 360°	3
	可以缓慢转 360°	2
	需要监护或者言语引导	1
	转身时需要辅助	0
12. 独自站立时单腿踏上台阶或者凳子	可以独自安全站立，20s 内完成 8 次登踏	4
	可以独自安全站立，完成 8 次登踏需 20s 以上	3
	监护下可以完成 4 次登踏	2
	稍加辅助，可以完成超过 2 次登踏	1
	需要帮助以免摔倒，或者不能完成	0

表9.5（续）

条目	评分标准	得分
13. 一脚前一脚后站立	可以一脚前一脚后紧挨着站立并保持 30s	4
	可以一脚前一脚后站立并保持 30s	3
	可以向前迈一小步后站立并保持 30s	2
	需要帮助向前迈步，但可以保持 15s	1
	向前迈步或者站立时不能保持平衡	0
14. 单腿站立	可以独立抬起一条腿并保持 10s 以上	4
	可以独立抬起一条腿并保持 5~10s	3
	可以独立抬起一条腿并保持 3~5s	2
	可以独立抬起一条腿但不能保持 3s	1
	不能完成尝试	0

满分 56 分

a：摘自 Berg 等 [97]

（ICC，0.86）都很高。但是值得注意的是天花板效应由 25% 增高至 43%，笔者认为这是由于移除了表 9.5 第三项坐位平衡所致。对变化响应度也足够（效应值 0.75），这个量表和原版 BBS 的差别和平均分无明显差异。Jorgi 等 [36] 进一步研究了 TKA 或者全髋关节置换术患者的缩略版 BBS 心理计量特性，发现其对变化的响应度很高（SRM，1.8）。最后，Kim 等 [37] 在 225 例中风患者中评估了缩略版 BBS，发现与 10min 行走试验（$r=0.75$）和 TUG（$r=0.77$）试验共时效度很高。

9.3.5 Y 形平衡试验

Y 形平衡试验，是星状偏移平衡试验（Star Excursion Balance Test，SEBT）的缩略版，已经被用于评估各种人群的动态姿势控制能力 [38-46]。这个试验要求患者单腿站立保持稳定，对侧腿尽可能向前、后内和后外方向推一个砖块。原始版 SEBT 包括总共 8 个方向的偏移，相对冗长。Y 形平衡试验对希望恢复休闲和体育运动的 TKA 患者是合适的，因为它评估了肌肉力量、神经肌肉控制和髋膝踝关节的活动度。

这个试验应该在混凝土地面或者健身房地板等坚硬地面上完成。可以买一个商业套装（Move2Perform，Evansville，IN），也可以用 3 个条带制作简单的 Y 形引导线。3 条线分别指向前方、后内和后外（图 9.2）。受试者单脚站立，先向前方推砖块，然后回到双足站立。保持砖块不动，确保中心点到砖块的距离精确度至少达到 0.5cm。先预测试 4 次，然后 3 个方向各测试 3 次，每个方向测试完成后可以休息 1min。然后重复对侧下肢，每条腿的每个方向取 3 次平均值。

标准化偏移距离可以消除下肢长度这个混杂因素。每一个患者仰卧位测量髂前上棘到内踝尖的距离为下肢长度，下肢偏移距离除以下肢长度然后乘以 100 就可以获得一个标准化偏移距离 [41]。

Lee 等 [40] 测量了 20 例 45~60 岁健康女性和 20 例 70~80 岁女性的 Y 形平衡试验，并报道了正常范围（表 9.6）以及极佳的观察者之间可信度（ICC，0.92~0.97）。45~60 岁健康女性偏移距离明显大于 70~80 岁女性（$P < 0.05$）。Freund 等 [38] 确定了这个试验在 50~79 岁女性中的可靠性和正常值（表 9.7）。观察者之间和测试 – 再测试 ICC 极佳，从 0.75~1.00。50~59 岁年龄段的受试者与 70~79 岁的受试者正常值结果差异具有显著性（$P < 0.05$）。Sipe 等 [44] 纳入平均年龄是 66.8 ± 5.4

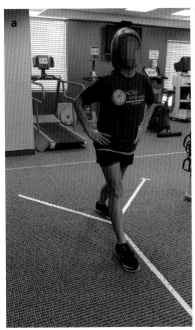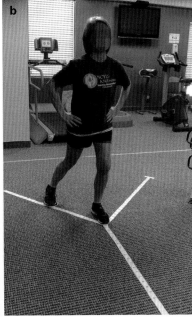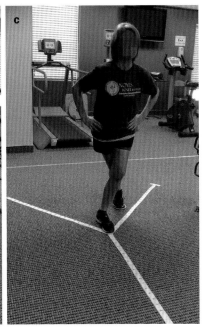

图 9.2　Y 形平衡试验。（a）前向。（b）后内方向。（c）后外方向

表 9.6　标准化 Y 形平衡试验健康女性参考值 [a]

方向	45~60 岁		70~80 岁	
	均值 ± 标准差	95% CI	均值 ± 标准差	95% CI
正前，右腿	78.2 ± 4.6	0.71~0.93	62.4 ± 5.8	0.76~0.94
正前，左腿	77.0 ± 4.9	0.84~0.96	63.1 ± 5.8	0.67~0.92
后内，右腿	120.9 ± 7.3	0.69~0.92	98.2 ± 8.9	0.78~0.95
后内，左腿	119.0 ± 7.3	0.65~0.91	97.8 ± 9.5	0.72~0.93
后外，右腿	117.7 ± 8.7	0.83~0.96	93.4 ± 10.2	0.76~0.94
后外，左腿	118.6 ± 8.6	0.80~0.95	95.0 ± 10.3	0.72~0.93
复合，双腿	105.2 ± 5.5	NA	85.0 ± 6.9	NA

NA. 无可用数据
a：摘自 Lee 等 [40]，使用原版 Y 形平衡试验

表 9.7　标准化 Y 形平衡试验健康成年女性参考值 [a]

方向	50~59 岁	60~69 岁	70~79 岁
正前，右腿	64.28 ± 5.13	59.66 ± 7.29	58.33 ± 6.02
正前，左腿	62.63 ± 5.45	59.39 ± 7.16	57.92 ± 6.30
后内，右腿	102.75 ± 11.57	92.83 ± 11.39	89.70 ± 10.10
后内，左腿	101.35 ± 9.74	93.62 ± 10.54	91.60 ± 8.70
后外，右腿	97.64 ± 9.83	86.68 ± 12.89	78.24 ± 21.88
后外，左腿	97.04 ± 9.34	88.50 ± 13.40	79.80 ± 14.07
复合，双腿	88.22 ± 7.96	79.72 ± 10.06	75.42 ± 11.04
正前，右腿	87.01 ± 7.18	80.50 ± 9.68	76.44 ± 8.75

a：摘自 Freund 等 [38]，使用专业木块，数据以均值 ± 标准差格式显示

的 15 例男性和 15 例女性，发现 Y 形平衡试验和标准 TUG 试验，2.44m TUG 和 30s 坐立试验的相关性很高（$P < 0.001$~0.03；$r=0.50$~0.72）。Lee 等 [39] 发现 45~80 岁女性 Y 形平衡试验偏移距离和髋伸肌（$r=0.70$~0.75）和膝屈肌（$r=0.71$~0.83）显著相关。膝关节伸肌肌力与各偏移距离仅中度相关（$r=0.56$~0.62）。截至发稿之前，还没有男性偏移距离正常范围的研究。

9.3.6 静态姿势控制

如果有测力平台（如 Biodex Balance System）可以测量单腿或者双腿站立去评估静态姿势控制 [47, 48]。这个平台的整体稳定指数可靠性报道 ICC 为 0.79[49]~0.69[50, 51]。Parraca 等报道采用 Bland–Altman 方法显示测试 – 再测试平均差异接近 0，95% 可信区间较窄，可靠性很好。

9.4 常用功能测量方法（表 9.8）

9.4.1 6min 步行试验

6min 步行试验测量一个患者 6min 在平地上行走的距离 [52]。这个试验 ICC 为 0.84~0.97[53–57]，并且与 TKA 术后不同时间段的改善状况响应度良好 [58, 59]。Ko 等 [60] 报道了 32 例术后 12~18 个月的 TKA 患者与 43 个对照组 6min 步行距离明显不同（分别是 423.5m 和 582.1m，$P < 0.001$）。这研究发现 6min 步行试验与 30min 步行试验强相关（$r=0.97$，$P < 0.001$），可用于临床。另外一项 [61, 62] 研究发现 6min 步行试验与坐立试验（$r=0.67$，$P < 0.05$）和双足串联平衡试验（$r=0.52$，$P < 0.05$）中度相关。

9.4.2 10m 步行试验

10m 步行试验即测量走完 10m 所需要的时间，这个试验有极佳的可靠性（ICC，0.90~0.95）[61, 62]。

9.4.3 站立 – 行走计时（Timed Up and Go，TUG）试验

由 Podsiadio 和 Richardson[63] 首先报道，TUG 试验评估患者独立从一个带扶手的椅子（高 46cm）站起来，走 3m，然后转身走回来并且坐下的时间。这个试验有极佳的信效度 ICC，0.95~0.95）[57, 61, 63–66]。Doll 等 [65] 报道 TKA 术前和术后第 12 周 TUG 时间改变 1.62s。Unnanuntana 等 [67] 测量 157 例 TKA 术后 1 年 TUG 的相应度，报道了中等的效应量（0.58）。

9.4.4 30s 坐立试验

30s 坐立试验测量 1 例患者 30s 内从 43.2cm 的椅子站起和坐下的次数。患者双腕交叉抱于胸前，坐在椅子中央，背部挺直，双足分开与肩同宽，双膝屈曲使双足置于膝关节稍后，一足稍

表 9.8　年龄和性别相关的正常值（均值 ± 标准差）

年龄范围（岁）	性别	6min 步行试验（m）	站立 – 行走计时试验（s）	Berg 平衡评分（评分）	坐立试验（5 次重复，s）	30s 坐立试验（次数）	爬楼试验（9 级台阶，s）
60~69	男性（n=15）	572 ± 92[a]	8 ± 2[a]	55 ± 1[a]			
	女性（n=22）	538 ± 92[a]	8 ± 2[a]	55 ± 2[a]			
	男性（n=21）	448 ± 57[b]					
	Both（n=25）		8.0 ± 1.0[c]				
	Both（n=32）					14.0 ± 2.4[d]	
	Both（n=150，术前）	412 ± 123[e]	9.8 ± 3[e]				17.1 ± 8.2[e]
	Both（n=85，术前）	429 ± 116[f]	9.6 ± 2.9[f]				
70~79	男性（n=14）	527 ± 85[a]	9 ± 3[a]	54 ± 3[a]			
	女性（n=22）	471 ± 75[a]	9 ± 2[a]	53 ± 4[a]			
	Both（n=96）					12.9 ± 3.0[d]	
80~89	男性（n=8）	417 ± 73[a]	10 ± 1[a]	53 ± 2[a]			
	女性（n=15）	392 ± 85[a]	11 ± 3[a]	50 ± 3[a]			
	Both（n=62）					11.9 ± 3.6[d]	
71~79	Both（n=51）	497 ± 95[g]					
	男性（n=1239）				13.2[h]		
	女性（n=2033）				14.4[h]		
≥ 80	男性（n=547）				15.0[h]		
	女性（n=1287）				16.1[h]		

a：摘自 Steffen[57]
b：摘自 Parent[98]
c：摘自 Piva[66]
d：摘自 Jones[68]
e：摘自 Kennedy[54]
f：摘自 Stratford[89]
g：摘自 Harada[99]
h：摘自 Gurainik[92]

前以保持站立时平衡。患者起立后完全站直，然后回到坐位，需独立完成测试。这个试验用于老年人群（平均年龄 70.5 岁）已经被证明是可靠的，男性 ICCs 0.84，女性 ICCs 0.92[67]，拟接受 TKA 患者 ICC 0.95~0.98[69]。研究显示老年男性（$r=0.78$）和女性（$r=0.71$）椅子 – 站立试验结果与 1–RM 中度相关[68]。

9.4.5 爬楼试验

已经有多个版本的爬楼试验[70]。简言之，该试验可 1min 内完成，并且只需要楼梯道和秒表。该试验可只解读时间，也可以通过楼梯台阶数，高度、耗时和体重来计算腿部动力。动力用力乘以速度来计算。爬楼时间和楼梯垂直距离可以用来计算速度（距离 / 时间），体重和相对重力的加速度可以用来计算力。测试者和被测者从楼梯底部开始，然后告知患者尽可能快爬上楼梯，安全起见，可以使用扶手。测试者计时，当被测者双足都爬上最上一级台阶后停止计时。

9 阶（ICC，0.90）[54]、11 阶 ICC，0.94）[2] 和 12 阶 ICC，0.92~0.93）[56, 65] 的爬楼试验测试 – 再测试可靠性都很好。

9.4.6 坐立（重复坐立）试验

这个试验测量患者重复从坐在椅子上到完全站直然后坐下的时间。文献报道的重复次数为 3~10 次都有，5 个重复数的可靠性 ICC 为 0.80[53]~0.96[61] 不等，10 个重复数 ICC 0.84~0.82[53, 71]。患者可以双手抱胸也可以借助椅子扶手。

9.4.7 单腿蹲试验

单腿蹲试验是一个评估冠状面下肢运动的有用且可靠的临床工具，可以筛查出核心肌群和髋周肌群无力或者控制不佳（表现为髋内收内旋），膝屈曲活动度不足和膝内收。这个试验用于评估希望重返一定强度的休闲或者体育运动如网球的关节置换患者。试验开始时患者单腿站立，双手扶髋。整个试验过程中对侧膝关节屈曲 45°，抬头，双眼平视前方。然后告知患者蹲下至膝关节屈曲 45° 然后回到单腿站立状态（图 9.3）。我们也可以让受试者连续做 5 次以动态评估。测试者观察受试者整个过程中躯干控制、髋膝踝位置。测试结果可以分为好、中或差等 5 个级别（表 9.9）[72]。评估可以当场完成，也可以通过正前方录制的视频稍后评估。多个研究已经报道了评估年轻患者时这个试验可接受的观察者之间和观察者内部一致性[72-74]。

9.4.8 单腿跳跃试验

单腿跳跃试验是另外一个可用来评估希望重返运动的简单临床工具，是最常用评估下肢爆发力和动态平衡的试验之一[75-81]。我们最初的研究发现大多数运动员（93%）下肢对称指数 ≥ 85%，这是想要重返剧烈运动的关节置换患者需要达到的目标[75]。一个卷尺被固定到地面，距离大约 3m。患者测试腿单腿站立在起始处，足尖在卷尺 0cm 处。让患者尽可能远地向前跳，用同侧腿着

图9.3　单腿蹲试验

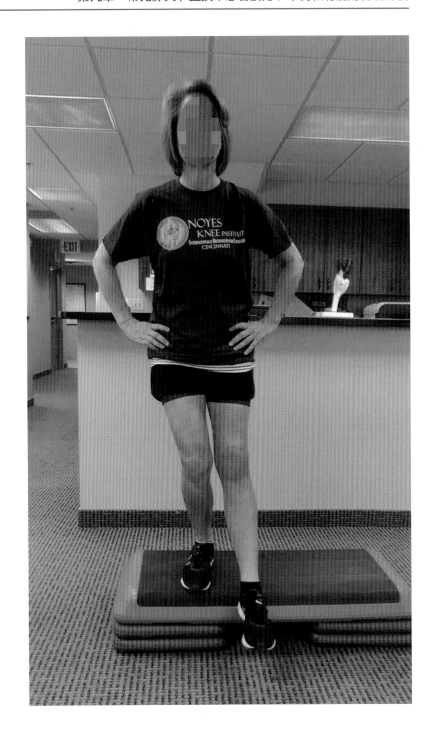

地，保持至少 2s。受试者可以用胳膊保持平衡。预测试几次之后，双侧都进行单腿跳跃试验，然后用各自最远距离计算下肢对称指数（右腿跳跃距离除以左腿跳跃距离乘以 100）。这个试验可靠性极佳，ICC > 0.85[82，83]。

9.5　体育活动指南

2018 年美国体育运动指南推荐成人每周至少做中等强度的有氧运动 150（2.5h）~300min

表 9.9 单腿蹲试验"优"的标准[a]

总体印象（s）
受试者没失去平衡 动作流畅 流畅蹲下至少 60° 至少每 2s 完成 1 次单腿蹲
躯干姿势
无躯干 / 胸椎偏移 无躯干 / 胸椎旋转 无躯干 / 胸椎侧屈 无躯干 / 胸椎前屈
骨盆空间位置
无骨盆侧方偏移 无骨盆旋转 无骨盆倾斜
髋关节
无髋内收 无髋内旋
膝关节
无明显膝内翻 膝关节中心保持在足中心以上

a：Crossley 等[72]。如果患者至少达到 4 项标准则为"优"，如果不能达到任何 1 项则为"差"

（5h），或者 75（1h 15min）~150min（2.5h）高强度运动[84-86]。在进行中等强度运动时，可以交谈但不能唱歌，心率和呼吸频率稍增加。高强度运动时，需要停下来喘息才能说出完整的句子，心率和呼吸评率明显增加。有氧运动包括行走、徒步、跳舞、游泳、水上有氧运动、慢跑、骑车、打网球和打高尔夫时行走。此外，每周至少进行 2 次全身主要肌群的肌肉力量训练。可以利用训练拉力带，负重训练辅助机器和体重相关训练。

老年人（65 岁或以上）应该做多维度体育锻炼包括平衡训练，有氧运动和肌力训练。如果由于慢性病不能完成每周至少 150min 的中等强度的有氧锻炼，老年人也应该尽可能保持活跃。

笔者们进行了一个包含 19 项研究的 TKA 术后重返体育运动状态的系统评价[87]，共有 5179 膝，平均随访 4.8 年。不同研究术后重返休闲或者体育运动的概率差别很大，为 34%~100%。只有两个研究使用加速度传感器测量体育活动，结果显示达到体育运动指南的比例很低（0~16.5%）。第十章会有进一步的 TKA 术后运动的指南推荐信息。

9.6 测试组合

9.6.1 基于表现的膝关节功能测试

Hossain 等[88] 开发了用于 TKA 患者的一套使用者友好的基于表现的膝关节功能测试组合。这个组合包括：（1）10m 行走计时试验；（2）步幅；（3）单腿站立计时试验；（4）单腿跳跃试验；（5）

三级跳跃试验；（6）蹲跪试验；（7）单腿平抬计时试验；（8）10 阶爬楼试验。如图 9.4 中评分，在一个 50 例 TKA 患者和 50 例正常对照的比较试验中，整体评分显示具有足够的可靠性（ICC，0.89）、内部一致性、结构效度和响应度。

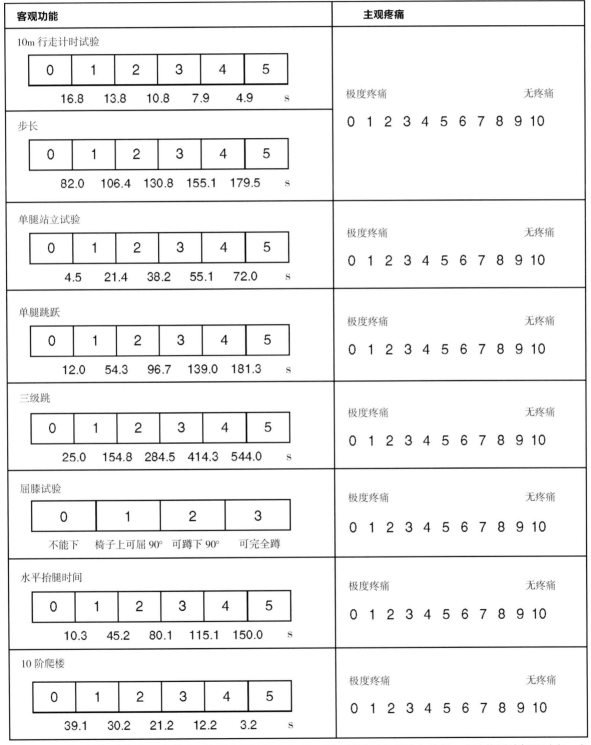

图 9.4　功能测试组合包含 8 个项目。除了步长试验（由 10m 行走试验同步测试）外每一个功能测试都同时在一个 0~10 分评分表上测量疼痛

9.6.2 Stratford 功能表现组合

Stratford 和 Kennedy 等[89]描述了一个用于 TKA 或者全髋关节置换术患者的基于功能表现的测试组合，包括：（1）40m 自踱步测试；（2）10 阶爬楼试验；（3）TUG；（4）6min 步行试验。患者同时还需要完成下肢功能评分和 WOMAC 评分，其中 WOMAC 躯体功能评分纳入组合。其后，Stratford 等[90]精简组合至上述 1~3 项，保留 LEFS 和 WOMAC。笔者报告他们的测试组合发现术前到术后 1 个月的改变较 LEFS 或 WOMAC 更为灵敏。

9.6.3 综合运动功能评分

McCarthy 和 Oldham[91]在其提出的综合运动功能（Aggregated Locomotor Function，ALF）评分中综合了 3 个功能评价：（1）8m 自踱步行试验；（2）7 阶爬楼试验；（3）走 - 坐试验（3 个循环）。膝关节骨性关节炎患者同时完成 WOMAC 和 SF-36。ALF 一致性极佳（ICC 0.99），10min 完成，TKA 术后 1 年响应度高于 WOMAC 和 SF-36。

9.6.4 简易体能组合

简易体能组合（Short Physical Performance Battery，SPPB）包括站立续贯平衡试验、2.4m 步行计时试验、5 次重复椅子 - 站立计时试验。所有的时间用秒表测量精确到 0.01s。每个试验计 0~4 分，总分最高 12 分[92]。对于步行和坐立试验，如果患者不能完成计 0 分。步行试验中 > 5.7s 计 1 分，4.1~5.6s 计 2 分，3.2~4.0s 计 3 分，≤ 3.1s 计 4 分。对于坐立试验，> 16.7s 计 1 分，13.7~16.6s 计 2 分，11.2~13.6s 计 3 分，< 11s 计 4 分。对于平衡试验，≤ 2s 计 1 分，3~9s 计 2 分，10s 计 4 分。SPPB 评价下肢功能是可靠的，ICC 从 0.73~0.97[93]。

9.6.5 编者的重返运动测试组合

我们开发了一套试验组合用以评估关节置换患者重返运动。包括以下内容：（1）系统的膝关节检查；（2）根据 Cincinnati 膝关节评价系统患者和医生共同评价疼痛和肿胀[94]；（3）星形偏移平衡试验；（4）单腿蹲试验；（5）单腿跳跃试验；（6）核心耐力试验；（7）肌力试验；（8）6m 步行试验；（9）10 阶爬楼试验；（10）健身指南测试（20min 放松步行）。每一个试验的目标和细节见图 9.5。这个试验组合一般在患者完成术后康复后期，一些积极的患者试图重返运动如球拍运动（网球、壁球、美式网球、匹克球）和滑雪之前。

辛辛那提运动医学和骨科中心 /Noyes 膝关节研究所，全 / 部分膝关节置换术：回归运动 / 健身试验组合

患者姓名：_____ 测试日期：_____ 年龄：_____
手术日期：_____ 医生：_____
这个测试组合衡量您膝关节的若干重要因素，目的是评估您是否已经准备好重返运动，并且发现需要加强的薄弱点

膝关节体检	医生：	需要注意□

ROM：_____ 膝关节肿胀？_____ 髌骨活动度？_____ 髌骨疼痛？_____
内侧胫股关节疼痛？_____ 外侧胫股关节疼痛？_____ 内侧稳定性_____
对线_____ 步态对称？_____ 关节活动摩擦音？_____ 髂胫束疼痛？_____
特殊情况医生记录：

Cincinnati 膝关节评分	检查者：	需要注意□

疼痛评分（总分≥6）_____ 肿胀评分（总分≥6）_____

星形偏移平衡试验	检查者：	需要注意□

评估 3 个方向的单腿平衡，用腿长矫正（偏移距离 / 腿长 ×100= 矫正距离），测 3 次取平均值
目标：跟健侧比缺失 < 10%
腿长（髂前上棘到外踝的距离）：右侧_____cm 左侧_____cm
手术侧结果： 前_____ 后外_____ 后内_____
对侧结果： 前_____ 后外_____ 后内_____
前方缺失 %_____ 后外缺失 %_____ 后内缺失 %_____

单腿蹲试验	检查者：	需要注意□

患者站在一个盒子上，双手扶髋，双下肢各单腿蹲 5 次，基于髋、膝位置评分。评估核心肌群、髋周、膝周肌群力量
目标：无膝外翻、内外方向移动和骨盆倾斜
结果（好，中，差）： 术侧_____ 对侧_____

单腿跳跃试验	检查者：	需要注意□

患者单腿站立，尽可能向前跳，同侧单腿着地，着地后至少维持 3s。双下肢各完成 2 次单腿跳，取平均值，两侧比较计算对称度：术侧均值 / 对侧均值 ×100
目标：较对侧差异≤ 15%
结果：术侧平均_____in 对侧平均_____in 对称度_____%

核心耐力测试	检查者：	需要注意□

1min 仰卧起坐
目标：90% rank 男性< 50 岁 =75；> 50 岁 =74 90% rank 女性< 50 岁 =50，> 50 岁 =48
结果：_____

图 9.5 编者测试组合包括（a）膝关节体格检查，疼痛和肿胀评估，单腿平衡、功能和核心肌群耐力（b）肌肉力量和功能测试

股四头肌、腘绳肌、髋外展肌测试	检查者：	需要注意□

选项 #1：手动肌肉测试，目标：5/5

结果：股四头肌缺失＿＿＿＿＿％　　腘绳肌缺失＿＿＿＿＿％

选项 #2：Biodex 等距肌力测试，目标：较对侧缺失＜30%

结果：股四头肌缺失＿＿＿＿＿％　　腘绳肌缺失＿＿＿＿＿％

选项 #3：手持测力计测量，股四头肌 60° 屈曲，腘绳肌 60° ~90° 屈曲，取 3 次平均值，目标：较对侧缺失＜20%

结果：股四头肌缺失＿＿＿＿％　腘绳肌缺失＿＿＿＿％　髋外展肌缺失＿＿＿＿％

6min 行走测试	检查者：	需要注意□

跑步机上 6min 自然行走的最大距离

目标：＞ 0.30miles（497m）

结果：＿＿＿＿＿＿　　测试前心率：＿＿＿＿＿＿　　测试前心率：＿＿＿＿＿＿

AHA 健康指南测试	检查者：	需要注意□

确定患者轻快地行走 20min，同时测量心率

结果：

完成试验：是 / 否　　　膝关节疼痛：是 / 否　　　膝关节不稳：是 / 否

因膝关节无法测试：是 / 否　　　因膝关节以外因素无法测试：是 / 否

测试前心率：＿＿＿＿＿＿＿＿　　# 步数（计步器）＿＿＿＿＿＿＿＿

爬楼试验	检查者：	需要注意□

患者爬上 10 级台阶并下来所需时间，可以使用楼梯扶手

目标：＜ 13s（男性和女性）

结果：＿＿＿＿＿＿＿s

推荐

□可回归 AHA 健康指南推荐的运动

□可恢复体育锻炼项目（10min 柔韧度，20min 力量，30min 有氧）

□可逐步回归休闲运动（需要再次测试）

□可回归休闲运动

□可回归工作

□继续力量、屈曲度和有氧训练

图 9.5（续）

CoM. 重心；ROM. 活动度；CTSIB. 平衡感觉综合测试；EO. 睁眼；EC. 闭眼；TUG. 站立 – 行走计时试验

参考文献

[1] Aalund PK, Larsen K, Hansen TB, Bandholm T. Normalized knee-extension strength or leg-press power after fast-track total knee arthroplasty: which measure is most closely associated with performance-based and self-reported function? Arch Phys Med Rehabil. 2013;94(2):384–390. https://doi.org/10.1016/j.apmr.2012.09.031.

[2] Almeida GJ, Schroeder CA, Gil AB, Fitzgerald GK, Piva SR. Interrater reliability and validity of the stair ascend/descend test in subjects with total knee arthroplasty. Arch Phys Med Rehabil. 2010;91(6):932–938. https://doi.org/10.1016/j.apmr.2010.02.003.

[3] Alnahdi AH, Zeni JA, Snyder-Mackler L. Hip abductor strength reliability and association with physical function after

unilateral total knee arthroplasty: a cross-sectional study. Phys Ther. 2014;94(8):1154–1162. https://doi.org/10.2522/ptj.20130335.

[4] Alnahdi AH, Zeni JA, Snyder-Mackler L. Quadriceps strength asymmetry predicts loading asymmetry during sit-to-stand task in patients with unilateral total knee arthroplasty. Knee Surg Sports Traumatol Arthrosc. 2016;24(8):2587–2594. https://doi.org/10.1007/s00167-015-3827-x.

[5] Farquhar S, Snyder-Mackler L. The Chitranjan Ranawat Award: the nonoperated knee predicts function 3 years after unilateral total knee arthroplasty. Clin Orthop Relat Res. 2010;468(1):37–44. https://doi.org/10.1007/s11999-009-0892-9.

[6] Lienhard K, Lauermann SP, Schneider D, Item-Glatthorn JF, Casartelli NC, Maffiuletti NA. Validity and reliability of isometric, isokinetic and isoinertial modalities for the assessment of quadriceps muscle strength in patients with total knee arthroplasty. J Electromyogr Kinesiol. 2013;23(6):1283–1288. https://doi.org/10.1016/j.jelekin.2013.09.004.

[7] Mizner RL, Petterson SC, Stevens JE, Axe MJ, Snyder-Mackler L. Preoperative quadriceps strength predicts functional ability one year after total knee arthroplasty. J Rheumatol. 2005;32(8):1533–1539.

[8] Petterson SC, Mizner RL, Stevens JE, Raisis L, Bodenstab A, Newcomb W, Snyder-Mackler L. Improved function from progressive strengthening interventions after total knee arthroplasty: a randomized clinical trial with an imbedded prospective cohort. Arthritis Rheum. 2009;61(2):174–183. https://doi.org/10.1002/art.24167.

[9] Mizner RL, Petterson SC, Snyder-Mackler L. Quadriceps strength and the time course of functional recovery after total knee arthroplasty. J Orthop Sports Phys Ther. 2005;35(7):424–436. https://doi.org/10.2519/jospt.2005.35.7.424.

[10] Loyd BJ, Stackhouse S, Dayton M, Hogan C, Bade M, Stevens-Lapsley J. The relationship between lower extremity swelling, quadriceps strength, and functional performance following total knee arthroplasty. Knee. 2019;26(2):382–391. https://doi.org/10.1016/j.knee.2019.01.012.

[11] Fleeton G, Harmer AR, Nairn L, Crosbie J, March L, Crawford R, van der Esch M, Fransen M. Self-reported knee instability before and after total knee replacement surgery. Arthritis Care Res. 2016;68(4):463–471. https://doi.org/10.1002/acr.22692.

[12] Graff C, Hohmann E, Bryant AL, Tetsworth K. Subjective and objective outcome measures after total knee replacement: is there a correlation? ANZ J Surg. 2016;86(11):921–925. https://doi.org/10.1111/ans.13708.

[13] Dobson F, Hinman RS, Roos EM, Abbott JH, Stratford P, Davis AM, Buchbinder R, Snyder-Mackler L, Henrotin Y, Thumboo J, Hansen P, Bennell KL. OARSI recommended performance-based tests to assess physical function in people diagnosed with hip or knee osteoarthritis. Osteoarthr Cartil. 2013;21(8):1042–1052. https://doi.org/10.1016/j.joca.2013.05.002.

[14] Jette DU, Hunter SJ, Burkett L, Langham B, Logerstedt DS, Piuzzi NS, Poirier NM, Radach LJL, Ritter JE, Scalzitti DA, Stevens-Lapsley JE, Tompkins J, Zeni J Jr, American Physical Therapy A. Physical therapist management of total knee arthroplasty. Phys Ther. 2020;100(9):1603–1631. https://doi.org/10.1093/ptj/pzaa099.

[15] Kean CO, Birmingham TB, Garland SJ, Bryant DM, Giffin JR. Minimal detectable change in quadriceps strength and voluntary muscle activation in patients with knee osteoarthritis. Arch Phys Med Rehabil. 2010;91(9):1447–1451. https://doi.org/10.1016/j.apmr.2010.06.002.

[16] Staehli S, Glatthorn JF, Casartelli N, Maffiuletti NA. Test-retest reliability of quadriceps muscle function outcomes in patients with knee osteoarthritis. J Electromyogr Kinesiol. 2010;20(6):1058–1065. https://doi.org/10.1016/j.jelekin.2010.07.006.

[17] Tevald MA, Murray A, Luc BA, Lai K, Sohn D, Pietrosimone B. Hip abductor strength in people with knee osteoarthritis: a cross-sectional study of reliability and association with function. Knee. 2016;23(1):57–62. https://doi.org/10.1016/j.knee.2015.06.006.

[18] Schache MB, McClelland JA, Webster KE. Reliability of measuring hip abductor strength following total knee arthroplasty using a hand-held dynamometer. Disabil Rehabil. 2016;38(6):597–600. https://doi.org/10.3109/09638288.2015.1046565.

[19] Moon YW, Kim HJ, Ahn HS, Lee DH. Serial changes of quadriceps and hamstring muscle strength following total knee arthroplasty: a meta-analysis. PLoS One. 2016;11(2):e0148193. https://doi.org/10.1371/journal.pone.0148193.

[20] Drouin JM, Valovich-mcLeod TC, Shultz SJ, Gansneder BM, Perrin DH. Reliability and validity of the Biodex system 3 pro isokinetic dynamometer velocity, torque and position measurements. Eur J Appl Physiol. 2004;91(1):22–29.

[21] Valtonen A, Poyhonen T, Heinonen A, Sipila S. Muscle deficits persist after unilateral knee replacement and have implications for rehabilitation. Phys Ther. 2009;89(10):1072–1079. https://doi.org/10.2522/ptj.20070295.

[22] Horak FB, Wrisley DM, Frank J. The Balance Evaluation Systems Test (BESTest) to differentiate balance deficits. Phys Ther. 2009;89(5):484–498. https://doi.org/10.2522/ptj.20080071.

[23] Opheim A, Jahnsen R, Olsson E, Stanghelle JK. Balance in relation to walking deterioration in adults with spastic bilateral cerebral palsy. Phys Ther. 2012;92(2):279–288. https://doi.org/10.2522/ptj.20100432.

[24] Jones KD, Horak FB, Winters-Stone K, Irvine JM, Bennett RM. Fibromyalgia is associated with impaired balance and falls. J Clin Rheumatol. 2009;15(1):16–21. https://doi.org/10.1097/RHU.0b013e318190f991.

[25] Beauchamp MK, Sibley KM, Lakhani B, Romano J, Mathur S, Goldstein RS, Brooks D. Impairments in systems underlying

control of balance in COPD. Chest. 2012;141(6):1496–1503. https://doi.org/10.1378/chest.11-1708.

[26] Jacobs JV, Kasser SL. Balance impairment in people with multiple sclerosis: preliminary evidence for the Balance Evaluation Systems Test. Gait Posture. 2012;36(3):414–418. https://doi.org/10.1016/j.gaitpost.2012.03.026.

[27] Leddy AL, Crowner BE, Earhart GM. Functional gait assessment and balance evaluation system test: reliability, validity, sensitivity, and specificity for identifying individuals with Parkinson disease who fall. Phys Ther. 2011;91(1):102–113. https://doi.org/10.2522/ptj.20100113.

[28] Chan AC, Pang MY. Assessing balance function in patients with total knee arthroplasty. Phys Ther. 2015;95(10):1397–1407.

[29] Chan ACM, Ouyang XH, Jehu DAM, Chung RCK, Pang MYC. Recovery of balance function among individuals with total knee arthroplasty: comparison of responsiveness among four balance tests. Gait Posture. 2018;59:267–271. https://doi.org/10.1016/j.gaitpost.2017.10.020.

[30] Franchignoni F, Horak F, Godi M, Nardone A, Giordano A. Using psychometric techniques to improve the Balance Evaluation Systems Test: the mini-BESTest. J Rehabil Med. 2010;42(4):323–331. https://doi.org/10.2340/16501977-0537.

[31] Di Carlo S, Bravini E, Vercelli S, Massazza G, Ferriero G. The Mini-BESTest: a review of psychometric properties. Int J Rehabil Res. 2016;39(2):97–105. https://doi.org/10.1097/MRR.0000000000000153.

[32] Padgett PK, Jacobs JV, Kasser SL. Is the BESTest at its best? A suggested brief version based on interrater reliability, validity, internal consistency, and theoretical construct. Phys Ther. 2012;92(9):1197–1207. https://doi.org/10.2522/ptj.20120056.

[33] Shah Mital B, Thangamani Ramalingam A, Bid Dibyendunarayan D. Intra and inter-rater reliability of brief balance evaluation system test in patients with total knee arthroplasty. Ind J Physiother Occupat Ther. 2018;12(1).

[34] Berg KO, Wood-Dauphinee SL, Williams JI, Maki B. Measuring balance in the elderly: validation of an instrument. Can J Public Health. 1992;83 Suppl 2:S7–S11.

[35] Chou CY, Chien CW, Hsueh IP, Sheu CF, Wang CH, Hsieh CL. Developing a short form of the Berg Balance Scale for people with stroke. Phys Ther. 2006;86(2):195–204.

[36] Jogi P, Spaulding SJ, Zecevic AA, Overend TJ, Kramer JF. Comparison of the original and reduced versions of the Berg Balance Scale and the Western Ontario and McMaster Universities Osteoarthritis Index in patients following hip or knee arthroplasty. Physiother Can. 2011;63(1):107–114. https://doi.org/10.3138/ptc.2009-26.

[37] Kim D-Y, Kim T-H, Kim J-B. Concurrent validity of the seven-Item BBS-3P with other clinical measures of balance in a sample of stroke patients. J Kor Phys Ther. 2017;29(3):122–127. https://doi.org/10.18857/jkpt.2017.29.3.122.

[38] Freund JE, Stetts DM, Oostindie A, Shepherd J, Vallabhajosula S. Lower Quarter Y-Balance Test in healthy women 50-79 years old. J Women Aging. 2019;31(6):475–491. https://doi.org/1 0.1080/08952841.2018.1510248.

[39] Lee DK, Kim GM, Ha SM, Oh JS. Correlation of the Y-balance test with lower-limb strength of adult women. J Phys Ther Sci. 2014;26(5):641–643. https://doi.org/10.1589/jpts.26.641.

[40] Lee D-K, Kang M-H, Lee T-S, Oh J-S. Relationships among the Y balance test, Berg Balance Scale, and lower limb strength in middle-aged and older females. Braz J Phys Ther. 2015;19(3):227–234. https://doi.org/10.1590/bjpt-rbf. 2014.0096.

[41] Robinson RH, Gribble PA. Support for a reduction in the number of trials needed for the star excursion balance test. Arch Phys Med Rehabil. 2008;89(2):364–370. https://doi.org/10.1016/j. apmr.2007.08.139.

[42] Sarvestani H, Tabrizi H, Abbasi A, Rahmanpourmoghaddam J. The effect of eight weeks aquatic balance trainingand core stabilization training on dynamic balance in inactive elder males. Middle-East J Sci Res. 2012;11(3):279–286.

[43] Shin SS, An DH. Comparison of energy expenditure during the Y-balance test in older adults with different visual acuities. J Phys Ther Sci. 2015;27(3):697–699. https://doi.org/10.1589/jpts.27.697.

[44] Sipe CL, Ramey KD, Plisky PP, Taylor JD. Y-balance test: a valid and reliable assessment in older adults. J Aging Phys Act. 2019:1–7. https://doi.org/10.1123/japa.2018-0330.

[45] Walaszek R, Chwala W, Walaszek K, Burdacki M, Blaszczuk J. Evaluation of the accuracy of the postural stability measurement with the Y-Balance Test based on the levels of the biomechanical parameters. Acta Bioeng Biomech. 2017;19(2):121–128.

[46] Wellman SS, Klement MR, Queen RM. Performance comparison of single-radius versus multiple-curve femoral component in total knee arthroplasty: a prospective, randomized study using the lower quarter Y-balance test. Orthopedics. 2017;40(6):e1074–e1080. https://doi. org/10.3928/01477447-20171020-02.

[47] Gstoettner M, Raschner C, Dirnberger E, Leimser H, Krismer M. Preoperative proprioceptive training in patients with total knee arthroplasty. Knee. 2011;18(4):265–270. https://doi. org/10.1016/j.knee.2010.05.012.

[48] Swanik CB, Lephart SM, Rubash HE. Proprioception, kinesthesia, and balance after total knee arthroplasty with cruciate-retaining and posterior stabilized prostheses. J Bone Joint Surg Am. 2004;86(2):328–334. https://doi.org/10.2106/00004623-200402000-00016.

[49] Hinman MR. Factors affecting reliability of the Biodex Balance System: a summary of four studies. J Sport Rehabil.

2000;9:240–252.

[50] Baldwin SL, VanArnam TW, Ploutz-Snyder LL. Reliability of dynamic bilateral postural stability on the Biodex Stability System in older adults. Med Sci Sports Exerc. 2004;36(5):S30.

[51] Parraca JA, Olivares Sánchez-Toledo PR, Carbonell Baeza A, Aparicio García-Molina VA, Adsuar Sala JC, Gusi Fuertes N. Test-Retest reliability of Biodex Balance SD on physically active old people; 2011.

[52] Enright PL. The six-minute walk test. Respir Care. 2003;48(8):783–785.

[53] Curb JD, Ceria-Ulep CD, Rodriguez BL, Grove J, Guralnik J, Willcox BJ, Donlon TA, Masaki KH, Chen R. Performance-based measures of physical function for high-function populations. J Am Geriatr Soc. 2006;54(5):737–742. https://doi.org/10.1111/j.1532-5415.2006.00700. x.

[54] Kennedy DM, Stratford PW, Wessel J, Gollish JD, Penney D. Assessing stability and change of four performance measures: a longitudinal study evaluating outcome following total hip and knee arthroplasty. BMC Musculoskelet Disord. 2005;6:3. https://doi. org/10.1186/1471-2474-6-3.

[55] Jakobsen TL, Kehlet H, Bandholm T. Reliability of the 6-min walk test after total knee arthroplasty. Knee Surg Sports Traumatol Arthrosc. 2013;21(11):2625–2628. https://doi.org/10.1007/s00167-012-2054-y.

[56] Rejeski WJ, Ettinger WH Jr, Schumaker S, James P, Burns R, Elam JT. Assessing performance-related disability in patients with knee osteoarthritis. Osteoarthr Cartil. 1995;3(3):157–167.

[57] Steffen TM, Hacker TA, Mollinger L. Age- and gender-related test performance in community-dwelling elderly people: Six-Minute Walk Test, Berg Balance Scale, Timed Up & Go Test, and gait speeds. Phys Ther. 2002;82(2):128–137.

[58] Kennedy DM, Stratford PW, Riddle DL, Hanna SE, Gollish JD. Assessing recovery and establishing prognosis following total knee arthroplasty. Phys Ther. 2008;88(1):22–32. https://doi. org/10.2522/ptj.20070051.

[59] Moffet H, Collet JP, Shapiro SH, Paradis G, Marquis F, Roy L. Effectiveness of intensive rehabilitation on functional ability and quality of life after first total knee arthroplasty: a single-blind randomized controlled trial. Arch Phys Med Rehabil. 2004;85(4):546–556.

[60] Ko V, Naylor JM, Harris IA, Crosbie J, Yeo AE. The six-minute walk test is an excellent predictor of functional ambulation after total knee arthroplasty. BMC Musculoskelet Disord. 2013;14:145. https://doi.org/10.1186/1471-2474-14-145.

[61] Sarac D, Unver B, Cekmece S, Karatosun V. FRI0736-HPR validity and reliability of performance tests assessing balance and fall risk in patients with total knee arthroplasty. BMJ Publishing Group Ltd; 2017.

[62] Watson MJ. Refining the ten-metre walking test for use with neurologically impaired people. Physiotherapy. 2002;88(7):386–397.

[63] Podsiadlo D, Richardson S. The timed "Up & Go": a test of basic functional mobility for frail elderly persons. J Am Geriatr Soc. 1991;39(2):142–148. https://doi.org/10.1111/j.1532-5415.1991. tb01616.x.

[64] Boonstra MC, De Waal Malefijt MC, Verdonschot N. How to quantify knee function after total knee arthroplasty? Knee. 2008;15(5):390–395. https://doi.org/10.1016/j.knee.2008.05.006.

[65] Doll H, Gentile B, Bush EN, Ballinger R. Evaluation of the measurement properties of four performance outcome measures in patients with elective hip replacements, elective knee replacements, or hip fractures. Value Health. 2018;21(9):1104–1114. https://doi.org/10.1016/j. jval.2018.02.006.

[66] Piva SR, Fitzgerald GK, Irrgang JJ, Bouzubar F, Starz TW. Get up and go test in patients with knee osteoarthritis. Arch Phys Med Rehabil. 2004;85(2):284–289. https://doi.org/10.1016/j. apmr.2003.05.001.

[67] Unnanuntana A, Ruangsomboon P, Keesukpunt W. Validity and responsiveness of the two-minute walk test for measuring functional recovery after total knee arthroplasty. J Arthroplasty. 2018;33(6):1737–1744. https://doi.org/10.1016/j.arth.2018.01.015.

[68] Jones CJ, Rikli RE, Beam WC. A 30-s chair-stand test as a measure of lower body strength in community-residing older adults. Res Q Exerc Sport. 1999;70(2):113–119. https://doi.org/1 0.1080/02701367.1999.10608028.

[69] Gill S, McBurney H. Reliability of performance-based measures in people awaiting joint replacement surgery of the hip or knee. Physiother Res Int. 2008;13(3):141–152. https://doi. org/10.1002/pri.411.

[70] Nightingale EJ, Pourkazemi F, Hiller CE. Systematic review of timed stair tests. J Rehabil Res Dev. 2014;51(3):335–350. https://doi.org/10.1682/JRRD.2013.06.0148.

[71] Newcomer KL, Krug HE, Mahowald ML. Validity and reliability of the timed-stands test for patients with rheumatoid arthritis and other chronic diseases. J Rheumatol. 1993;20(1):21–27.

[72] Crossley KM, Zhang WJ, Schache AG, Bryant A, Cowan SM. Performance on the single-leg squat task indicates hip abductor muscle function. Am J Sports Med. 2011;39(4):866–873. https://doi.org/10.1177/0363546510395456.

[73] Ageberg E, Bennell KL, Hunt MA, Simic M, Roos EM, Creaby MW. Validity and inter-rater reliability of medio-lateral knee motion observed during a single-limb mini squat. BMC Musculoskelet Disord. 2010;11:265. https://doi.org/10.1186/1471-

2474-11-265.

[74] Alenezi F, Herrington L, Jones P, Jones R. The reliability of biomechanical variables collected during single leg squat and landing tasks. J Electromyogr Kinesiol. 2014;24(5):718–721. https://doi.org/10.1016/j.jelekin.2014.07.007.

[75] Barber SD, Noyes FR, Mangine RE, McCloskey JW, Hartman W. Quantitative assessment of functional limitations in normal and anterior cruciate ligament-deficient knees. Clin Orthop Relat Res. 1990;255:204–214.

[76] Engelen-van Melick N, van Cingel RE, Tijssen MP, Nijhuis-van der Sanden MW. Assessment of functional performance after anterior cruciate ligament reconstruction: a systematic review of measurement procedures. Knee Surg Sports Traumatol Arthrosc. 2013;21(4):869–879. https://doi.org/10.1007/s00167-012-2030-6.

[77] Hegedus EJ, McDonough SM, Bleakley C, Baxter D, Cook CE. Clinician-friendly lower extremity physical performance tests in athletes: a systematic review of measurement properties and correlation with injury. Part 2-the tests for the hip, thigh, foot and ankle including the star excursion balance test. Br J Sports Med. 2015;49(10):649–656. https://doi.org/10.1136/bjsports-2014-094341.

[78] Kroman SL, Roos EM, Bennell KL, Hinman RS, Dobson F. Measurement properties of performance-based outcome measures to assess physical function in young and middle-aged people known to be at high risk of hip and/or knee osteoarthritis: a systematic review. Osteoarthr Cartil. 2014;22(1):26–39. https://doi.org/10.1016/j.joca.2013.10.021.

[79] Logerstedt D, Grindem H, Lynch A, Eitzen I, Engebretsen L, Risberg MA, Axe MJ, Snyder-Mackler L. Single-legged hop tests as predictors of self-reported knee function after anterior cruciate ligament reconstruction: the Delaware-Oslo ACL cohort study. Am J Sports Med. 2012;40(10):2348–2356. https://doi.org/10.1177/0363546512457551.

[80] Meierbachtol A, Rohman E, Paur E, Bottoms J, Tompkins M. Quantitative improvements in Hop Test scores after a 6-week neuromuscular training program. Sports Health. 2016;9(1):22–29. https://doi.org/10.1177/1941738116667933.

[81] Noyes FR, Barber SD, Mangine RE. Abnormal lower limb symmetry determined by function hop tests after anterior cruciate ligament rupture. Am J Sports Med. 1991;19(5):513–518.

[82] Gustavsson A, Neeter C, Thomee P, Silbernagel KG, Augustsson J, Thomee R, Karlsson J. A test battery for evaluating hop performance in patients with an ACL injury and patients who have undergone ACL reconstruction. Knee Surg Sports Traumatol Arthrosc. 2006;14(8):778–788. https://doi.org/10.1007/s00167-006-0045-6.

[83] Reid A, Birmingham TB, Stratford PW, Alcock GK, Giffin JR. Hop testing provides a reliable and valid outcome measure during rehabilitation after anterior cruciate ligament reconstruction. Phys Ther. 2007;87(3):337–349.

[84] Piercy KL, Troiano RP. Physical activity guidelines for Americans from the US department of health and human services: cardiovascular benefits and recommendations. Circ Cardiovasc Qual Outcomes. 2018;11(11):e005263.

[85] Piercy KL, Troiano RP, Ballard RM, Carlson SA, Fulton JE, Galuska DA, George SM, Olson RD. The physical activity guidelines for Americans. JAMA. 2018;320(19):2020–2028.

[86] Powell KE, King AC, Buchner DM, Campbell WW, DiPietro L, Erickson KI, Hillman CH, Jakicic JM, Janz KF, Katzmarzyk PT. The scientific foundation for the physical activity guidelines for Americans. J Phys Act Health. 2018;16(1):1–11.

[87] Barber-Westin SD, Noyes FR. Aerobic physical fitness and recreational sports participation after total knee arthroplasty. Sports Health. 2016;8(6):553–560. https://doi. org/10.1177/1941738116670090.

[88] Hossain F, Patel S, Fernandez M, Konan S, Haddad F. A performance based patient outcome score for active patients following total knee arthroplasty. Osteoarthr Cartil. 2013;21(1):51–59.

[89] Stratford PW, Kennedy DM. Performance measures were necessary to obtain a complete picture of osteoarthritic patients. J Clin Epidemiol. 2006;59(2):160–167. https://doi.org/10.1016/j. jclinepi.2005.07.012.

[90] Stratford PW, Kennedy DM, Riddle DL. New study design evaluated the validity of measures to assess change after hip or knee arthroplasty. J Clin Epidemiol. 2009;62(3):347–352. https://doi.org/10.1016/j.jclinepi.2008.06.008.

[91] McCarthy CJ, Oldham JA. The reliability, validity and responsiveness of an aggregated locomotor function (ALF) score in patients with osteoarthritis of the knee. Rheumatology (Oxford). 2004;43(4):514–517. https://doi.org/10.1093/rheumatology/keh081.

[92] Guralnik JM, Simonsick EM, Ferrucci L, Glynn RJ, Berkman LF, Blazer DG, Scherr PA, Wallace RB. A short physical performance battery assessing lower extremity function: association with self-reported disability and prediction of mortality and nursing home admission. J Gerontol. 1994;49(2):M85–M94. https://doi.org/10.1093/geronj/49.2.m85.

[93] Guralnik JM, Ferrucci L, Simonsick EM, Salive ME, Wallace RB. Lower-extremity function in persons over the age of 70 years as a predictor of subsequent disability. N Engl J Med. 1995;332(9):556–561. https://doi.org/10.1056/NEJM199503023320902.

[94] Barber-Westin SD, Noyes FR, McCloskey JW. Rigorous statistical reliability, validity, and responsiveness testing of the Cincinnati knee rating system in 350 subjects with uninjured, injured, or anterior cruciate ligament-reconstructed knees. Am J Sports Med. 1999;27(4):402–416.

[95] Yoshida Y, Mizner RL, Ramsey DK, Snyder-Mackler L. Examining outcomes from total knee arthroplasty and the relationship between quadriceps strength and knee function over time. Clin Biomech (Bristol, Avon). 2008;23(3):320–328. https://doi.org/10.1016/j. clinbiomech.2007.10.008.

[96] Mizner RL, Petterson SC, Clements KE, Zeni JA Jr, Irrgang JJ, Snyder-Mackler L. Measuring functional improvement after total knee arthroplasty requires both performance-based and patient-report assessments: a longitudinal analysis of outcomes. J Arthroplasty. 2011;26(5):728–737. https://doi.org/10.1016/j.arth.2010.06.004.

[97] Berg K, Wood-Dauphine S, Williams J, Gayton D. Measuring balance in the elderly: preliminary development of an instrument. Physiother Can. 1989;41(6):304–311.

[98] Parent E, Moffet H. Comparative responsiveness of locomotor tests and questionnaires used to follow early recovery after total knee arthroplasty. Arch Phys Med Rehabil. 2002;83(1):70–80.

[99] Harada ND, Chiu V, Stewart AL. Mobility-related function in older adults: assessment with a 6-minute walk test. Arch Phys Med Rehabil. 1999;80(7):837–841.

第十章 膝关节置换术后体力活动和运动的推荐指南

Sue Barber-Westin, Frank R. Noyes

刘开鑫 李 辉 / 译

10.1 引言

2013 年，Weinstein 等[1]通过数学模型计算出美国接受全膝关节置换术（Total Knee Arthroplasty，TKA）的患者中，年龄在 50~59 岁的患者 655 800 例，60~69 岁的患者 984 700 例，这提示很多人术后仍然会积极参与健身和休闲活动。之后的研究也表明年轻 TKA 患者（＜ 60 岁）的数量正在不成比例的增加[2, 3]。对于那些终身参与休闲活动并发展为膝关节骨关节炎（Osteoarthritis，OA）和遭受运动损伤（如前交叉韧带（Anterior Cruciate Ligament，ACL）断裂行半月板切除术）的患者尤其如此[7-12]。

许多运动员及希望在术后恢复活跃生活方式的人都可能接受 TKA，这类患者具有很高的术前期望值[13-15]，而期望值与患者术后满意度密切相关[14, 16, 17]，详见第十二章。因此，术前与患者讨论确定术后可以恢复哪些休闲运动，并据此设定目标导向的康复计划以实现患者期望值至关重要。此外，使用经过验证的可穿戴设备对体力活动水平的客观测量可以提供有关参数变化的真实数据，例如坐着的和轻度、中度或剧烈活动的时间占比，步数，步行时间，步行距离等等。最后，确认休闲活动后是否出现疼痛或肿胀对于评估 TKA 术后患者恢复积极生活方式（包括有氧健身）和获得满意度也很重要。本章是笔者对已发表的这一主题的系统评价[18]所做的文献更新（截至 2020年 10 月）。

10.2 当前针对健康成人的体力活动指南

2018 年，美国心脏协会（the American Heart Association，AHA）更新了其针对健康个体的体力活动指南（表 10.1）[19, 20]，该指南是一个由 17 例成员组成的咨询委员会在广泛回顾分析了有关体力活动和健康的文献之后制定[21]。证据被分为强、中、有限或不可分配，重点关注体力活动可改变的心血管疾病风险因素，包括血压、血糖、血脂和体重。

为保持健康，该指南推荐所有健康成年人（≥ 18 岁）每周至少 150min 中等强度的体力活动，或 75~150min 的高强度运动，或相当量中等强度和高强度运动的组合。在中等强度的活动中，一个人可以说话但不能唱歌，在剧烈强度的活动中，一个人必须停下来喘气以说更多的话。此外，指南建议每周至少 2 天进行涉及所有主要肌肉群的中等或更高强度的肌力训练，鼓励 ≥ 65 岁的成

表 10.1　成人有氧体力活动及强度示例[a]

18~64 岁的成年人	
中等强度 （活动时可以说话，但不能唱歌）	快走（≥ 4km/h） 休闲游泳 在平坦的地形上骑自行车（ < 16km/h ） 双打网球 主动瑜伽 交际舞或排舞 一般庭院工作和家庭维修工作 水中有氧运动等运动课程
剧烈的强度 （一个人不能多说几句话就停下来喘口气）	慢跑或跑步 游泳圈 单打网球 劲舞 骑自行车（ > 16km/h ） 跳绳 繁重的庭院工作（挖掘或铲土，心率增加） 徒步上山或背着沉重的背包 高强度间歇训练 有氧踏板操或跆拳道等运动课程
≥ 65 岁成年人	
中等或剧烈强度（取决于健康水平和慢性病） 中等强度：在 0~10 的范围内（0= 坐着，10= 尽最大努力），5~6 级，呼吸和心率显著增加 剧烈强度：≥ 7 级，呼吸和心率大幅增加	步行或远足 跳舞 游泳 水中有氧运动 慢跑或跑步 有氧运动课 某些形式的瑜伽 骑自行车 一些院子里的工作（耙地，推割草机） 网球或篮球 打高尔夫的步行部分

a：摘自《美国人体力活动指南》，2018 年第 2 版；美国卫生与公共服务部

年人进行包括平衡训练在内的多形式体力活动，还建议他们根据自己的健康水平以及是否存在任何慢性病来确定他们体力活动的强度。

该指南允许在整个星期内累积体力运动量。因此，第一个建议是"成年人应该多动少坐。进行一些体力活动总比没有好"。因此，久坐不动的患者开始进行一些体力活动，例如走楼梯或在离商店较远的地方停车，可以预期将会获益。

2018 年 CDC 体力活动指南[22]进一步根据代谢当量（Metabolic Equivalents，METs）定义活动，这是测量体力活动最常用的单位。一个 MET 是坐着休息时的能量消耗率，1.3 代表坐着阅读，2.0 代表慢步走，3.3 代表 4.8km/h 的速度步行，8.3 代表 8km/h 的速度跑步。剧烈强度的活动 METs > 6.0；中等强度的活动 METs 3.0~6.0；轻度活动 METs 1.6~3.0 以及久坐活动 METs ≤ 1.5。体力活动还根据频率（每天或每周的中度到剧烈体力活动的次数）、持续时间（每次活动的距离）和强度（以 METs 为单位）进行报告。总量以每天或每周的 MET 分钟或 MET 小时计算。当使用可穿戴设备（计步器和加速度计）来测量体力活动时，允许将总量表示为一段时间内的活动量或步数。

10.3 TKA 后的运动和休闲活动

我们评估了 21 项研究的数据，这些研究详细说明了患者在术后参与的休闲活动和体育运动（表 10.2）[23-43]。该研究报告很多患者恢复了休闲活动（25%~100%，图 10.1）。图 10.2 显示了参加常见活动的患者平均百分比，这些活动包括步行、骑自行车（固定或公路）、远足、游泳、跳舞、如有氧运动或水上运动的健身训练或课程以及高尔夫等。尽管一些研究表明患者参加了不止一项体力活动 [27, 38, 40]，但关于每周参加体力活动的患者数量并没有证据。各研究中使用的频率单位不同，包括天数 / 周 [25, 38]、天数 / 月 [36]、平均小时数 / 周 [28, 32, 43]、平均分钟数 / 周 [33] 以及每周进行任何活动的平均次数 [39, 40]（表 10.3）。

只有少数研究描述了活动时出现的症状或限制 [36, 38, 43, 44]。在一项研究中发现 14% 的人参与运动存在"重大限制"[44]。两项研究报告活动时膝关节疼痛概率分别是 16%[43] 和 17%（在打高尔夫球时）[36]。一项调查报告 [38] 发现，运动期间 26% 的患者膝关节疼痛，26% 感到不稳定。导致无法重返体力活动的因素通常是其他肌肉骨骼问题或 TKA 后关节持续疼痛 [23, 31, 37, 38, 43]。

影响恢复休闲活动的因素包括较高的术前活动水平 [23, 26, 27]、较高的教育水平 [24]、男性 [37] 和

表 10.2 确定 TKA 后体育和休闲活动的研究

研究	膝关节数	平均年龄（岁）	平均 F.U. 年限	活动检测	运动 / 体力活动评分工具
Naylor 等 [23]	718	67.8	3	无	笔者自我问卷
Rocha Da Silva 等 [24]	59	69.5	> 0.5	无	IPAQ
Hepperger 等 [25]	200	72.2	2.0	无	Tegner 评分
Vielgut 等 [26]	260	62.7	14.9	无	Tegner 评分，笔者自我问卷
Bercovy 等 [27]	494	70.6	7.5	无	UCLA 活动评分
Mayr 等 [28]	81	71.8	6.4	无	笔者自我问卷
Chang 等 [29]	369	68.8	2	无	UCLA 活动评分，笔者自我问卷
Long 等 [30]	108	均 ≤ 55	25.1	无	Tegner 评分
Argenson 等 [31]	104	69.0	10.6	无	UCLA 活动评分
Jones 等 [32]	83	66.5	1	无	锻炼自我效能感，历史休闲活动
Kersten 等 [33]	830	72.0	3	无	SQUASH
Meding 等 [34]	98	NA	21.1	无	UCLA 活动评分
Bonnin 等 [35]	141	66.4	3.7	无	膝关节功能调查
Jackson 等 [36]	93	66.0	8.7	无	UCLA 活动评分，笔者自我问卷
Dahm 等 [37]	1206	67.0	5.7	无	UCLA 活动评分，笔者自我问卷
Hopper 等 [38]	76	62.1	1.8	无	笔者自我问卷
Mont 等 [39]	33	66.0	4.1	无	笔者自我问卷
Mont 等 [40]	114	70.0	7	无	笔者自我问卷
Walton 等 [41]	122	71.5	1	无	笔者自我问卷
Chatterji 等 [42]	144	70.8	1.5	无	笔者自我问卷
Huch 等 [43]	312	66.0	5	无	笔者自我问卷

F.U.. 随访；IPAQ. 国际体力活动问卷；SQUASH. 评估促进健康的体力活动的简短问卷；UCLA. 加州大学洛杉矶分校

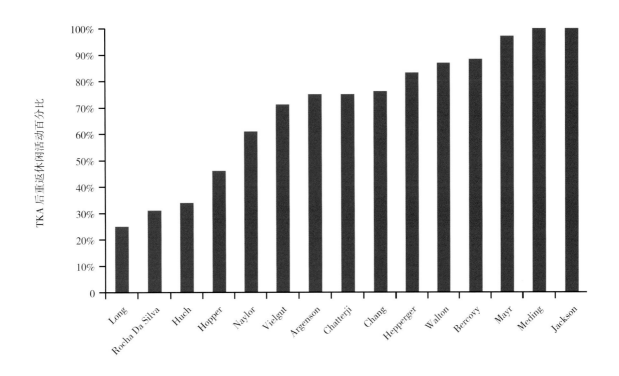

图 10.1 每项研究中 TKA 患者恢复运动和休闲活动的总体百分比。这些数据不适用于 20 项研究中的 5 项

图 10.2 TKA 后报告的最常见的运动和休闲活动，仅包括报告多项活动的研究。每项活动的研究数量为：步行 8 次、骑自行车 13 次、远足 8 次、游泳 13 次、跳舞 7 次、健身 / 课程 8 次、高尔夫 9 次

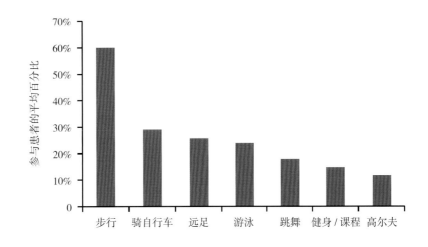

TKA 后最常见的活动

体重指数低于 30[37]。大多数研究证实 TKA 后患者年龄越小（< 70 岁[37]、< 65 岁[33]或"更年轻"的年龄[26]），术后活动水平越高。在一项研究中发现加州大学洛杉矶分校（University of California at Los Angeles，UCLA）活动评分和 SF-36 与西安大略与麦克马斯特大学骨性关节炎指数（Western Ontario and McMaster Universities Osteoarthritis Index，WOMAC）评分之间存在显著相关性[29]，并且在另一项研究中发现患者活动水平（高、中、低强度）与膝关节损伤和骨性关节炎结果评分

表 10.3 TKA 后运动或休闲活动

研究	术后参与运动和休闲活动百分比	运动和休闲活动	其他结果
Naylor 等[23]	61%	步行 46%，游泳 9%，健身训练 8%，骑自行车 6%，高尔夫 5%，草地保龄球 4%，太极 2%，网球 1%	回归体力活动重要因素：术前规律体力活动 1 年（P<0.001）。无法参加体力活动的主要原因：其他肌肉骨骼问题 10%，TKA 问题 5%，其他医疗问题 5%
Rocha Da Silva 等[24]	34%	低强度活动（有氧水上运动、步行、骑自行车、举重、普拉提）26%，体操 5%	回归体力活动的重要因素：年龄较大（P<0.001），较低的 VAS 疼痛评分（P<0.001），教育程度（P<0.05）
Hepperger 等[25]	83%	远足 74%，滑雪 70%，骑自行车 55%，游泳 38%，越野滑雪 17%	体力活动的频率（所有运动相结合）：13%>5 天/周，57% 2~3 次/周，13% 偶尔
Vielgut 等[26]	71%	骑自行车 26%，远足 26%，越野行走 22%，体操 22%，游泳 20%，跳舞 9%，健身训练 3%，保龄球 3%，羽毛球 3%，高尔夫 2%，慢跑 2%，足球 2%	回归体力活动的重要因素：术前 Tegner 评分（P<0.001），更小的年龄（P<0.05）
Bercovy 等[27]	88%	88% UCLA 评分≥7 分；30% UCLA 评分≥8 分；21% 参加超过 1 个活动	UCLA 评分的重要因素：患病前 UCLA 评分、年龄（年龄较小评分；P=0.001）
Mayr 等[28]	97%	骑自行车 94%，游泳 76%，远足 70%，健身训练 33%，越野行走 31%，越野滑雪 27%，水中有氧运动 26%，跳舞 26%，高山滑雪 25%，网球 11%，攀岩 9%	所有患者年龄>60 岁。平均参加频率：5.3h/周。体力活动活动水平与 KOOS 运动得分（P=0.02）、KOOS 生活质量评分（P=0.04）、WOMAC 评分（P=0.03）显著相关
Chang 等[29]	76%	步行 60%，游泳 23%，骑自行车 22%，远足 6%，体操 5%，<2% 羽毛球、跑步、高尔夫、乒乓球	规律体力活动相关的满意度更高。术后 UCLA 评分与 SF-36 和 WOMAC 功能评分显著相关。社会人口因素、疼痛缓解、术后活动范围围对体力活动水平没有影响
Long 等[30]	25%	Tegner 评分：4（8%），5（3%），6（11%），7（3%）	无
Argenson 等[31]	75%	75% 参与运动或休闲活动；最频繁的运动有步行、远足、园艺、游泳、锻炼、骑自行车和打高尔夫夫球	回归体力活动的平均时间：6±3 个月。体力活动的限制：71% 无限制，23% 中度限制，6% 高度限制。无体力活动：与 TKA 无关的原因 19%
Jones 等[32]	不适用	步行 64%，健身锻炼 32%，体重 31%，园艺 30%，骑自行车 24%，游泳 7%，远足 4%，打高尔夫夫球 4%	体力活动的平均频率：19.6h/周（范围，0~125.6）
Kersten 等[33]	不适用	不适用。51% 符合体力活动指南，体力活动≥5 天/周或≥3 天/周，中等强度体力活动≥30min，高强度体力活动≥20min	体力活动的平均频率：1347min/周，步行（167±135）min/周，骑自行车（122±242）min/周，运动（52±140）min/周。<65 岁的患者每周平均体力活动高于>65 岁的患者（P<0.001）
Meding 等[34]	100%	36% 慢跑、排球和单打网球等强度活动	所有患者参加中度活动（UCLA 评分≥5）
Bomin 等[35]	不适用	园艺 52%，远足 35%，固定自行车 31%，游泳 31%，体操 16%，下坡滑雪 8%，跳舞 6%，越野滑雪 5%	参与体力活动与患者活动机之间的相关性（P=0.0001）

表 10.3（续）

研究	术后参与运动和休闲活动百分比	运动和休闲活动	其他结果
Jackson 等[36]	100%	仅研究了回归高尔夫的患者	频率：33% 1次/月，36% 2~7次/月，31% >7次/月。返回时间：13% 3个月，44% 4~6个月，20% 7~9个月，8% 10~12个月，15% >12个月。打高尔夫球时疼痛：17%
Dahm 等[37]	不适用	步行 67%，固定自行车 45%，游泳 29%，跳舞 25%，远足 24%，高尔夫 21%，低强度有氧运动 17%，公路自行车 15%，举重 15%，快走 10%，槌球 7%，皮划艇 6%，保龄球 6%	UCLA 评分较高的显著因素：年龄 <70 岁（$P < 0.001$），男性（$P < 0.0001$）
Hopper and Leach[38]	46%	1 项运动 28%，2 项运动 17%，>2 项运动 3%。游泳 30%，跳舞 14%，骑自行车 9%，保龄球 9%，高尔夫 6%	体力活动的平均频率：2 次/周，最少 37.5min/次；回归体力活动的平均时间为 4.1 个月。
Mont 等[39]	100%	所有高强度运动，如慢跑，网球（单打），壁球和高强度有氧运动	平均频率 4 次/周，3.5h
Mont 等[40]	不适用	高活动组：步行 89%，游泳 53%，重量训练 46%，园艺 44%	体力活动的平均频率：高活动组 11 次/周，低活动组 4 次/周
Walton 等[41]	87%	步行 66%，游泳 11%，草地保龄球 11%，钓鱼 6%，健身 6%，高尔夫 5%，骑自行车 4%	不适用
Chatterji 等[42]	75%	步行 72%，游泳 15%，保龄球 12%，水中有氧运动 8%，钓鱼 8%，高尔夫 6%，运动课 6%	平均返回时间：水中有氧运动 5~6 周，步行运动 8 周，运动课、骑自行车、高尔夫 12~13 周，保龄球 18 周
Huch 等[43]	34%	游泳 35%，骑自行车 31%，远足 29%，体操 8%，跳舞 4%	所有体力活动的频率：15% <1h/周，15% 1~2h/周，5% >2h/周，65% 无

（Knee Injury and Osteoarthritis Outcome Score，KOOS）运动、KOOS 生活质量与 WOMAC 评分之间同样存在显著相关性[28]。

尽管有关 TKA 后重返运动的大部分研究发现大多数人参与低强度活动[45]，但也有一些患者恢复了高强度体育运动。然而，据我们所知，尚无高质量的分析运动相关的症状或限制的研究。例如，Mont 等[39] 随访了由 31 例患者（占其 TKA 人群的 4%）组成的一组人，他们在术后 4 年左右重返跑步和其他高强度运动。除 1 例外，其余患者临床疗效极佳，并对手术结果感到满意。笔者强调，这些类型的活动并不适合大多数患者。然而，由于选择复查的患者的比例很小，外科医生应密切关注以提供个性化的建议。Mayr 等[28] 发现，居住在阿尔卑斯山地区的 81 例患者中有 25% 的人恢复了高强度运动，例如高山滑雪和网球，47% 的患者恢复了中等强度的运动，例如登山和越野滑雪，除一名患者外，所有患者都参与过运动。虽然大多数患者在 1 年评估时都参加了低强度活动，但 6 年时的评估显示，参与了高强度运动的比例增加了。Hepperger 等[25] 报告称，来自奥地利的 200 例患者在术后 2 年中有 74% 的人恢复了徒步旅行，70% 的人恢复了高山滑雪。这些笔者将此结果归因于生活在阿尔卑斯山地区，并指出家庭地理环境在术后恢复活动中起着重要作用。

10.4 TKA 后客观测量的体力活动

8 项研究依据动作测量了的活动水平，其中 3 项报道了达到 AHA 推荐的体力活动指南的患者百分比（表 10.4）[46-53]。两项研究报告称术后 6 个月 0%[47]~18%[46] 患者达到指南要求，而在一项研究[48] 发现术后 12 个月 16.5% 患者达到指南要求。与术前数据相比，关于久坐时间的研究结论很不一致。4 项研究报告没有变化[47-49, 51]，3 项研究报告显著减少[46, 50, 52]。在一项研究中，术后体力活动水平显著低于健康对照组[48]，并且低于另一项研究中先前公布的数据[50]。

值得注意的是，在正常成年人群中，研究人员发现只有一小部分成年人符合 AHA 指南。来自 TKA 研究的数据和来自对照人群的关于达到体力活动指南的数据是否与衰老密切相关，或者与其他因素如社会经济地位和动机相关，这些都尚不清楚，但值得未来研究。一项对 2450 例 70~93 岁的健康成年人进行体力活动测量的调查报告称，只有 15% 的男性和 10% 的女性每周进行超过 150min 的体力活动[54]。另一项对 3459 例 49~85 岁的美国成年人进行了为期 7 天的体力活动测量，报告称只有 2.5% 的人遵守了 ≥ 30min/d 的中度至剧烈运动强度的体力活动指南[55]。

在对 26 项测量髋和膝关节置换术后体力活动水平的研究（使用客观仪器或随访问卷）的系统评价中，Naal 和 Impellizzeri[56] 报告了各研究之间存在显著异质性，并为未来标准化研究提供了建议。他们指出，接受全关节置换术的患者活动量低于推荐的 AHA 水平。加速度传感器测量所有类型活动（轻度、中度和剧烈）的真实数据，并为患者提供反馈和动力[57]。每日总步数是一个有益的激励因素，Garber 等[58] 建议每天 ≥ 7000 步，这可以通过将步数增加 ≥ 2000 以达到指南推荐水准。2018 年，Hammett 等[59] 系统回顾了从 PubMed 数据库创建到 2016 年 1 月期间，使用加速度计从术前到术后进行 TKA 和全髋关节置换的研究。共纳入 7 项研究，其中 4 项侧重于 TKA，笔者发现 6 个月时体力活动没有明显增加（与术前相比），12 个月时只有小到中等程度的增加。

临床研究通常采用患者自我报告的活动水平和问卷调查，例如 UCLA 活动量表[60]。这些数据并不总是可靠的，可能会受到回忆偏差的影响[51, 61]，并且与客观活动测量相比可能会高估

表 10.4　确定 TKA 后身体活动的研究

研究	膝关节数量，平均年龄	活动监视器，测量时间	符合体力活动指南百分比 [a]	结果
Frimpong 等 [46]	45,63.8	ActiGraph术前，术后6个月	18%	久坐行为：术后 6 个月从术前 70% 降至 64%（约 56min/d；P=0.009）。在术后 6 个月时，轻度体力活动所花费的时间比例从术前的 29% 增加到 35%（约 50min/d；P=0.008）。在中度到剧烈的体力活动中花费的时间没有变化。UCLA 活动评分显著提高（P < 0.001）
Harding 等 [47]	25,69.0	ActiGraph术前，术后6个月	0%	没有患者符合美国体力活动指南。测量的体力活动没有变化。久坐行为的时间比例：82% 术前，83% 术后。UCLA 活动评分显著提高（P < 0.001）
Lutzner 等 [48]	97,68.9	activ 体力活动 L术前，术后12个月	16.5%	16.5% 符合体力活动准则。中等到剧烈的步数 / d 从1150±982 增加到 1935±1728（P < 0.001）。花在久坐行为上的时间没有改变。与年龄匹配的对照组相比，患者每天的步数显著减少
Vissers 等 [49]	21[b],不适用	活动监测器术前，术后6个月、4年	不适用	任一时间段均无显著改善：所有与运动相关的活动 /24h 时间段、步行时间百分比 /24h 时间段、站立时间百分比 /24h 时间段、坐到站运动次数 /24h 时间段。KOOS 运动与娱乐评分无显著提高
Brandes 等 [50]	44,65.8	SAM术前，术后2、6、12个月	不适用	步态周期：术后 6 个月（P < 0.05）和 12 个月（P=0.003）显著增加，术后 12 个月，中等和高强度步行的时间显著增加（> 50 步态周期 /min）（P=0.01）
de Groot 等 [51]	42,62.1	活动监测器术前，术后3、6个月	不适用	所有与运动相关的活动 /24h 期间、步行时间百分比 /24h 期间、站立时间百分比 /24h 期间、坐到站运动次数 /24h 期间没有显著改善
Walker 等 [52]	19,69.0	Numact 术前，术后1、3、6个月	不适用	总的步行活动显著增加（79%，P=0.02，规模效应 1.66），总站立时间 /24h（64min 或更长，P=0.01），最长连续步行的能量消耗（P=0.03）。平均步幅 /24h 周期没有变化
Hoorntge 等 [53]	52,58.4	Activ8术前，术后6个月	不适用	总清醒活动时间（0.7±0.6%）、站立时间（1.0±0.9%）和久坐时间（−2.5±1.3%）略有改善。使用基于术前目标设定的个性化康复计划没有改善

a：每周 ≥ 150min 的中度到剧烈的体力活动
b：21/42 名患者来自 de Groot 等 [51] 的研究

体力活动 [47, 50, 51]。例如，Harding 等 [47] 报道在 25 例患者中使用加速度计测量 TKA 后 6 个月体力活动参数没有变化。然而，术后 UCLA 活动评分较术前显著增加（分别为 3±1 和 5±3；P < 0.001）。Brandes 等 [50] 还报道了用膝关节协会评分和 SF−36 测量的体力活动和临床结果之间没有相关性。

10.5　TKA 术后客观测量的体力活动

美国髋关节和膝关节外科医师协会的 TKA 术后最新活动推荐于 2009 年发布（表 10.5）[62]。根据 2007 年年会的 139 项已完成研究的结果，人们就步行、爬楼梯、在水平面上骑自行车、游泳、双打网球以及打高尔夫球等低强度活动达成了共识。不支持的活动包括慢跑、短跑、在复杂地形上滑雪和单打网球。荷兰骨科协会对 94 例外科医生进行了一项调查，就 40 项允许、不支持

表 10.5　TKA 后的调查活动建议

协会，研究	所有患者允许的活动	有经验的活动	不允许的活动
美国髋关节和膝关节外科医师协会，2009[62]	步行 攀登 在水平面上骑自行车 游泳 双打网球 打高尔夫球	不适用	跑步 短跑 在困难的地形上滑雪 单打网球
荷兰骨科协会，2018[63]	对于 < 65 岁的患者： 水上健身 骑自行车 跳舞 健身 / 健身 高尔夫球 碗游戏 北欧式健走 游泳的 步行	对于 < 65 岁的患者： 有氧运动 划独木舟 越野滑雪 骑自行车 溜冰 骑马 帆船 冲浪 乒乓球 双打网球 瑜伽	篮球 足球 手球 曲棍球 合球 武术 跑步 单板滑雪 排球
21 项研究的系统评价[64]	低强度有氧运动 保龄球 高尔夫球 跳舞 步行 游泳	骑自行车 远足 划船 越野滑雪 固定式滑雪 速走 双打网球 溜冰	美式墙网球 / 壁球 接触性运动（足球、曲棍球、美式足球） 攀岩 慢跑 / 跑步 单打网球 滑水运动 棒球 / 垒球 手球 武术

和没有意见的运动征求意见[63]。小于 65 岁患者的结果见表 10.5。与年轻组相同，对于大于 65 岁的患者允许和不允许的运动达成了共识。另外还达成共识允许两项活动（横行和划船）。Vogel 等对 1986—2010 年发表的 21 项研究进行了系统评价[64]，就 TKA 后最合适的活动提供了建议。这些笔者强调应避免产生高强度负荷的运动，并指出康复可能需要至少 3 个月才能进行低强度活动。

10.6　编者讨论

年轻活跃患者 TKA 的重要目标包括保持健康的生活方式和恢复期望的娱乐或体力活动。然而，对于希望 TKA 术后恢复中等或高强度的休闲和体育活动的患者，膝关节承受的高负荷可能会导致慢性积液和肌肉功能障碍。

有很多患者 TKA 术后恢复的主要是轻度或低强度的休闲活动（25%~100%）。术后无法参加休闲活动或体育活动的潜在原因有很多，包括手术带来的长期影响（疼痛或肿胀）、自然衰老过程、收入、教育状况、居住地区、个人障碍和信仰、自我效能和社会支持[65-68]。确定 TKA 后患者选择不参加休闲活动的原因是很重要的，尤其是在以恢复体力活动为主要关注点的研究中。5 项研究报告称，导致无法恢复体力活动的最常见因素是其他肌肉骨骼问题或 TKA 关节持续性疼痛[23, 31, 37, 38, 43]。

很少有研究发布有关休闲或体育活动期间出现的症状或功能限制的数据。出于患者咨询的目的，未来的研究应提供这些数据，以确保患者术前对术后恢复活动的期望值是现实的。最后，没有研究提供有关术后康复计划的详细信息。本书详细描述了理疗师在指导患者恢复休闲或健身活动中所扮演的角色。我们已经推荐包括力量、平衡、柔韧性和神经肌肉功能的综合康复计划，用于支持安全地重返体育活动[69-71]，还推荐在重返运动前客观评估肌肉和神经肌肉功能[72-75]。我们必须谨慎平衡关节负荷与体力活动，以减少慢性膝关节积液（这提示需要减少活动）和慢性肌肉无力。

参考文献

[1]　Weinstein AM, Rome BN, Reichmann WM, Collins JE, Burbine SA, Thornhill TS, Wright J, Katz JN, Losina E. Estimating the burden of total knee replacement in the United States. J Bone Joint Surg Am. 2013;95(5):385–392. https://doi.org/10.2106/JBJS.L.00206.

[2]　Sloan M, Premkumar A, Sheth NP. Projected volume of primary total joint arthroplasty in the U.S., 2014 to 2030. J Bone Joint Surg Am. 2018;100(17):1455–1460. https://doi.org/10.2106/JBJS.17.01617.

[3]　Maradit Kremers H, Larson DR, Crowson CS, Kremers WK, Washington RE, Steiner CA, Jiranek WA, Berry DJ. Prevalence of total hip and knee replacement in the United States. J Bone Joint Surg Am. 2015;97(17):1386–1397. https://doi.org/10.2106/JBJS.N.01141.

[4]　Elleuch MH, Guermazi M, Mezghanni M, Ghroubi S, Fki H, Mefteh S, Baklouti S, Sellami S. Knee osteoarthritis in 50 former top-level soccer players: a comparative study. Ann Readapt Med Phys. 2008;51(3):174–178. https://doi.org/10.1016/j.annrmp.2008.01.003.

[5]　Spector TD, Harris PA, Hart DJ, Cicuttini FM, Nandra D, Etherington J, Wolman RL, Doyle DV. Risk of osteoarthritis associated with long-term weight-bearing sports: a radiologic survey of the hips and knees in female ex-athletes and population controls. Arthritis Rheum. 1996;39(6):988–995.

[6]　Tveit M, Rosengren BE, Nilsson JA, Karlsson MK. Former male elite athletes have a higher prevalence of osteoarthritis and arthroplasty in the hip and knee than expected. Am J Sports Med. 2012;40(3):527–533. https://doi.org/10.1177/0363546511429278.

[7]　Granan LP, Bahr R, Lie SA, Engebretsen L. Timing of anterior cruciate ligament reconstructive surgery and risk of cartilage lesions and meniscal tears: a cohort study based on the Norwegian National Knee Ligament Registry. Am J Sports Med. 2009;37(5):955–961. 0363546508330136 [pii]. https://doi.org/10.1177/0363546508330136.

[8]　Brophy RH, Rai MF, Zhang Z, Torgomyan A, Sandell LJ. Molecular analysis of age and sex-related gene expression in meniscal tears with and without a concomitant anterior cruciate ligament tear. J Bone Joint Surg Am. 2012;94(5):385–393. https://doi.org/10.2106/JBJS.K.00919.

[9]　Mihelic R, Jurdana H, Jotanovic Z, Madjarevic T, Tudor A. Long-term results of anterior cruciate ligament reconstruction: a comparison with non-operative treatment with a follow-up of 17–20 years. Int Orthop. 2011;35(7):1093–1097. https://doi.org/10.1007/s00264-011-1206-x.

[10]　Gerhard P, Bolt R, Duck K, Mayer R, Friederich NF, Hirschmann MT. Long-term results of arthroscopically assisted anatomical single-bundle anterior cruciate ligament reconstruction using patellar tendon autograft: are there any predictors for the development of osteoarthritis? Knee Surg Sports Traumatol Arthrosc. 2013;21(4):957–964. https://doi.org/10.1007/s00167-012-2001-y.

[11]　Ahn JH, Kim JG, Wang JH, Jung CH, Lim HC. Long-term results of anterior cruciate ligament reconstruction using bone-patellar tendon-bone: an analysis of the factors affecting the development of osteoarthritis. Arthroscopy. 2012;28(8):1114–1123. https://doi.org/10.1016/j.arthro.2011.12.019.

[12]　Janssen RP, du Mee AW, van Valkenburg J, Sala HA, Tseng CM. Anterior cruciate ligament reconstruction with 4-strand hamstring autograft and accelerated rehabilitation: a 10-year prospective study on clinical results, knee osteoarthritis and its predictors. Knee Surg Sports Traumatol Arthrosc. 2013;21(9):1977–1988. https://doi.org/10.1007/s00167-012-2234-9.

[13]　Deakin AH, Smith MA, Wallace DT, Smith EJ, Sarungi M. Fulfilment of preoperative expectations and postoperative patient satisfaction after total knee replacement. A prospective analysis of 200 patients. Knee. 2019;26(6):1403–1412. https://doi.org/10.1016/j.knee.2019.07.018.

[14] Jain D, Nguyen LL, Bendich I, Nguyen LL, Lewis CG, Huddleston JI, Duwelius PJ, Feeley BT, Bozic KJ. Higher patient expectations predict higher patient-reported outcomes, but not satisfaction, in total knee arthroplasty patients: a prospective multicenter study. J Arthroplasty. 2017;32(9S):S166–S170. https://doi.org/10.1016/j.arth.2017.01.008.

[15] Jassim SS, Douglas SL, Haddad FS. Athletic activity after lower limb arthroplasty: a systematic review of current evidence. Bone Joint J. 2014;96-B(7):923–927. https://doi.org/10.130 2/0301-620X. 96B7.31585.

[16] Lützner C, Postler A, Beyer F, Kirschner S, Lützner J. Fulfillment of expectations influence patient satisfaction 5 years after total knee arthroplasty. Knee Surg Sports Traumatol Arthrosc. 2019;27(7):2061–2070. https://doi.org/10.1007/s00167-018-5320-9.

[17] Husain A, Lee GC. Establishing realistic patient expectations following total knee arthroplasty. J Am Acad Orthop Surg. 2015;23(12):707–713. https://doi.org/10.5435/JAAOS-D-14-00049.

[18] Barber-Westin SD, Noyes FR. Aerobic physical fitness and recreational sports participation after total knee arthroplasty. Sports Health. 2016;8(6):553–560. https://doi. org/10.1177/1941738116670090.

[19] Piercy KL, Troiano RP, Ballard RM, Carlson SA, Fulton JE, Galuska DA, George SM, Olson RD. The physical activity guidelines for Americans. JAMA. 2018;320(19):2020–2028.

[20] Piercy KL, Troiano RP. Physical activity guidelines for Americans from the US department of health and human services: cardiovascular benefits and recommendations. Circ Cardiovasc Qual Outcomes. 2018;11(11):e005263.

[21] DiPietro L, Buchner DM, Marquez DX, Pate RR, Pescatello LS, Whitt-Glover MC. New scientific basis for the 2018 US Physical Activity Guidelines. J Sport Health Sci. 2019;8(3):197.

[22] U.S. Department of Health and Human Services. 2018 physical activity guidelines advisory committee scientific report. Washington, DC; 2018.

[23] Naylor JM, Pocovi N, Descallar J, Mills KA. Participation in regular physical activity after total knee or hip arthroplasty for osteoarthritis: prevalence, associated factors, and type. Arthritis Care Res. 2019;71(2):207–217. https://doi.org/10.1002/acr.23604.

[24] Rocha Da Silva R, Filardi De Oliveira P, Almeida Matos M. Sports activity after total knee arthroplasty. Ortop Traumatol Rehabil. 2018;20(2):133–138. https://doi. org/10.5604/01.3001.0012.0423.

[25] Hepperger C, Gfoller P, Abermann E, Hoser C, Ulmer H, Herbst E, Fink C. Sports activity is maintained or increased following total knee arthroplasty. Knee Surg Sports Traumatol Arthrosc. 2018;26(5):1515–1523. https://doi.org/10.1007/s00167-017-4529-3.

[26] Vielgut I, Leitner L, Kastner N, Radl R, Leithner A, Sadoghi P. Sports activity after low-contact- stress total knee arthroplasty - a long term follow-up study. Sci Rep. 2016;6:24630. https://doi.org/10.1038/srep24630.

[27] Bercovy M, Langlois J, Beldame J, Lefebvre B. Functional results of the ROCC(R) mobile bearing knee. 602 cases at midterm follow-up (5 to 14 years). J Arthroplasty. 2015;30(6):973–979. https://doi.org/10.1016/j.arth.2015.01.003.

[28] Mayr HO, Reinhold M, Bernstein A, Suedkamp NP, Stoehr A. Sports activity following total knee arthroplasty in patients older than 60 years. J Arthroplasty. 2015;30(1):46–49. https://doi. org/10.1016/j.arth.2014.08.021.

[29] Chang MJ, Kim SH, Kang YG, Chang CB, Kim TK. Activity levels and participation in physical activities by Korean patients following total knee arthroplasty. BMC Musculoskelet Disord. 2014;15:240. https://doi.org/10.1186/1471-2474-15-240.

[30] Long WJ, Bryce CD, Hollenbeak CS, Benner RW, Scott WN. Total knee replacement in young, active patients: long-term follow-up and functional outcome: a concise follow-up of a previous report. J Bone Joint Surg Am. 2014;96(18):e159. https://doi.org/10.2106/JBJS.M.01259.

[31] Argenson JN, Parratte S, Ashour A, Saintmard B, Aubaniac JM. The outcome of rotating-platform total knee arthroplasty with cement at a minimum of ten years of follow-up. J Bone Joint Surg Am. 2012;94(7):638–644. https://doi.org/10.2106/JBJS.K.00263.

[32] Jones DL, Bhanegaonkar AJ, Billings AA, Kriska AM, Irrgang JJ, Crossett LS, Kwoh CK. Differences between actual and expected leisure activities after total knee arthroplasty for osteoarthritis. J Arthroplasty. 2012;27(7):1289–1296. https://doi.org/10.1016/j.arth.2011.10.030.

[33] Kersten RF, Stevens M, van Raay JJ, Bulstra SK, van den Akker-Scheek I. Habitual physical activity after total knee replacement. Phys Ther. 2012;92(9):1109–1116. https://doi.org/10.2522/ptj.20110273.

[34] Meding JB, Meding LK, Ritter MA, Keating EM. Pain relief and functional improvement remain 20 years after knee arthroplasty. Clin Orthop Relat Res. 2012;470(1):144–149. https://doi.org/10.1007/s11999-011-2123-4.

[35] Bonnin M, Laurent JR, Parratte S, Zadegan F, Badet R, Bissery A. Can patients really do sport after TKA? Knee Surg Sports Traumatol Arthrosc. 2010;18(7):853–862. https://doi. org/10.1007/s00167-009-1009-4.

[36] Jackson JD, Smith J, Shah JP, Wisniewski SJ, Dahm DL. Golf after total knee arthroplasty: do patients return to walking the course? Am J Sports Med. 2009;37(11):2201–2204. https://doi. org/10.1177/0363546509339009.

[37] Dahm DL, Barnes SA, Harrington JR, Sayeed SA, Berry DJ. Patient-reported activity level after total knee arthroplasty. J Arthroplasty. 2008;23(3):401–407. https://doi.org/10.1016/j. arth.2007.05.051.

[38] Hopper GP, Leach WJ. Participation in sporting activities following knee replacement: total versus unicompartmental. Knee Surg Sports Traumatol Arthrosc. 2008;16(10):973–979. https://doi.org/10.1007/s00167-008-0596-9.

[39] Mont MA, Marker DR, Seyler TM, Jones LC, Kolisek FR, Hungerford DS. High-impact sports after total knee arthroplasty. J Arthroplasty. 2008;23(6 Suppl 1):80–84. https://doi.org/10.1016/j. arth.2008.04.018.

[40] Mont MA, Marker DR, Seyler TM, Gordon N, Hungerford DS, Jones LC. Knee arthroplasties have similar results in high- and low-activity patients. Clin Orthop Relat Res. 2007;460:165–173. https://doi.org/10.1097/BLO.0b013e318042b5e7.

[41] Walton NP, Jahromi I, Lewis PL, Dobson PJ, Angel KR, Campbell DG. Patient-perceived outcomes and return to sport and work: TKA versus mini-incision unicompartmental knee arthroplasty. J Knee Surg. 2006;19(2):112–116.

[42] Chatterji U, Ashworth MJ, Lewis PL, Dobson PJ. Effect of total knee arthroplasty on recreational and sporting activity. ANZ J Surg. 2005;75(6):405–408. https://doi. org/10.1111/j.1445-2197.2005.03400.x.

[43] Huch K, Muller KA, Sturmer T, Brenner H, Puhl W, Gunther KP. Sports activities 5 years after total knee or hip arthroplasty: the Ulm Osteoarthritis Study. Ann Rheum Dis. 2005;64(12):1715–1720. https://doi.org/10.1136/ard.2004.033266.

[44] Argenson JN, Parratte S, Ashour A, Komistek RD, Scuderi GR. Patient-reported outcome correlates with knee function after a single-design mobile-bearing TKA. Clin Orthop Relat Res. 2008;466(11):2669–2676. https://doi.org/10.1007/s11999-008-0418-x.

[45] Hanreich C, Martelanz L, Koller U, Windhager R, Waldstein W. Sport and physical activity following primary total knee arthroplasty: a systematic review and meta-analysis. J Arthroplasty. 2020;35(8):2274–2285.e2271. https://doi.org/10.1016/J.ARTH.2020.04.013.

[46] Frimpong E, McVeigh JA, van der Jagt D, Mokete L, Kaoje YS, Tikly M, Meiring RM. Light intensity physical activity increases and sedentary behavior decreases following total knee arthroplasty in patients with osteoarthritis. Knee Surg Sports Traumatol Arthrosc. 2019;27(7):2196–2205. https://doi.org/10.1007/s00167-018-4987-2.

[47] Harding P, Holland AE, Delany C, Hinman RS. Do activity levels increase after total hip and knee arthroplasty? Clin Orthop Relat Res. 2014;472(5):1502–1511. https://doi.org/10.1007/s11999-013-3427-3.

[48] Lutzner C, Kirschner S, Lutzner J. Patient activity after TKA depends on patient-specific parameters. Clin Orthop Relat Res. 2014;472(12):3933–3940. https://doi.org/10.1007/s11999-014-3813-5.

[49] Vissers MM, Bussmann JB, de Groot IB, Verhaar JA, Reijman M. Physical functioning four years after total hip and knee arthroplasty. Gait Posture. 2013;38(2):310–315. https://doi. org/10.1016/j.gaitpost.2012.12.007.

[50] Brandes M, Ringling M, Winter C, Hillmann A, Rosenbaum D. Changes in physical activity and health-related quality of life during the first year after total knee arthroplasty. Arthritis Care Res. 2011;63(3):328–334. https://doi.org/10.1002/acr.20384.

[51] de Groot IB, Bussmann HJ, Stam HJ, Verhaar JA. Small increase of actual physical activity 6 months after total hip or knee arthroplasty. Clin Orthop Relat Res. 2008;466(9):2201–2208. https://doi.org/10.1007/s11999-008-0315-3.

[52] Walker DJ, Heslop PS, Chandler C, Pinder IM. Measured ambulation and self-reported health status following total joint replacement for the osteoarthritic knee. Rheumatology (Oxford). 2002;41(7):755–758. https://doi.org/10.1093/rheumatology/41.7.755.

[53] Hoorntje A, Witjes S, Kuijer P, Bussmann JBJ, Horemans HLD, Kerkhoffs G, van Geenen RCI, Koenraadt KLM. Does activity-based rehabilitation with goal attainment scaling increase physical activity among younger knee arthroplasty patients? Results from the randomized controlled ACTION trial. J Arthroplasty. 2020;35(3):706–711. https://doi.org/10.1016/j. arth.2019.10.028.

[54] Jefferis BJ, Sartini C, Lee IM, Choi M, Amuzu A, Gutierrez C, Casas JP, Ash S, Lennnon LT, Wannamethee SG, Whincup PH. Adherence to physical activity guidelines in older adults, using objectively measured physical activity in a population-based study. BMC Public Health. 2014;14:382. https://doi.org/10.1186/1471-2458-14-382.

[55] Berkemeyer K, Wijndaele K, White T, Cooper A, Luben R, Westgate K, Griffin S, Khaw K-T, Wareham N, Brage S. The descriptive epidemiology of accelerometer-measured physical activity in older adults. Int J Behav Nutr Phys Act. 2016;13(1):2.

[56] Naal FD, Impellizzeri FM. How active are patients undergoing total joint arthroplasty?: a systematic review. Clin Orthop Relat Res. 2010;468(7):1891–1904. https://doi.org/10.1007/s11999-009-1135-9.

[57] Sparling PB, Howard BJ, Dunstan DW, Owen N. Recommendations for physical activity in older adults. BMJ (Clinical research ed). 2015;350:h100. https://doi.org/10.1136/bmj.h100.

[58] Garber CE, Blissmer B, Deschenes MR, Franklin BA, Lamonte MJ, Lee IM, Nieman DC, Swain DP. American College of Sports Medicine position stand. Quantity and quality of exercise for developing and maintaining cardiorespiratory, musculoskeletal, and neuromotor fitness in apparently healthy adults: guidance for prescribing exercise. Med Sci Sports

Exerc. 2011;43(7):1334–1359. https://doi.org/10.1249/MSS.0b013e318213fefb.

[59] Hammett T, Simonian A, Austin M, Butler R, Allen KD, Ledbetter L, Goode AP. Changes in physical activity after total hip or knee arthroplasty: a systematic review and meta-analysis of six- and twelve-month outcomes. Arthritis Care Res. 2018;70(6):892–901. https://doi. org/10.1002/acr.23415.

[60] Zahiri CA, Schmalzried TP, Szuszczewicz ES, Amstutz HC. Assessing activity in joint replacement patients. J Arthroplasty. 1998;13(8):890–895.

[61] Welk GJ, Kim Y, Stanfill B, Osthus DA, Calabro MA, Nusser SM, Carriquiry A. Validity of 24-h physical activity recall: physical activity measurement survey. Med Sci Sports Exerc. 2014;46(10):2014–2024. https://doi.org/10.1249/MSS.0000000000000314.

[62] Swanson EA, Schmalzried TP, Dorey FJ. Activity recommendations after total hip and knee arthroplasty: a survey of the American Association for Hip and Knee Surgeons. J Arthroplasty. 2009;24(6 Suppl):120–126. https://doi.org/10.1016/j.arth.2009.05.014.

[63] Meester SB, Wagenmakers R, van den Akker-Scheek I, Stevens M. Sport advice given by Dutch orthopaedic surgeons to patients after a total hip arthroplasty or total knee arthroplasty. PLoS One. 2018;13(8):e0202494. https://doi.org/10.1371/journal.pone.0202494.

[64] Vogel LA, Carotenuto G, Basti JJ, Levine WN. Physical activity after total joint arthroplasty. Sports Health. 2011;3(5):441–450. https://doi.org/10.1177/1941738111415826.

[65] Crombie IK, Irvine L, Williams B, McGinnis AR, Slane PW, Alder EM, McMurdo ME. Why older people do not participate in leisure time physical activity: a survey of activity levels, beliefs and deterrents. Age Ageing. 2004;33(3):287–292. https://doi.org/10.1093/ageing/afh089.

[66] Li F, Harmer PA, Cardinal BJ, Bosworth M, Acock A, Johnson-Shelton D, Moore JM. Built environment, adiposity, and physical activity in adults aged 50–75. Am J Prev Med. 2008;35(1):38–46. https://doi.org/10.1016/j.amepre.2008.03.021.

[67] Parks SE, Housemann RA, Brownson RC. Differential correlates of physical activity in urban and rural adults of various socioeconomic backgrounds in the United States. J Epidemiol Community Health. 2003;57(1):29–35.

[68] Trost SG, Owen N, Bauman AE, Sallis JF, Brown W. Correlates of adults' participation in physical activity: review and update. Med Sci Sports Exerc. 2002;34(12):1996–2001. https://doi.org/10.1249/01.MSS.0000038974.76900.92.

[69] Meier W, Mizner RL, Marcus RL, Dibble LE, Peters C, Lastayo PC. Total knee arthroplasty: muscle impairments, functional limitations, and recommended rehabilitation approaches. J Orthop Sports Phys Ther. 2008;38(5):246–256. https://doi.org/10.2519/jospt.2008.2715.

[70] Mistry JB, Elmallah RD, Bhave A, Chughtai M, Cherian JJ, McGinn T, Harwin SF, Mont MA. Rehabilitative guidelines after total knee arthroplasty: a review. J Knee Surg. 2016;29(3):201–217. https://doi.org/10.1055/s-0036-1579670.

[71] Piva SR, Teixeira PE, Almeida GJ, Gil AB, DiGioia AM 3rd, Levison TJ, Fitzgerald GK. Contribution of hip abductor strength to physical function in patients with total knee arthroplasty. Phys Ther. 2011;91(2):225–233. https://doi.org/10.2522/ptj.20100122.

[72] Marmon AR, McClelland JA, Stevens-Lapsley J, Snyder-Mackler L. Single-step test for unilateral limb ability following total knee arthroplasty. J Orthop Sports Phys Ther. 2013;43(2):66–73. https://doi.org/10.2519/jospt.2013.4372.

[73] Marmon AR, Milcarek BI, Snyder-Mackler L. Associations between knee extensor power and functional performance in patients after total knee arthroplasty and normal controls without knee pain. Int J Sports Phys Ther. 2014;9(2):168–178.

[74] Ko V, Naylor JM, Harris IA, Crosbie J, Yeo AE. The six-minute walk test is an excellent predictor of functional ambulation after total knee arthroplasty. BMC Musculoskelet Disord. 2013;14:145. https://doi.org/10.1186/1471-2474-14-145.

[75] Boonstra MC, De Waal Malefijt MC, Verdonschot N. How to quantify knee function after total knee arthroplasty? Knee. 2008;15(5):390–395. https://doi.org/10.1016/j.knee.2008.05.006.

第十一章 膝关节置换术后重返工作岗位

A. J. Kievit, M. U. Schafroth, P. P. F. M. Kuijer

鲁 超 许 鹏 / 译

小结

· 平均有 1/3 的患者在膝关节置换术后不能重返工作岗位。

· 患者术后 12 周左右可以返回工作岗位，但因患者之间存在较大差异，完全返回工作岗位可能需要 6 个月以上。

· 术后不能重返工作岗位的原因众多，已知的因素包括术前病假超过 2 周、女性、高体重指数（Body Mass Index，BMI）、与工作相关的膝关节症状、体力劳动。年龄、膝关节损伤和骨性关节炎评分（Knee Injury and Osteoarthritis Outcome Scores，KOOS）与不能重返工作岗位无相关性。

· 目前，还没有基于运动康复、积极转诊至职业医师或治疗师、多学科治疗等方面的研究，去评估这些因素对膝关节置换术后重返工作岗位的影响。

· 通过术前设定以患者现实工作为中心的康复活动目标，术前转诊给专业医生或治疗师以积极干预阻碍患者术后重返工作岗位的因素，更好地进行患者重返工作岗位的预期管理。同时，使用个性化的 e/m Health 设备包括活动跟踪器每天对膝关节置换术患者重返工作岗位进行活动管理。

11.1 引言

成功的膝关节置换（Knee Arthroplasty，KA）手术可以有效缓解膝关节疼痛、恢复膝关节功能，而这对于患者回归正常的社会活动至关重要。对许多患者来说，他们需要接受这样一个事实，那就是当他们膝关节置换术后重新返回到工作岗位时，他们"新"的膝关节并不会像他们以前健康膝关节时那样发挥同样的作用。近年来对初次膝关节置换术有着强烈需求的主要人群，不仅是以往 70 岁以上的老年人群，还有一些正在工作的相对年轻的患者[1]。瑞典膝关节置换登记系统显示，在过去 30 年中 45~65 岁接受全膝关节置换术（Total Knee Arthroplasty，TKA）的患者数量增加了 3 倍。德国作为膝关节置换术普及率最高的国家之一，预测研究显示到 2050 年 50~65 岁患者的 TKA 手术增长率最高。在使用相同数据库进行的另外一项研究认为，甚至到 2040 年，40~49 岁患者中 TKA 手术增长率也很明显[2, 3]。目前在一些国家，65 岁以下 TKA 患者占比高达 30%~40%。预计到 2030 年，美国将成为第一个年龄低于 65 岁行 TKA 手术患者占比最高的国家，而英国在 2035 年也将紧随其后[4, 5]。此外，在荷兰正在工作的人群中，因保守治疗有症状的膝骨关节炎产生的生产率和医药费用损失约为每人每月 871 欧元（1 欧元 ≈ 7.29 人民币），其中生产率损失占 83%，医疗费用占 17%[6]。

前期对于受雇佣者或自由职业在 TKA 术后重返工作岗位方面的研究较少。但由于近年来工作人群中需要行 TKA 手术的人数不断增长，因此，明确促进或阻碍 TKA 术后患者快速有效地返回工作岗位的影响因素非常重要。同时，需要明确周边医疗环境和社会支持度、患者从事的工作类型和总体健康状况对 TKA 患者术后重返工作岗位有哪些影响？这些因素之间是如何相互作用的？

尽管有关工作人群中行 TKA 手术的研究数据不断增加，但针对术后返回工作岗位的相关研究仍然较少。此外，患者对膝关节置换术手术后重返工作岗位的期望值也各不相同。值得注意的是，研究表明手术前有 72% 的患者预计 TKA 术后他们的工作能力会被提高。而 TKA 术后 6 个月，这一比例下降至 28%。而 TKA 术后 6 个月时有 34% 的人跪下非常困难，30% 的人下蹲困难，17% 的人攀爬困难[7]。

TKA 术后康复应用目标达成量表（Goal Attainment Scaling，GAS）对于管理术后功能活动的预期结果非常有帮助。膝关节置换术患者术前设定术后日常生活活动、工作和休闲时间目标后，发现单髁膝关节置换术（Unicompartmental Knee Arthroplasty，UKA）患者 100% 达到了这些目标，而 TKA 患者仅 82% 达到[8]。因此，当目标被设定并调整了期望值后，可能会改善预期结果。

更详细地了解膝关节置换术对患者重返工作的影响，有助于更好地确定膝关节置换术是否是解决患者疾病的最佳治疗方法。此外，对于 UKA 患者是否比 TKA 患者更快更好地重返工作岗位，尚缺乏相关的随机对照研究。虽然 UKA 手术报道翻修率较高，但相较 TKA，UKA 手术切口较小，患者术后功能活动恢复更好、甚至能够更快地重返体育运动，该结果的偏倚尚不清楚[9, 10]。

从广义上讲，医疗发展对于以结果为导向的医疗服务越来越感兴趣，即治疗要着眼于患者个体特点而定，而不应该以群体的分组结果而定。

以结果为导向进行治疗是真正以患者自身健康问题为导向进行治疗。它的目标就是治疗重点集中在患者需要解决的问题上，从而产生更好的决策和更及时的治疗工作指导。一项重要的有关 TKA 年龄的术后队列研究表明，即使在 1 年后，也只有 71% 的工人可完全返回工作岗位[11]。

11.2 在职人员行 TKA 的自我评价

为了研究患者行膝关节置换术手术前后在工作中遇到的活动困难，制定了在职患者骨性关节炎或关节置换量表（Work, Osteoarthritis or joint-Replacement Questionnaire，WORQ）[6]。WORQ 量表评估在工作中相关的 13 项活动，如下跪、双手低于膝盖工作以及在崎岖地形上行走，WORQ 量表的范围为 0~100，最小临床重要性差值为 13。通过因素分析、内部可信度和结构效度对 13 项问卷进行内部一致性检验。为分析个体和群体之间的标准测量误差、可靠性和最小可检测变化，进行了重复性测试。最后，分析了反应性（标准化反应平均值）、下限和上限效应以及可解释性（最小重要变化）。研究表明，WORQ 是一份可靠、有效、敏感的膝关节置换术术后调查问卷，可用于评估膝关节置换术前后膝关节对患者工作能力的影响[12]。

其他常用于 TKA 的患者自我报告结局量表（Patient-Reported Outcome Measures，PROM）包括 KOOS 量表、Oxford 量表和新版膝关节协会评分量表（KSS 评分量表）。这些量表主要是用来评估家庭生活活动，而不关注重返工作岗位后所需的活动。Gagnier 等对全膝关节置换患者的 PROMs

进行了回顾，使用公认的研究方法对其心理进行了严格的评估、比较和总结，该研究没有对所有的心理指标进行测评，但研究结果显示 WORQ 的总体评分最高，因此 WORQ 可以作为一项评估 TKA 患者 PROM 有用的量表[13, 14]。

在早期的横断面研究显示，手术前 2 年内在工作的患者约占 TKA 患者总人数的 1/3[15]。这些工作的患者功能活动中，改善最多的活动包括操作脚踏板、操作车辆以及在平地上站立和行走。改善最少的活动为下跪、下蹲和攀爬（图 11.1）。

工作能力指数（WAI，指数分值从 0~10）作为患者报告其在 TKA 术后完成工作情况的一种评价方式，该研究中有 50 例患者 WAI 得分在 5 分或以下。因此，TKA 显著但不同程度地降低了膝关节负重工作时的困难程度[15]。将 UKA 患者（中位 60 岁，51% 为男性）与 TKA 患者（中位 60 岁，49% 为男性）进行比较，发现两组患者的 WORQ 评分、WAI 评分改善情况无显著差异。两组患者对术后工作能力的不满情况也无显著差异（UKA 15%，TKA 18%）[16]。

11.3 TKA 和 UKA 术后重返工作岗位时间

据报道，TKA 和 UKA 术后患者可以再次回到工作岗位的比例为 70%~80%（表 11.1[16]）。在上述提到的一项多中心回顾性队列研究中，评估了因 TKA 停止工作到术后重返工作岗位的时间周期[10]。将 UKA 患者（$n=157$，中位 60 岁，51% 男性）与 TKA 患者（$n=167$，中位 60 岁，49% 男性）进行比较（$P > 0.05$），157 例 UKA 患者中有 115 例（73%）在 2 年内可重返工作岗位，而 TKA 患者中有 121 例（72%），此时两组比较无显著差异。而 UKA 患者在 3 个月内重返工作岗位的比例为 73%，而 TKA 为 48%（$P < 0.01$）（图 11.2）[16]。可见，相较 TKA 患者，UKA 患者在术后可更快地返回工作岗位，从而更早改善患者生活质量，提高患者参与社会活动的积极性。

11.4 不能重返工作岗位的影响因素

在荷兰的一项研究中应用 logistic 回归分析法，分析了患者膝关节置换术后不能重返工作岗位的相关危险因素[38]。该研究共纳入患者 167 例，其中有 46 例患者术后不能重返工作岗位。研究结果显示，术前病假超过 2 周（OR，12.5；90% CI 5.0~31.5）与不能重返工作岗位密切相关。同时，其他相关因素包括女性（OR，3.2；90% CI 1.3~8.2）、BMI 30（OR，2.8；90% CI 1.1~7.1）、患

图 11.1　在 T0（膝关节问题出现前）和 T2（TKA 术后 2 年）时间段，膝关节置换术后 WORQ 评分改善情况（%）

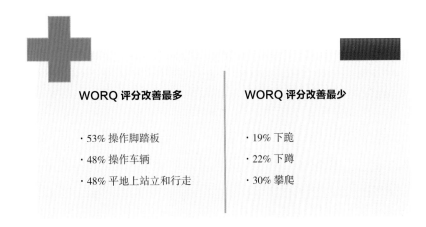

WORQ 评分改善最多	WORQ 评分改善最少
· 53% 操作脚踏板	· 19% 下跪
· 48% 操作车辆	· 22% 下蹲
· 48% 平地上站立和行走	· 30% 攀爬

表 11.1 膝关节置换术后返回工作岗位时间间的相关研究 [16]

笔者	杂志	发表 ID	年份	TKA 总人数（人）	UKA 总人数（人）	平均年龄（岁）	术前在工作的患者人数（人）	术后返回工作岗位的患者人数	返回工作岗位的人数占比（%）	返回工作的时间间隔（以周为中位数）	备注（术后评估时间）
Kievit 等[16]	KSSTA	31471724	2020		315	60	157	117	75	1 个月内 (27%) 3 个月内 (73%)	平均 3.1 年
Jinnah 等[17]	Surg Technol Int	29611158	2018		30		30			6.4	2、4、6、12 周
Scott 等[18]	Bone Joint J	28768780	2017	289		59.0	261	105	40	13.5	2~4 年
Stigmar 等[19]	Acta Orthop.	27996342	2017	4421		55.0	996	857	86	15	24 个月
Leichtenberg 等[20]	Ann R Coll Surg Engl	27138849	2016	120		56.0	56	50	89	—	12 个月
Bardgett 等[21]	BMJ Open	26832426	2016	10		54.0	10	10	100	9.4	8~35 个月
Tilbury 等[22]	Rheumatol Int.	26119221	2015	322		57.4	64	56	83	12.9	12 个月
Klein 等[23]	Knee Surg Sports Traumatol Arthrosc	25193567	2015	127		54.0	50	41	82	13	平均 21 个月
Belmont 等[24]	J Arthroplasty	25677939	2015	159		45.7	159	130	82		24 个月
Kievit 等[15]	J Arthroplasty	24524779	2013	480		66	173	121	70	12 周内 (50.4%)	24~86 个月
Glebus 等[25]	J Arthroplasty	23830502	2013	20	2	45.0	22	?	86		4.5 年
Sankar 等[26]	Osteoarthritis Cartilage	23774473	2013	494		57.5	170	144	85	1 个月内 (24%) 3 个月内 (57%)	1 年内

表 11.1（续）

笔者	杂志	发表 ID	年份	TKA 总人数（人）	UKA 总人数（人）	平均年龄（岁）	术前在工作的患者人数（人）	术后返回工作岗位的患者人数	返回工作岗位的人数占比（%）	返回工作的时间间隔（以周为中位数）	备注（术后评估时间）
Lombardi 等[27]	Clin Orthop Relat Res.	23761175	2013	661		54.0	494	482	98	8.9	12~36 个月
Clyde 等[28]	J Arthroplasty	23583541	2013	98		55.0	98	64	65	15.5	17~125 个月
Husted 等[29]	J Bone Joint Surg Br.	21357957	2011	421		68.3	82	46	56	—	24 个月
Styron 等[30]	J Bone Joint Surg Am.	21209263	2011	162		57.0	162	122	75	8.9	3 个月
Lyall 等[31]	Ann R Coll Surg Engl	19344550	2009	56		57.9	41	40	98	10	47~112 个月
Foote 等[32]	Knee	19632120	2009	41		54.1	27	22	82	12	14~61 个月
Foote 等[32]	Knee	19632120	2009		31	52.6	22	18	82	11	14~61 个月
Lombardi 等[33]	Clin Orthop Relat Res.	19225852	2009	113	113	62	—	—	—	8	2~52 个月
Walton 等[34]	J Knee Surg.	16642887	2006	120		71.5	21	17	81	—	
Jorn 等[35]	Acta Orthop Scand.	10569263	1999	102	60	56.0	88	52	59	26 周内（54%）	2 年内
Nielsen 等[36]	Ugeskr Laeger	10434787	1999	926		—	51	40	78	—	1 年内
Weingarten 等[37]	Am J Med.	9688019	1998	287		69.7	56	41	81	—	3~5 个月
Sumarized				9429	551	58	3285	2575	78	78	

者报告的与工作相关的膝关节症状（OR，5.3；90% CI 2.0~14.1）和膝关节高强度工作（OR，3.3；90% CI 1.2~8.9）。而年龄、KOOS 评分与不能重返工作岗位无相关性（图 11.3）。患者中尤其是那些需要膝关节高强度工作且术前病假时间＞2 周，同时膝关节症状与工作相关的肥胖女性工人，他们在 TKA 术后出现无法重返工作岗位的可能性很高。这些研究认为，对于 TKA 术后有不能重返工作岗位风险的患者应及时转诊以进行专业治疗指导极为重要。

Bardgett 等的一项定性研究中，纳入 50 例全膝关节置换患者，从患者角度出发确定了影响患者术后返回工作岗位的 3 个关键因素[39]。研究结果表明相较术前，膝关节置换术术后患者身体和心理方面均有所改善。影响膝关节置换术患者术后重返工作岗位的 3 个因素分别是：（1）膝关节

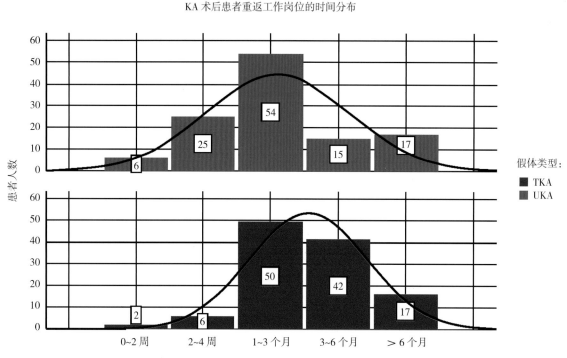

图 11.2　UKA（n=117）和 TKA（n=117）术后患者重返工作岗位时间分布

图 11.3　不能重返工作岗位的预后因素——logistic 回归分析[38]

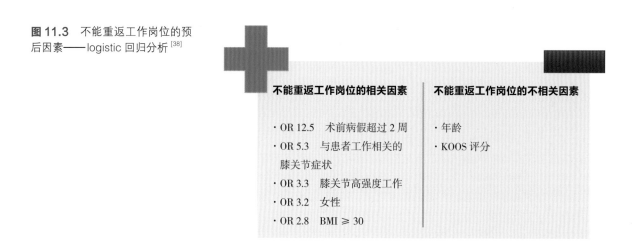

不能重返工作岗位的相关因素	不能重返工作岗位的不相关因素
·OR 12.5　术前病假超过 2 周 ·OR 5.3　与患者工作相关的 　　　　　膝关节症状 ·OR 3.3　膝关节高强度工作 ·OR 3.2　女性 ·OR 2.8　BMI ≥ 30	·年龄 ·KOOS 评分

置换术患者在术后没有得到促进其重返工作岗位的具体建议;（2）患者认为目前有关膝关节置换术的信息主要是针对老年患者的需求,术后重返工作岗位的建议需要更具体化、统一化;（3）患者指出工作场所缺乏提供重返工作岗位的相关支持和帮助,并会产生一些负面影响,而这些这些问题在考勤上无法反映[39]。

此外,重返工作岗位较晚的患者报告说,即使手术效果很好,但术后的合并症,特别是肌肉骨骼方面的问题,比如腰痛或者 OA 影响到其他关节,这些问题也会阻碍他们重返工作岗位[40]。然而,最近的一项有关膝关节置换术术后重返工作岗位的综述,分析了 14 项研究中的 3073 例患者,认为膝关节置换术后较慢或不能重返工作岗位的最主要因素为重体力工作和术前缺勤[41]。

11.5 促进膝关节置换术术后患者重返工作岗位的干预措施

值得注意的是,几乎没有促进膝关节置换术患者术后重返工作岗位干预措施的有效证据。尽管在膝关节置换术术后提供运动康复是比较普及的,但在 Ovid Medline 和 EMBASE 上的一项系统性文献回顾总结:"没有评价康复对膝关节置换术患者重返工作岗位的影响方面的研究"[42]。为了得出这一结论,在一名图书馆工作人员的帮助下进行了详细的搜索,该人员专门负责临床研究结果分析工作,尽管如此,3788 项研究仍由两名研究人员独立进行评估。如果研究范围扩大,也纳入一些综合治疗内容,如积极转诊至专科医生或理疗师,或包括健康管理软件,同样没有发现关于膝关节置换术患者重返工作方面的研究[43]。因此,为了制定专业的干预方案以为膝关节置换术患者日常活动的早日恢复提供帮助,贝克等采用了一种干预映射方法,包括 110 次利益相关者访谈和 152 项实践调查[44]。

干预措施包括信息资源、个性化的重返工作岗位计划以及医疗团队的协调。为了支持实施,创建了一系列工具（如职业检查量表、患者工作手册和雇主信息）、角色（如返回工作岗位的协调员）和培训资源。并对 26 例患者和工作人员进行了干预评估,结果显示他们对既定绩效目标的遵守率较高。总体研究结果表明,为膝关节置换术术后患者制定专业的干预措施是可以实现的。然而,该干预措施需要进行随机对照试验,以评估其临床效果和成本效益,从而提高重返工作岗位的比率和时间。

另外两项使用有限的资源,针对膝关节置换术患者重返工作岗位制订的干预措施分别为:GAS 和使用个性化的电子健康应用程序[45, 46]。GAS 通过患者和物理治疗师之间的密切合作,设定患者特定的、以活动为导向的康复目标,设定患者现实的期望状态,并确保在康复期间密切监控这些目标,从而实现基于运动的个体化康复。一项在 120 例工作年龄中进行的膝关节置换术术后患者随机对照试验（Randomized Controlled Trial,RCT）研究显示,与对照组照常规治疗相比,应用 GAS 后患者对工作中活动的满意度更高:从 0~100 分的量表中增加了 11 分,98% CI 为 2~19 分[45]。

对于 iRecover 应用程序,由 6 名骨科医生、3 名物理治疗师、5 名职业医生和 1 名助理医生组成的多学科专家小组就需要快速、普通、缓慢恢复的 27 项日常生活活动（包括工作中）的建议达成多学科专家共识[46]。这些共识建议被整合到 iRecover 应用程序的算法中（图 11.4）[47]。为了恢复工作相关的活动,将活动跟踪器和 GAS 联合应用,目前正在 368 名患者中进行主动随机性的评估（https://www.trialregister.nl/trial/8525）。

图 11.4 iRecover 应用程序的仪表板示例，为膝关节置换术患者提供定制的日常活动、工作的康复指导。提供不同康复状态（上两个面板），并通过可穿戴设备向患者身体活动提供反馈，指导患者朝着自我选择方向康复[47]

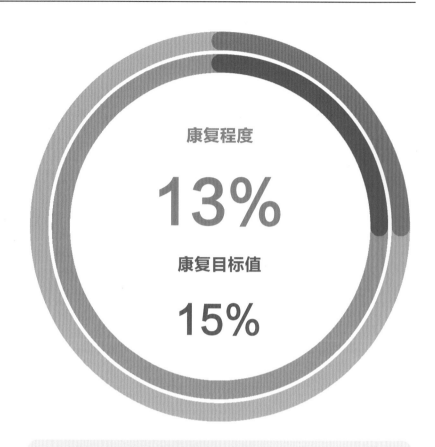

康复程度

13%

康复目标值

15%

下周可以继续参加的活动
· 步行 60min
· 骑车 30min
· 举重和（或）搬运 5kg

每天的总步数
每天的步行目标：6000 步 / d
每天的步数

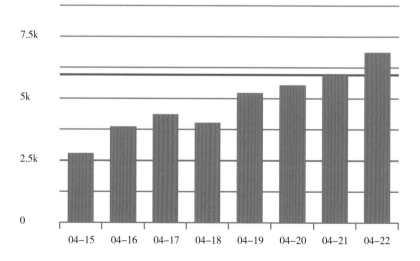

11.6　讨论

11.6.1　从个人和社会角度分析膝关节置换术的成本效益

尽管大多膝关节置换术患者可以在术后很好的重返工作岗位，但仍有一部分患者在术后并没有重返工作岗位。同样返回工作岗位的这部分人群，虽然不是各方面的功能得到完全恢复，但患者的总体满意度仍然很高。对患者和治疗人员来说，膝关节置换术术后返回工作岗位的时间以及工作相关的活动明显改善都是非常重要的，而这些术前的预期结果是患者满意的关键[48, 49]，这对于接近退休年龄的患者更是如此。患者平均在术后 3 个月可返回工作岗位，但从社会经济学的角度来看，目前还不清楚患者术前 3 个月病假期间花费以及手术费用是否可以潜在的提高生产率。而对于已经请全休病假的患者来说相对容易一些，因为膝骨性关节炎带来的问题导致他们无法完成工作，只能依靠膝关节置换术去改善。这种简单的成本效益分析对于仍能完成工作但效率较低的患者来说却不那么简单。

对于工作的人群他们的活动会因膝关节置换术手术得到充分改善吗？如前文所述，下跪和下蹲等活动仅轻度改善。因此，膝关节置换术会提高患者总体生活质量，但更多是针对接近退休年龄的水管工、园丁和建筑商而言，但该部分人群已不是社会主要生产力，手术后对社会的回报时间太短。另一方面，如果患者的工作主要是驾驶车辆，例如出租车司机或卡车司机，那么关节置换术对他们是有利的，因为他们的功能活动看上去有所改善。下一步需要研究对工作人群有利的手术时间点，以及是否将患者转诊至职业医师或治疗师对于膝关节置换术术后患者重返工作岗位有利，同时寻找工作人群膝关节置换术术后功能活动改善较少的解决方案。

11.6.2　单髁关节置换 / 全膝关节置换的选择

与 TKA 相比，似乎 UKA 患者可更早地返回工作岗位。尽管 UKA 的假体存活时间要短于 TKA，但针对前内侧膝关节骨性关节炎选择 UKA 是一个明智的选择。如果认为患者尽快返回工作至关重要，那么 UKA 可能是最佳选择。这对于那些个体经营者尤为适用。然而，如果患者认为选择使用年限更长的人工关节更重要，那么 TKA 术后返回工作岗位的时间虽长，但 TKA 仍是最佳选择。下一步重点将是将研究数据转化到临床，为不同工作需求的患者提供治疗方案。如果患者能更准确地了解 TKA 或 UKA 手术后重返工作的情况，那么他们是否会更满意，这将是一件有趣的事情。充分了解不同患者重返工作岗位的需求，就可以在治疗方案和治疗时机的选择上提供更好的指导。如果可以帮助患者尽快返回工作岗位，具体的物理治疗可以集中在工作中需要的活动上。可以通过术前和术后评估 WORQ 量表来测试干预措施的有效性。未来的研究不仅需要关注结果，还需要关注成本效益。在荷兰就业患者保守治疗有症状的膝关节骨关节炎，其生产率加上医疗费用损失总计为每个患者每月 871 欧元（生产率损失占 83%，医疗费占 17%[6]），因此更好地评估成本效益和成本效果将成为可能。有人可能会认为，膝关节置换术手术可能会降低这些成本。但如果膝关节置换术手术能在 3 个月后重返工作岗位时将生产率损失降至零，且膝关节置换术手术的总成本平均约为 10 000 欧元（1 欧元 ≈ 7.32 人民币）[50]，同时缺勤时间能缩短 12

个月（10 000/871）或更多，手术将产生积极的成本效益结果。然而，这些粗略的估计忽略了这样一个事实，即 3/10 的患者不会重返工作岗位，手术也会给这之外的患者带来不良后果。为了准确评估不同患者进行手术的最佳时间，新的前瞻性研究势在必行。未来研究面临的挑战是干预组和对照组之间的差异，不仅涉及手术的选择和时机，还涉及其他协变量，如预期管理、医疗和社会成本的量化（如生产率损失），以及全面可行的随访。有研究结果表明，在相对年轻的工作人员中，使用 TKA 治疗严重膝关节骨性关节炎其社会总经济成本明显低于非手术治疗[51]。最后，本章节笔者指出：治疗方案的选择，不仅局限在个体患者层面，还需考虑整个社会层面的影响。当决定治疗方案时，患者、医生、付款人和决策者必须考虑个体治疗成本和有效性，同时还要考虑到患者经治疗恢复后对社会产生的潜在收益[51]。

11.7 结论

膝关节置换术确保患者活跃以满足工作所需变得越来越重要。因此，不仅在临床实践和研究中，而且在指南制定中，这一重要结果应该得到更多的关注，尤其是在有效的多学科治疗方面。

参考文献

[1] Kuijer PPF, Burdorf A. Prevention at work needed to curb the worldwide strong increase in knee replacement surgery for working-age osteoarthritis patients. Scand J Work Environ Health. 2020;46(5):457–460.

[2] Klug A, Gramlich Y, Rudert M, Drees P, Hoffmann R, Weißenberger M, et al. The projected volume of primary and revision total knee arthroplasty will place an immense burden on future health care systems over the next 30 years. Knee Surg Sports Traumatol Arthrosc. 2020:1–12.

[3] Rupp M, Lau E, Kurtz SM, Alt V. Projections of primary TKA and THA in Germany from 2016 through 2040. Clin Orthop Relat Res. 2020;478(7):1622–1633.

[4] Kurtz S, Ong K, Lau E, Mowat F, Halpern M. Projections of primary and revision hip and knee arthroplasty in the United States from 2005 to 2030. J Bone Joint Surg Am. 2007;89(4):780–785.

[5] Culliford D, Maskell J, Judge A, Cooper C, Prieto-Alhambra D, Arden NK. Future projections of total hip and knee arthroplasty in the UK: results from the UK Clinical Practice Research Datalink. Osteoarthr Cartil. 2015;23(4):594–600.

[6] Hermans J, Koopmanschap MA, Bierma-Zeinstra SM, van Linge JH, Verhaar JA, Reijman M, et al. Productivity costs and medical costs among working patients with knee osteoarthritis. Arthritis Care Res (Hoboken). 2012;64(6):853–861.

[7] van Zaanen Y, van Geenen RCI, Pahlplatz TMJ, Kievit AJ, Hoozemans MJM, Bakker EWP, et al. Three out of ten working patients expect no clinical improvement of their ability to perform work-related knee-demanding activities after total knee arthroplasty: a multicenter study. J Occup Rehabil. 2019;29(3):585–594.

[8] Witjes S, Hoorntje A, Kuijer PP, Koenraadt KL, Blankevoort L, Kerkhoffs GM, et al. Goal setting and achievement in individualized rehabilitation of younger total and unicondylar knee arthroplasty patients: a cohort study. Arch Phys Med Rehabil. 2019;100(8):1434–1441.

[9] Kleeblad LJ, van der List JP, Zuiderbaan HA, Pearle AD. Larger range of motion and increased return to activity, but higher revision rates following unicompartmental versus total knee arthroplasty in patients under 65: a systematic review. Knee Surg Sports Traumatol Arthrosc. 2018;26(6):1811–1822.

[10] Witjes S, Gouttebarge V, Kuijer PP, van Geenen RC, Poolman RW, Kerkhoffs GM. Return to sports and physical activity after total and unicondylar knee arthroplasty: a systematic review and meta-analysis. Sports Med (Auckland, NZ). 2016;46(2):269–292.

[11] Hylkema TH, Stevens M, van Beveren J, Rijk PC, Brouwer RW, Bulstra SK, et al. Recovery courses of patients who return to work by 3, 6 or 12 months after total knee arthroplasty. J Occup Rehabil. 2021.

[12] Kievit AJ, Kuijer PPFM, Kievit RA, Sierevelt IN, Blankevoort L, Frings-Dresen MHW. A reliable, valid and responsive questionnaire to score the impact of knee complaints on work following total knee arthroplasty: the WORQ. J Arthroplasty.

2014;29(6):1169–1175.

[13] Terwee CB, Bot SD, de Boer MR, van der Windt DA, Knol DL, Dekker J, et al. Quality criteria were proposed for measurement properties of health status questionnaires. J Clin Epidemiol. 2007;60(1):34–42.

[14] Gagnier JJ, Mullins M, Huang H, Marinac-Dabic D, Ghambaryan A, Eloff B, et al. A systematic review of measurement properties of patient-reported outcome measures used in patients undergoing total knee arthroplasty. J Arthroplasty. 2017;32(5):1688–1697.e7.

[15] Kievit AJ, van Geenen RCI, Kuijer PPFM, Pahlplatz TMJ, Blankevoort L, Schafroth MU. Total knee arthroplasty and the unforeseen impact on return to work: a cross-sectional multicenter survey. J Arthroplasty. 2014;29(6):1163–1168.

[16] Kievit AJ, Kuijer P, de Haan LJ, Koenraadt KLM, Kerkhoffs G, Schafroth MU, et al. Patients return to work sooner after unicompartmental knee arthroplasty than after total knee arthroplasty. Knee Surg Sports Traumatol Arthrosc. 2020;28(9):2905–2916.

[17] Jinnah AH, Augart MA, Lara DL, Jinnah RH, Poehling GG, Gwam CU, et al. Decreased time to return to work using robotic-assisted unicompartmental knee arthroplasty compared to conventional techniques. Surg Technol Int. 2018;32:279–283.

[18] Scott CEH, Turnbull GS, MacDonald D, Breusch SJ. Activity levels and return to work following total knee arthroplasty in patients under 65 years of age. Bone Joint J. 2017;99-b(8):1037–1046.

[19] Stigmar K, Dahlberg LE, Zhou C, Jacobson Lidgren H, Petersson IF, Englund M. Sick leave in Sweden before and after total joint replacement in hip and knee osteoarthritis patients. Acta Orthop. 2017;88(2):152–157.

[20] Leichtenberg CS, Tilbury C, Kuijer P, Verdegaal S, Wolterbeek R, Nelissen R, et al. Determinants of return to work 12 months after total hip and knee arthroplasty. Ann R Coll Surg Engl. 2016;98(6):387–395.

[21] Bardgett M, Lally J, Malviya A, Deehan D. Return to work after knee replacement: a qualitative study of patient experiences. BMJ Open. 2016;6(2):e007912.

[22] Tilbury C, Leichtenberg CS, Tordoir RL, Holtslag MJ, Verdegaal SH, Kroon HM, et al. Return to work after total hip and knee arthroplasty: results from a clinical study. Rheumatol Int. 2015;35(12):2059–2067.

[23] Kleim BD, Malviya A, Rushton S, Bardgett M, Deehan DJ. Understanding the patient-reported factors determining time taken to return to work after hip and knee arthroplasty. Knee Surg Sports Traumatol Arthrosc. 2015;23(12):3646–3652.

[24] Belmont PJ Jr, Heida K, Keeney JA, Hamilton W, Burks R, Waterman BR. Return to work and functional outcomes following primary total knee arthroplasty in U.S. Military Servicemembers. J Arthroplasty. 2015;30(6):968–972.

[25] Glebus GP, Feather TW, Hsu JR, Gerlinger TL. Return to duty and deployment after major joint arthroplasty. J Arthroplasty. 2013;28(8):1270–1273.

[26] Sankar A, Davis AM, Palaganas MP, Beaton DE, Badley EM, Gignac MA. Return to work and workplace activity limitations following total hip or knee replacement. Osteoarthr Cartil. 2013;21(10):1485–1493.

[27] Lombardi AV Jr, Nunley RM, Berend KR, Ruh EL, Clohisy JC, Hamilton WG, et al. Do patients return to work after total knee arthroplasty? Clin Orthop Relat Res. 2014;472(1):138–146.

[28] Clyde CT, Goyal N, Matar WY, Witmer D, Restrepo C, Hozack WJ. Workers' compensation patients after total joint arthroplasty: do they return to work? J Arthroplasty. 2013;28(6):883–887.

[29] Husted H, Troelsen A, Otte KS, Kristensen BB, Holm G, Kehlet H. Fast-track surgery for bilateral total knee replacement. J Bone Joint Surg Br. 2011;93(3):351–356.

[30] Styron JF, Barsoum WK, Smyth KA, Singer ME. Preoperative predictors of returning to work following primary total knee arthroplasty. J Bone Joint Surg Am. 2011;93(1):2–10.

[31] Lyall H, Ireland J, El-Zebdeh MY. The effect of total knee replacement on employment in patients under 60 years of age. Ann R Coll Surg Engl. 2009;91(5):410–413.

[32] Foote JA, Smith HK, Jonas SC, Greenwood R, Weale AE. Return to work following knee arthroplasty. Knee. 2010;17(1):19–22.

[33] Lombardi AV Jr, Berend KR, Walter CA, Aziz-Jacobo J, Cheney NA. Is recovery faster for mobile-bearing unicompartmental than total knee arthroplasty? Clin Orthop Relat Res. 2009;467(6):1450–1457.

[34] Walton NP, Jahromi I, Lewis PL, Dobson PJ, Angel KR, Campbell DG. Patient-perceived outcomes and return to sport and work: TKA versus mini-incision unicompartmental knee arthroplasty. J Knee Surg. 2006;19(2):112–116.

[35] Jorn LP, Johnsson R, Toksvig-Larsen S. Patient satisfaction, function and return to work after knee arthroplasty. Acta Orthop Scand. 1999;70(4):343–347.

[36] Nielsen MB, Kristensen PW, Lamm M, Schroder HM. Knee alloplasty and working ability. The significance of knee alloplasty for working ability of patients who were working prior to surgery. Ugeskr Laeger. 1999;161(18):2666–2669.

[37] Weingarten S, Riedinger MS, Sandhu M, Bowers C, Ellrodt AG, Nunn C, et al. Can practice guidelines safely reduce hospital length of stay? Results from a multicenter interventional study. Am J Med. 1998;105(1):33–40.

[38] Kuijer PP, Kievit AJ, Pahlplatz TM, Hooiveld T, Hoozemans MJ, Blankevoort L, et al. Which patients do not return to work after total knee arthroplasty? Rheumatol Int. 2016;36(9):1249–1254.

[39] Bardgett M, Lally J, Malviya A, Kleim B, Deehan D. Patient-reported factors influencing return to work after joint replacement. Occup Med (Oxford, England). 2016;66(3):215–221.

[40] Hylkema TH, Brouwer S, Stewart RE, van Beveren J, Rijk PC, Brouwer RW, et al. Two-year recovery courses of physical and mental impairments, activity limitations, and participation restrictions after total knee arthroplasty among working-age patients. Disabil Rehabil. 2020:1–10.

[41] Van Leemput D, Neirynck J, Berger P, Vandenneucker H. Return to work after primary total knee arthroplasty under the age of 65 years: a systematic review. J Knee Surg. 2021.

[42] Kuijer P, van Haeren MM, Daams JG, Frings-Dresen MHW. Better return to work and sports after knee arthroplasty rehabilitation? Occup Med (Oxford, England). 2018;68(9): 626–630.

[43] Coenen P, Hulsegge G, Daams JG, van Geenen RC, Kerkhoffs GM, van Tulder MW, et al. Integrated care programmes for sport and work participation, performance of physical activities and quality of life among orthopaedic surgery patients: a systematic review with meta-analysis. BMJ Open Sport Exerc Med. 2020;6(1):e000664.

[44] Baker P, Coole C, Drummond A, Khan S, McDaid C, Hewitt C, et al. Occupational advice to help people return to work following lower limb arthroplasty: the OPAL intervention mapping study. Health Technol Assess (Winchester, England). 2020;24(45):1–408.

[45] Hoorntje A, Waterval-Witjes S, Koenraadt KLM, Kuijer P, Blankevoort L, Kerkhoffs G, et al. Goal attainment scaling rehabilitation improves satisfaction with work activities for younger working patients after knee arthroplasty: results from the randomized controlled ACTION trial. J Bone Joint Surg Am. 2020;102(16):1445–1453.

[46] Straat AC, Coenen P, Smit DJM, Hulsegge G, Bouwsma EVA, Huirne JAF, et al. Development of a personalized m/ehealth algorithm for the resumption of activities of daily life including work and sport after total and unicompartmental knee arthroplasty: a multidisciplinary delphi study. Int J Environ Res Public Health. 2020;17(14):4952.

[47] Coenen P, Straat C, Kuijer PP. Knee arthroplasty: a window of opportunity to improve physical activity in daily life, sports and work. BMJ Open Sport Exerc Med. 2020;6(1):e000822.

[48] Swarup I, Henn CM, Gulotta LV, Henn RF 3rd. Patient expectations and satisfaction in orthopaedic surgery: a review of the literature. J Clin Orthop Trauma. 2019;10(4):755–760.

[49] Deakin AH, Smith MA, Wallace DT, Smith EJ, Sarungi M. Fulfilment of preoperative expectations and postoperative patient satisfaction after total knee replacement. A prospective analysis of 200 patients. Knee. 2019.

[50] ZorgkaartNederland R. Wat kost een totale knieprothese? 2015. Available from: https://www.zorgkaartnederland. nl/aandoeningen/knievervanging/artikelen/wat-kost-een-totale-knieprothese.

[51] Bedair H, Cha TD, Hansen VJ. Economic benefit to society at large of total knee arthroplasty in younger patients: a Markov analysis. J Bone Joint Surg Am. 2014;96(2):119–126.

第十二章　膝关节置换术后实现患者满意和生活质量期望值的关键因素

Sue Barber-Westin, Frank R. Noyes

胡守业　许　鹏 / 译

12.1 引言

为了确定全膝关节置换术（Total Knee Arthroplasty，TKA）后实现患者满意和改善生活质量（Quality Of Life，QOL）的最重要因素，需使用有效的量表，且必须考虑其他因素的综合作用，例如精神和情绪问题以及其他关节的疼痛等。尽管有多种量表和问卷被用来评估患者术后的满意度，但有效性有待考证，并且最近关于这一主题的文献结论非常不一致。不同的是，QOL 测评量表体系具有明显的心理测量特征，并一直在以往的骨科文献中使用。许多术前和术后因素已被证实可以预测患者满意度。已经被证实并且最频繁使用的工具如生命质量调查量表 12（Medical Outcomes Short Form 12，SF-12，包括生理健康评分和心理健康评分）、西安大略和麦克马斯特大学骨性关节炎指数评分（Western Ontario And McMaster Universities Osteoarthritis Index，WOMAC）、膝关节协会评分（Knee Society Score，KSS），这些评分与患者术后满意和不满意程度之间的关系已经被证实。本章总结了目前关于确定患者满意度和生活质量的方法，以及初次 TKA 术后患者满意度的重要预测因素。

12.2 验证患者满意度和生活质量的量表

在确定患者满意度时常用到各种量表和一些问卷，然而有效性得到证实的很少，关于这一话题的最近的文献结果存在巨大差异。Kahlenberg 等[1]分析了 2007—2017 年间发表的 208 项关于 TKA 术后患者满意度的研究并对其做了系统评价，发现只有 27 项（13%）使用了有效量表，其中 15 项使用了 KSS 评分系统（2011 版），该系统从 5 个维度评估患者满意度（表 12.1）。确定满意度最常用的方法（127 项研究，61%）是使用单个未被验证的问题（如您对 TKA 结果的满意度如何？），问题可以用序数或李克特量表来回答（如 1= 非常满意，2= 比较满意，3= 勉强满意，4= 不满意，5= 非常不满意）。还有一种简单的二元评分法（满意：是或否；愿意再次接受手术：是或否），以及使用数字或视觉模拟评分（Visual Analogue Scale，VAS）。回顾分析了近期的文献，发现许多研究中使用了类似的单个问题[2-12]。

Clement 等[13]在一项纳入 2512 例 TKA 患者的研究，试图确定满意度问题的不同侧重点是否影响术后满意的比例和预测因素。这项研究使用了以前发表过的一份问卷，该问卷具有足够的可靠性、内部一致性，与 TKA 术后的生命质量调查量表 36（Medical Outcomes Short Form 36，SF-36）中生理健康评分（Physical Component Score，PCS）和 WOMAC 评分有一定的相关性[14]。这 4 个问题分别侧重总体结果、活动能力、工作能力和疼痛缓解上（表 12.2）。相比总体结果的满意度（89.8% 满意），关于疼痛缓解的满意率与其无明显差异（OR，0.5），然而患者更容易对活动和工作能力不满意（OR，1.47；P < 0.001）。笔者得出结论，满意度问题的侧重点可以影响 TKA 术后患者满意度的比率，并与 Kahlenberg 等[1]一致建议在未来的研究中应标准化患者满意度报告。

Teo 等[11]使用一般健康评分量表（如 SF-36 量表）调查 6659 例 TKA 患者的满意度，术后 2 年调查结果显示：非常好的患者比例 25%，很好 39%，良好 28%，一般 6%，差 1%，极差 < 1%。综合前 3 个类别，笔者报告总体满意度达到 92%。SF-36 PCS 评分最小临床显著差异（增加 ≥ 10 分）仅 68% 的患者满足。TKA 术后患者的总体满意率为 60%-100%[1, 13]，这种差异可能由于以下原因引起：（1）前文中讨论的用于确定患者满意度的问题侧重点不同；（2）相对于未经验证的单问题方法，研究中使用验证过的满意度测定量表；（3）对问题答案的解释不同（例如，在表中 12.2，将非常满意和满意结合起来形成一个单一的答案，而不是将两个答案分开）；（4）确定满意的标准

表 12.1 2011 版膝关节协会患者满意度评分量表[a]

问题
1. 当前，您对坐时膝关节疼痛的满意度如何
2. 当前，您对躺在床上时膝关节疼痛的满意度如何
3. 当前，您对下床时的膝关节功能的满意度如何
4. 当前，你在做一些简单的家务时对膝关节功能的满意度如何
5. 当前，您在进行休闲娱乐活动时对膝关节功能的满意度如何
量表（每个问题相同） 非常满意（8 分） 满意（6 分） 中性（4 分） 不满意（2 分） 非常不满意（0 分） 最高总分 40 分

a：摘自 Scuderi 等[53]

表 12.2 自我管理患者满意度量表[a]

问题
1. 您对手术结果的满意度如何
2. 您对手术改善疼痛的满意度如何
3. 您对手术提高您在家或院子里工作能力的满意度如何
4. 您对手术提高您进行娱乐活动能力的满意度如何
量表（每个问题相同） 非常满意 有点满意 有点不满意 非常不满意

a：摘自 Mahomed 等[14]

存在差异（例如，将非常满意和有点满意的患者分为一组[3, 15]）；（5）术前合并症和心理问题的影响。

在制定和验证生活质量量表方面已经开展很多的工作。最常用的量表包括 SF-36 量表（https://www.rand.org/health-care/surveys_tools/mos/36-item-short-form.html），SF-12 量表（https://www.rand.org/health-care/surveys_tools/mos/12-item-short-form.html）和欧洲五维健康量表（EuroQol Five Dimensions Questionaire，EQ-5D；https://euroqol.org/support/how-to-obtain-eq-5d/）。这些量表的信度、效度和响应度都得到了很好的验证[16-21]。Lan 等[22] 分析了 2005—2019 年 4616 篇文章在结局报告和患者报告的结局（Patient-Reported Outcome Measures，PROMs）测定工具使用的趋势，发现 2005 年只有 7 篇文章使用了生活质量量表，而 2019 年为 82 篇。2005 年，只有 1 篇发表的文章使用了 EQ-5D 量表，6 篇使用了 SF-36 量表，而 2019 年，23 篇文章使用了 EQ-5D 量表，30 篇文章使用了 SF-36 量表。这一变化表现为 EQ-5D 量表的使用显著增加，而 SF-36 量表的使用显著减少（两者比较 $P < 0.001$）。

最近研究表明，膝和髋骨关节炎生活质量量表（OsteoArthritis Knee and Hip Quality Of Life，OAKHQOL）和膝关节生活质量量表 26（Knee Quality Of Life-26，KQoL-26）[25, 26] 等特异性疾病的 PROM 可被明确用于评估 TKA 术后患者的生活质量。然而，到目前为止，很少有文献使用这些测定量表。

12.3 患者满意度的预测因素

大量研究分析了 TKA 术后患者满意度的预测因子和相关因素[3, 9, 10, 27-35]。Walker 等[12] 发现，术后 1 年的 WOMAC 评分量表可用于预测 2578 例患者的满意度，量表在疼痛、功能、僵硬和总分 4 个方面制定了优秀、良好、一般和差的分类。患者的满意度由一个问题决定（如您对膝关节置换手术的结果有多满意？），答案采用四点李克特量表（非常满意、基本满意、比较不满意和非常不满意）。采用接受者工作特征曲线（Receiver Operating Characteristic，ROC）确定预测满意度各组 WOMAC 得分的总阈值。非常满意与满意的阈值（表 12.3）和满意与不满意的阈值见表 12.4。

Bryan 等[3] 使用多变量分析模型来预测 515 例患者 TKA 术后 6 个月的满意度以及术后 6 个月至 12 个月的满意度变化（表 12.5）。术前 WOMAC 疼痛评分（OR，2.65；$P < 0.001$）、SF-12 心理健康评分（MCS；OR，3.25；$P=0.001$）和 SF-12 生理健康评分（PCS；OR，3.16；$P=0.002$）以及从术前到术后 6 个月的疼痛水平变化（OR，2.31；$P < 0.001$）可预测患者术后 6 个月的满意

表 12.3　预测满意患者非常满意的 WOMAC 评分阈值 [a]

WOMAC	阈值	敏感性、特异性	AUC	95% CI	P 值
疼痛	> 78	80，76	80.6	78.0~82.2	< 0.001
功能	> 72	76，77	80.1	78.1~82.0	< 0.001
僵硬	> 69	77，71	75.9	73.7~78.2	< 0.001
总计	> 75	75，75	81.7	83.5~79.8	< 0.001

AUC. ROC 曲线下面积；CI. 置信区间
a：摘自 Walker 等[12]

表 12.4　预测患者满意与不满意的 WOMAC 评分阈值 [a]

WOMAC	阈值	敏感性、特异性	AUG	95% CI	P 值
疼痛	＞ 58	75，60	71.8	67.5~76.0	＜ 0.001
功能	＞ 54	68，65	71.1	67.1~75.1	＜ 0.001
僵硬	＞ 56	54，72	65.5	61.2~69.9	＜ 0.001
总计	＞ 56	68，67	72.3	68.3~76.2	＜ 0.001

a：摘自 Walker 等 [12]

表 12.5　影响患者满意度的因素

研究	分析类型	因素	Odds 值	95% CI	P 值
Bryan 等 [3]	多变量模型	术前 WOMAC 疼痛	2.65	1.76~4.01	＜ 0.001
		术前 SF-12 MCS	3.25	1.67~6.34	0.001
		术前 SF-12 PCS	3.16	1.50~6.65	0.002
		术后 WOMAC 疼痛（6 个月）	2.31	1.49~3.56	＜ 0.001
Rooks [10]	单变量	术前影像学为中重度 OA	0.17	0.04~0.88	0.03
	单变量	男性	NA	NA	0.05
	单变量	术后可以跪	0.10	0.01~0.80	0.005
	单变量	患者再次接受手术	NA	NA	＜ 0.001
Lutzner [9]	多变量模型	术后 KSS 评分（5 年）	NA	0.02~0.07	＜ 0.001
		满足预期 HSS-KRFES	NA	0.01~0.05	0.005
Clement [27]	单变量	年龄＜ 55 岁：自变量（注：对混杂变量进行调整时，不作为预测因子）	0.54	0.37~0.79	0.001
Jain [28]	单变量	术后 HSS-KRFES 调查（6 个月）	NA	NA	＜ 0.001
	单变量	术后 HSS-KRFES 调查（12 个月）	NA	NA	＜ 0.001
Hamilton [29]	多变量模型	满足术前期望	2.62	2.24~3.07	＜ 0.001
		达到缓解疼痛目的	2.40	2.00~2.87	＜ 0.001
		满意的住院体验	1.67	1.45~1.91	＜ 0.001
		术后 OKS 评分（12 个月）	1.08	1.05~1.10	＜ 0.001
		术前 OKS 评分	0.95	0.93~0.97	＜ 0.001
Matsuda [30]	线性回归	患者年龄较轻（年龄线 NA）	NA	NA	0.02
	线性回归	术后下肢力线外翻	NA	NA	0.04
Merle-Vincent [31]	多变量模型	无并发症	6.6	1.8~24.7	0.004
		年龄≥ 70 岁	3.9	1.1~14.3	0.04
		术前 BMI ＜ 27kg/m²	0.1	0.03~0.7	0.02
		关节间隙狭窄评分＞ 3 分	3.9	1.1~14.3	0.04
Furu [32]	逐步回归	术后 KSS 功能评分（12 个月）	NA	NA	＜ 0.01
		术后 KSS 症状评分（12 个月）	NA	NA	＜ 0.01
		术后膝关节伸肌等长肌力（12 个月）	NA	NA	＜ 0.01
Nakahara [33]	多变量模型	术后行走和站立（5 年，KSS 评分）	NA	NA	0.02
		术后上下一层楼梯（5 年，KSS 评分）	NA	NA	＜ 0.01
		术后进出汽车（5 年，KSS 评分）	NA	NA	＜ 0.01
		术后横向移动（5 年，KSS 评分）	NA	NA	＜ 0.01

表 12.5（续）

研究	分析类型	因素	Odds 值	95% CI	*P* 值
Baker[34]	多变量模型	术后 OKS 疼痛评分（随访时间 NA）	0.77	0.74~0.79	< 0.001
		术后 OKS 功能评分（随访时间 NA）	0.88	0.87~0.90	< 0.001
		70~80 岁	1.23	1.01~1.49	< 0.05
		男性	1.19	1.01~1.39	< 0.05

HSS-KRFES. 特种外科医院膝关节置换期望值调查表；KSS. 膝关节协会评分；MCS. 精神健康评分；NA. 未得到（参数）；OA. 骨性关节炎；OKS. 牛津膝关节评分；PCS. 生理健康评分；WOMAC. 西安大略省和麦克马斯特大学骨性关节炎指数评分

度。WOMAC 疼痛评分（OR，1.24；*P*=0.001）、SF-12 PCS 评分（OR，1.55；*P*=0.005）和 SF-12 MCS 评分（OR，1.30；*P*=0.01）可预测术后 6 个月到 12 个月的满意度变化。

Rooks 等[10] 研究了 420 例骨性关节炎（Osteoarthritis，OA）患者术前影像严重程度［Kellgren-Lawrence（K-L）分级］与 TKA 术后 2~3 年满意度之间的关系。通过选择非常满意，对膝关节没有顾虑；部分满意，有一些顾虑；或不满意来确定患者的满意度。总的来说，76% 的患者表示非常满意，20% 表示部分满意，4% 表示不满意。男性患者（OR，0.29；*P*=0.05）、术后能下跪的患者（OR，0.10；*P*=0.005）和术前 K-L 3~4 级的患者满意度更高（OR，0.17；*P*=0.03）。术前轻度影像学改变的 OA 患者满意度（64% 非常满意）低于中度和重度患者（76% 非常满意）。

Lutzner 等[9] 报道，在他们的多变量分析模型中，两个变量可以预测 TKA 术后 5 年的患者满意度：KSS 评分量表（*P* < 0.001）和特种外科医院膝关节置换期望值调查表（Hospital For Special Surgery Knee Replacement Fulfillment Of Expectations Survey，HSS-KRES）患者期望值的实现程度（*P*=0.005）。研究报告只有 59% 的患者达到了的期望值。而包括性别、年龄、美国麻醉师协会身体状况分类、体质指数（Body Mass Index，BMI）、再次手术干预、假体设计和 SF-36 评分与满意度无关。

Clement 等[27] 对 2589 名 TKA 患者进行了术后 1 年的随访，发现年龄小于 55 岁并不是患者满意度的独立预测因素。尽管该年龄组的患者满意度低于≥ 55 岁的患者，比那些年龄≥ 55 岁的患者更可能感到不满意，但采用调整混杂变量的逻辑回归分析显示，年龄并不是预测总体结果、疼痛缓解、重返工作或活动能力这 4 方面满意度的独立预测因素。

Jain 等[28] 采用 HSS-KRES 量表预测了 83 例患者在 TKA 术后 6 个月、12 个月的满意度（*P* < 0.001），患者满意度采用上述 Clement 等[13] 发表的 4 个问题的方法来评估（表 12.2）。也有其他研究发现更高的期望值满足率可以预测较高患者术后的满意度[29, 36-38]。在 Deakin 等报道的一系列研究中，术前期望值可预测 TKA 术后 12 个月患者的满意度[4]。在 HSS-KRES 量表的 17 个项目中，13 个项目与总体满意度显著相关。

Hamilton 等[29] 在 4709 例 TKA 患者的队列研究中报道，患者的总体满意度可由满足术前期望值（OR，2.62；*P* < 0.001）、疼痛缓解率（OR，2.40；*P* < 0.001）和满意的住院体验（OR，1.67；*P* < 0.001）来预测，这 3 个因素预测了 97% 的患者总体满意度的变化。术前和术后 12 个月的牛津膝关节评分（Oxford Knee Score，OKS）也是重要的预测因素（OR，分别为 0.95 和 1.08；*P* < 0.001），但这些分数在算法中的权重很小。年龄、性别、合并症和住院时间等因素并不能预测患

者满意度。Matsuda 等[30]报道，375 例患者 TKA 术后平均随访 5 年，患者满意度与性别、BMI、主要诊断和术后关节活动度之间没有关系，高龄（$P=0.02$）和下肢内翻力线（$P < 0.05$）与患者满意度负相关（结果更差）。

Merle-Vincent 等[31]报道了 4 个因素可以预测 TKA 术后 2 年的患者满意度（237 例患者）：无并发症（OR，6.6；$P=0.004$），年龄 ≥ 70 岁（OR，3.9；$P < 0.05$），术前 BMI < 27kg/m^2（OR，0.1；$P < 0.05$），以及关节间隙狭窄评分 > 3 分（$P < 0.05$）。

Furu 等[32]对 28 例 TKA 患者研究中报道，TKA 术后 1 年的 KSS 功能评分、KSS 症状评分和膝关节伸肌等长肌力是预测患者满意度的重要因素（$P < 0.01$）。

Perez-Prieto 等[39]比较了 200 例抑郁症患者（术前依据老年抑郁症量表）和 516 例非抑郁症患者术后 1 年的满意度，发现对结果感到满意或非常满意的患者比例没有明显差异（分别为 79% 和 85%）。

Ponzio 等[40]报道，术前由 HSS-KRES 确定的患者期望值与术后 2 年的满意度之间没有关联。研究者将 1008 例活跃的患者与 1008 例不活跃的患者进行匹配，研究发现在疼痛缓解、日常活动能力和总体满意度方面，两组患者相当。活跃组中对参加休闲活动能力感到满意的患者比例更高（72% 比 63%，$P=0.0003$）。

Kunze 等[7]报道了一个包含 11 个项目的膝关节调查表用以确定初次 TKA 术后患者的满意度的敏感性和阴性预测值。该调查表（0~100 分）由两位受过培训的资深外科医生填写，包括骨赘的位置和数量、屈曲挛缩、髌骨厚度与软组织阴影比值、膝关节既往手术史、肥胖、糖尿病、合并症的数量和类型、药物过敏、术前使用阿片类药物、关节炎病因，以及吸烟史（表 12.6）。484 名患者在术后平均随访 1.5 年，使用二元（是或否）问题和连续量表（1~10）来确定患者的满意度，得分越高的患者满意度越高（OR，1.03；$P=0.003$）。研究表明，BMI 和年龄并不是患者满意度的重要预测因素。ROC 分析发现膝关节调查表得分 96.5 分具有 97.5% 的敏感性和 93.0% 的特异性，换句话说，97.5% 不满意的患者的调查得分 < 96.5，膝关节调查得分 ≤ 96.5 增加了术后不满意的概率。

Van Onsem 等[41]开发了一个 10 个项目的问卷预测模型来预测患者的满意度（以 2011 版 KSS 评分量表作对比），问卷问题选自常用的 PROMs，由 113 例患者在术前完成。TKA 术后 3 个月，88% 的患者被评为满意组，研究者认为模型可以准确地预测患者满意度。然而，该模型只能解释 36% 的满意度变化，并且后续关于这一模型的研究未能验证其预测价值[5, 42]。Calkins 等[42]报道，145 例患者在 TKA 术后 3 个月随访，该模型无法预测患者的满意度。Halawi 等[5]分析了 203 名患者的数据，认为这个模型不能预测 TKA 术后患者的满意度或不满意度。

12.4 患者不满意的预测因素

很多术前和术后因素都与术后患者不满意有关（表 12.7）[15, 27, 40, 43-51]。在一项对 3324 例 TKA 患者的研究中，Clement 等[44]发现高龄、BMI 增加、无高血压是患者术后 1 年对娱乐活动能力不满意的独立预测因素。在另一项研究中，Clement 等[27]对 2589 例患者进行了为期 1 年的 TKA 术后随访，发现糖尿病（OR，0.63；$P=0.02$）、肝病（OR，0.36；$P=0.01$）、抑郁（OR，0.58；$P=0.008$）、背痛（OR，0.42；$P < 0.0001$），术前较低的 SF-12 PCS 评分（OR，1.04；$P=0.009$）和

表 12.6　患者术前特征在 TKA 术后满意度预测模型中的应用 [a]

因素	范围	分数
体质指数（kg/m²）	20~30 35~35 35~40 40~50 ＞50	10 8 5 0 −5
药物过敏	0 1~2 3~4 ＞4	10 8 0 −5
骨赘	内侧、外侧、髌股和后侧 内侧、髌股和后侧 内侧和髌股 仅内侧 没有	10 8 5 0 −5
髌骨厚度与髌前软组织投影	比值＞1 比值 0.8~1 比值 0.5~0.79 比值＜0.5	10 5 0 −5
屈曲挛缩（°）	0~5 5~10 10~20 20~30 ＞30 或反屈	10 8 5 0 −5
糖尿病	无糖尿病 HgbAlc＜7.5 的 NIDDM NIDDM 与 HgbAlc 7.5~8.5 NIDDM 与 HgbAlc 8.5~9.5 IDDM 或 NIDDM 与 HgbAlc＞9.5	10 8 5 0 −5
阿片类药物	无服用史 术前服用＜3 个月 术前服用＞3 个月	10 0 −5
合并症评分（基于 #）。如果患者有＞5 种合并症，包括纤维肌痛或抑郁症，得分为 −5	0 1~2 3~4 5 ＞5 任何纤维肌痛或抑郁症的报告	10 8 5 0 −5 −5
膝关节手术史	无 TKA 前＞1 年 1 次膝关节镜检查 ＞1 次膝关节镜检查或 TKA 前一年内 1 次 切开关节手术史不伴内固定 切开关节手术史伴内固定	10 8 5 0 −5
手术指征	原发性 OA 继发性 OA 炎性 DJD 创伤后 DJD/ 骨坏死	10 8 5 0
吸烟史	无 戒烟＞10 年 戒烟＜10 年 仍在吸烟	10 5 0 −5

DJD. 退行性关节病；IDDM. 胰岛素依赖型糖尿病；NIDDM. 非胰岛素依赖型糖尿病；OA. 骨性关节炎

a：摘自 Kunze 等 [7]

表 12.7 患者不满意的预测因素

研究	分析类型	因素	Odds 值	95% CI	P 值
Clement[44]	双变量回归（对娱乐活动能力不满意）	高龄	1.03	1.01~1.04	0.008
		体重指数增加	1.05	1.01~1.08	0.01
		无高血压	0.66	0.47~0.94	0.02
Clement[27]	双变量回归	糖尿病	0.63	0.42~0.93	0.02
		肝病	0.36	0.16~0.80	0.01
		抑郁症	0.58	0.39~0.87	0.008
		背痛	0.42	0.30~0.59	< 0.001
		术前 SF-12 PCS 评分低	1.04	1.01~1.06	0.009
		术前 SF-12 MCS 评分低	1.01	1.00~1.03	0.04
Ponzio[40]	多变量回归	查尔森合并症指数 1~2（对整体结果不满意）	1.90	NA	0.01
		查尔森合并症指数 1~2（对疼痛缓解不满意）	2.3	NA	0.001
		女性（对疼痛缓解不满意）	1.7	NA	0.03
		术前 SF-12 PCS 评分低（娱乐活动能力不满意）	1.04	NA	0.005
		术前 SF-12 PCS 评分低（家务或庭院劳动能力不满意）	1.03	NA	0.04
		术前 SF-12 PCS 评分低（总体结果不满意）	1.03	NA	0.04
		术前 SF-12 MCS 评分低（生活质量不满意）	1.02	NA	0.03
Ali[47]	多变量回归（与满意患者相比）	术后 VAS 疼痛评分低	NA	NA	< 0.001
		焦虑或抑郁	NA	NA	0.001
		关节活动度差	NA	NA	< 0.001
Nazzai[45]	T 检验（与满意患者相比）	与术前相比，术后步行距离更短，改善程度较差	NA	NA	< 0.05
		与术前相比，术后爬楼梯层数更少，改善程度较差	NA	NA	< 0.05
		与术前相比，VAS 疼痛评分更低，改善程度较差	NA	NA	< 0.05
Schnurr[46]	逻辑回归	Kellgren-Lawrence Ⅱ级关节炎（与Ⅳ级相比）	2.96	1.61~5.44	< 0.001
		Kellgren-Lawrence Ⅲ级关节炎（与Ⅳ级相比）	2.55	1.70~3.84	< 0.001
Barrack[48]	多变量	总收入 < 25 000 美元，膝关节功能，	2.29	1.13~4.64	0.02
		收入 < 25 000 美元，日常活动的能力	2.01	1.03~3.83	< 0.05
		收入 < 25 000 美元，疼痛缓解	2.49	1.23~5.04	0.01
		女性，膝关节功能	3.13	1.54~6.35	0.002
		女性，日常活动的能力	1.76	1.01~3.07	< 0.05
		女性，疼痛缓解	2.03	1.06~3.07	< 0.05

表 12.7（续）

研究	分析类型	因素	Odds 值	95% CI	P 值
Bourne[15]	逻辑回归	未达到预期	10.66	NA	< 0.05
		术前静息痛	2.36	NA	< 0.05
		因并发症需再入院	1.86	NA	< 0.05
		高龄	1.03	NA	< 0.05
		术前 WOMAC 功能评分低	1.01	NA	< 0.05
		术后 WOMAC 疼痛评分低	2.45	NA	< 0.05
		术后 WOMAC 功能评分低	2.46	NA	< 0.05
Scott[49]	多元回归	术前 SF-12 MCS 评分低	NA	NA	< 0.001
		抑郁症	NA	NA	< 0.001
		其他关节疼痛	NA	NA	< 0.001
		SF-12 术后评分低	NA	NA	< 0.001
		OKS 疼痛改善差	NA	NA	< 0.001
Kim[50]	多元回归	术前 WOMAC 疼痛评分低	7.6	2.3~25.1	0.001
		术后关节活动度减小	2.1	1.5~2.9	< 0.001
Du[51]	逻辑回归	术后 WOMAC 疼痛评分低	1.9	NA	< 0.001

BMI. 体质指数；MCS. 心理健康评分；PCS. 身体健康评分；WOMAC. 西安大略和麦克马斯特大学骨关节炎指数；VAS. 视觉模拟量表；NA. 未得到（参数）

SF-12MCS 评分（OR，1.01；P=0.04）增加了患者不满意的风险。

Ponzio 等[40] 报告了患者并患病（CCI 指数 1~2）与 TKA 术后的总体结果（OR，1.0；P=0.01）和疼痛缓解（OR，2.3；P=0.001）不满意之间的显著相关性。女性患者对疼痛缓解的不满意度高于男性患者（OR，1.7；P < 0.05）。较低术前 SF-12 PCS 评分和 SF-12 MCS 评分与几个相应维度的不满意度有关。

据 Nazzal 等[45] 报道，满意和不满意患者术后 3 个月 VAS 疼痛评分（分别为 2.69 和 2.9；P=0.01）存在显著差异、最大步行距离（分别为 503m 和 334m；P=0.03）和最大爬楼梯次数（分别为 40 次和 33 次；P=0.02）均有显著性差异。

Barrack 等[48] 研究了社会经济因素对患者不满意度的影响，发现那些年收入低于 25 000 美元（2014 年）的患者对整体膝关节功能、日常活动能力和疼痛缓解程度不满意的概率更大，患者术前 3 个月内工作与否和少数族裔对结果没有影响。

Scott 等[49] 在一项对 1217 例 TKA 患者的研究中报道了与术后 1 年患者不满意度相关的 5 个因素：术前较低的 SF-12 MCS 评分、抑郁症、其他关节疼痛、术后较低的 SF-12 评分和 OKS 疼痛评分改善不明显。

Lizaur-Utrilla 等[52] 分析了导致 TKA 临床失败的因素（定义为 KSS 评分 < 70 分），在 412 例患者的队列中，术后平均随访 5.8 年。多变量回归分析表明，临床失败的预测因素包括两种以上合并症的高 CCI 指数（OR，2.11；P=0.03），较低 KSS 功能评分（OR，0.76；P=0.006）和较差的术前 WOMAC 疼痛评分（OR，0.3；P=0.01）。

12.5 结论

为了确定 TKA 术后患者满意度和生活质量提高的最重要因素，必须采用经过验证的有效量表，并考虑诸如心理和情绪问题以及其他关节疼痛等综合因素的影响。虽然已用各种量表和问题来评价患者的满意度，但很少有人去对量表进行验证，并且最近关于这个话题的文献内容差异很大。许多因素已经被证明可以预测患者的满意度，包括满足患者术前期望值，术后功能改善和疼痛缓解、KSS、OKS 量表评分。预测患者不满意的因素包括两种或两种以上的合并症，女性、抑郁症以及术前 SF-12 评分和 WOMAC 评分。术前医患交流时应讨论这些因素，对手术结果提供预测，还需要进一步的研究，以制订标准化和有效的满意度测定方法。此外，还需要制定适当的策略和干预措施，以便在需要时调整预期结果，从而提高患者术后结果和满意度。

参考文献

[1] Kahlenberg CA, Nwachukwu BU, McLawhorn AS, Cross MB, Cornell CN, Padgett DE. Patient satisfaction after total knee replacement: a systematic review. HSS J. 2018;14(2):192–201. https://doi.org/10.1007/s11420-018-9614-8.

[2] Bierke S, Häner M, Karpinski K, Hees T, Petersen W. Midterm effect of mental factors on pain, function, and patient satisfaction 5 years after uncomplicated total knee arthroplasty. J Arthroplasty. 2020;35(1):105–111. https://doi.org/10.1016/j.arth.2019.08.008.

[3] Bryan S, Goldsmith LJ, Davis JC, Hejazi S, MacDonald V, McAllister P, Randall E, Suryaprakash N, Wu AD, Sawatzky R. Revisiting patient satisfaction following total knee arthroplasty: a longitudinal observational study. BMC Musculoskelet Disord. 2018;19(1):423. https://doi.org/10.1186/s12891-018-2340-z.

[4] Deakin AH, Smith MA, Wallace DT, Smith EJ, Sarungi M. Fulfilment of preoperative expectations and postoperative patient satisfaction after total knee replacement. A prospective analysis of 200 patients. Knee. 2019;26(6):1403–1412. https://doi.org/10.1016/j.knee.2019.07.018.

[5] Halawi MJ, Jongbloed W, Baron S, Savoy L, Williams VJ, Cote MP. Patient dissatisfaction after primary total joint arthroplasty: the patient perspective. J Arthroplasty. 2019;34(6):1093–1096. https://doi.org/10.1016/j.arth.2019.01.075.

[6] Hamilton DF, Lane JV, Gaston P, Patton JT, Macdonald DJ, Simpson AH, Howie CR. Assessing treatment outcomes using a single question: the net promoter score. Bone Joint J. 2014;96-B(5):622–628. https://doi.org/10.1302/0301-620X.96B5.32434.

[7] Kunze KN, Akram F, Fuller BC, Zabawa L, Sporer SM, Levine BR. Internal validation of a predictive model for satisfaction after primary total knee arthroplasty. J Arthroplasty. 2019;34(4):663–670. https://doi.org/10.1016/j.arth.2018.12.020.

[8] Lange JK, Lee YY, Spiro SK, Haas SB. Satisfaction rates and quality of life changes following Total knee arthroplasty in age-differentiated cohorts. J Arthroplasty. 2018;33(5):1373–1378. https://doi.org/10.1016/j.arth.2017.12.031.

[9] Lützner C, Postler A, Beyer F, Kirschner S, Lützner J. Fulfillment of expectations influence patient satisfaction 5 years after total knee arthroplasty. Knee Surg Sports Traumatol Arthrosc. 2019;27(7):2061–2070. https://doi.org/10.1007/s00167-018-5320-9.

[10] Rooks K, Houdek D, Obaid H, Dust W. Primary total knee arthroplasty: correlation between preoperative radiographic severity of arthritis and postoperative patient satisfaction. J Knee Surg. 2020. https://doi.org/10.1055/s-0040-1710384.

[11] Teo BJX, Koh JSB, Jiang L, Allen JC, Yeo SJ, Howe TS. Association of the 36-item short form health survey physical component summary score with patient satisfaction and improvement 2 years after total knee arthroplasty. JAMA Netw Open. 2019;2(2):e190062. https://doi.org/10.1001/jamanetworkopen.2019.0062.

[12] Walker LC, Clement ND, Bardgett M, Weir D, Holland J, Gerrand C, Deehan DJ. The WOMAC score can be reliably used to classify patient satisfaction after total knee arthroplasty. Knee Surg Sports Traumatol Arthrosc. 2018;26(11):3333–3341. https://doi.org/10.1007/s00167-018-4879-5.

[13] Clement ND, Bardgett M, Weir D, Holland J, Gerrand C, Deehan DJ. The rate and predictors of patient satisfaction after total knee arthroplasty are influenced by the focus of the question: a standard satisfaction question is required. Bone Joint J. 2018;100-b(6):740–748. https://doi.org/10.1302/0301-620x.100b6.Bjj-2017-1292.R1.

[14] Mahomed N, Gandhi R, Daltroy L, Katz JN. The self-administered patient satisfaction scale for primary hip and knee arthroplasty. Arthritis. 2011;2011:591253. https://doi. org/10.1155/2011/591253.

[15] Bourne RB, Chesworth BM, Davis AM, Mahomed NN, Charron KD. Patient satisfaction after total knee arthroplasty: who is satisfied and who is not? Clin Orthop Relat Res. 2010;468(1):57–63. https://doi.org/10.1007/s11999-009-1119-9.

[16] Devlin NJ, Brooks R. EQ-5D and the EuroQol group: past, present and future. Appl Health Econ Health Policy. 2017;15(2):127–137. https://doi.org/10.1007/s40258-017-0310-5.

[17] EuroQOL. EuroQol--a new facility for the measurement of health-related quality of life. Health Policy. 1990;16(3):199–208. https://doi.org/10.1016/0168-8510(90)90421-9.

[18] Gandhi SK, Salmon JW, Zhao SZ, Lambert BL, Gore PR, Conrad K. Psychometric evaluation of the 12-item short-form health survey (SF-12) in osteoarthritis and rheumatoid arthritis clinical trials. Clin Ther. 2001;23(7):1080–1098.

[19] McHorney CA, Ware JE, Rachel JF, Sherbourne CD. The MOS 36-item short-form health survey (SF-36): III. Tests of data quality, scaling assumptions, and reliability across diverse patient groups. Med Care. 1994;32(1):40–66.

[20] McHorney CA, Ware JE, Raczek AE. The MOS 36-item short-form health survey (SF-36): II. Psychometric and clinical tests of validity in measuring physical and mental health constructs. Med Care. 1993;31(3):247–263.

[21] Ware J Jr, Kosinski M, Keller SD. A 12-Item Short-Form Health Survey: construction of scales and preliminary tests of reliability and validity. Med Care. 1996;34(3):220–233.

[22] Lan RH, Bell JW, Samuel LT, Kamath AF. Evolving outcome measures in total knee arthroplasty: trends and utilization rates over the past 15 years. J Arthroplasty. 2020. https://doi. org/10.1016/j.arth.2020.06.036.

[23] Rat A-C, Coste J, Pouchot J, Baumann M, Spitz E, Retel-Rude N, Le Quintrec J-S, Dumont-Fischer D, Guillemin F. OAKHQOL: a new instrument to measure quality of life in knee and hip osteoarthritis. J Clin Epidemiol. 2005;58(1):47–55.

[24] Rat A-C, Pouchot J, Coste J, Baumann C, Spitz E, Retel-Rude N, Baumann M, Le Quintrec J-S, Dumont-Fischer D, Guillemin F. Development and testing of a specific quality-of-life questionnaire for knee and hip osteoarthritis: OAKHQOL (OsteoArthritis of Knee Hip Quality Of Life). Joint Bone Spine revue du rhumatisme. 2006;73(6):697–704.

[25] Garratt AM, Brealey S, Robling M, Atwell C, Russell I, Gillespie W, King D, Team DT. Development of the knee quality of life (KQoL-26) 26-item questionnaire: data quality, reliability, validity and responsiveness. Health Qual Life Outcomes. 2008;6:48. https://doi. org/10.1186/1477-7525-6-48.

[26] Chuang L-H, Garratt A, Brealey S. Comparative responsiveness and minimal change of the Knee Quality of Life 26-item (KQoL-26) questionnaire. Qual Life Res. 2013;22(9):2461–2475.

[27] Clement ND, Walker LC, Bardgett M, Weir D, Holland J, Gerrand C, Deehan DJ. Patient age of less than 55 years is not an independent predictor of functional improvement or satisfaction after total knee arthroplasty. Arch Orthop Trauma Surg. 2018;138(12):1755–1763. https://doi. org/10.1007/s00402-018-3041-7.

[28] Jain D, Nguyen LL, Bendich I, Nguyen LL, Lewis CG, Huddleston JI, Duwelius PJ, Feeley BT, Bozic KJ. Higher patient expectations predict higher patient-reported outcomes, but not satisfaction, in total knee arthroplasty patients: a prospective multicenter study. J Arthroplasty. 2017;32(9S):S166–S170. https://doi.org/10.1016/j.arth.2017.01.008.

[29] Hamilton DF, Lane JV, Gaston P, Patton JT, Macdonald D, Simpson AH, Howie CR. What determines patient satisfaction with surgery? A prospective cohort study of 4709 patients following total joint replacement. BMJ Open. 2013;3(4). https://doi.org/10.1136/bmjopen-2012-002525.

[30] Matsuda S, Kawahara S, Okazaki K, Tashiro Y, Iwamoto Y. Postoperative alignment and ROM affect patient satisfaction after TKA. Clin Orthop Relat Res. 2013;471(1):127–133. https://doi. org/10.1007/s11999-012-2533-y.

[31] Merle-Vincent F, Couris CM, Schott AM, Conrozier T, Piperno M, Mathieu P, Vignon E, Osteoarthritis Section of the French Society for R. Factors predicting patient satisfaction 2 years after total knee arthroplasty for osteoarthritis. Joint Bone Spine revue du rhumatisme. 2011;78(4):383–386. https://doi.org/10.1016/j.jbspin.2010.11.013.

[32] Furu M, Ito H, Nishikawa T, Nankaku M, Kuriyama S, Ishikawa M, Nakamura S, Azukizawa M, Hamamoto Y, Matsuda S. Quadriceps strength affects patient satisfaction after total knee arthroplasty. J Orthop Sci. 2016;21(1):38–43. https://doi.org/10.1016/j.jos.2015.10.002.

[33] Nakahara H, Okazaki K, Mizu-Uchi H, Hamai S, Tashiro Y, Matsuda S, Iwamoto Y. Correlations between patient satisfaction and ability to perform daily activities after total knee arthroplasty: why aren't patients satisfied? J Orthop Sci. 2015;20(1):87–92. https://doi.org/10.1007/s00776-014-0671-7.

[34] Baker PN, van der Meulen JH, Lewsey J, Gregg PJ, National Joint Registry for E, Wales. The role of pain and function in determining patient satisfaction after total knee replacement. Data from the National Joint Registry for England and Wales. J Bone Joint Surg. 2007;89(7):893–900. https://doi.org/10.1302/0301-620X. 89B7.19091.

[35] Swarup I, Henn CM, Gulotta LV, Henn RF 3rd. Patient expectations and satisfaction in orthopaedic surgery: a review of the literature. J Clin Orthop Trauma. 2019;10(4):755–760. https://doi.org/10.1016/j.jcot.2018.08.008.

[36] Noble PC, Conditt MA, Cook KF, Mathis KB. The John Insall Award: patient expectations affect satisfaction with total knee arthroplasty. Clin Orthop Relat Res. 2006;452:35–43. https://doi.org/10.1097/01.blo.0000238825.63648.1e.

[37] Scott CE, Bugler KE, Clement ND, MacDonald D, Howie CR, Biant LC. Patient expectations of arthroplasty of the hip and knee. J Bone Joint Surg. 2012;94(7):974–981. https://doi.org/1 0.1302/0301-620X. 94B7.28219.

[38] Hafkamp FJ, Gosens T, de Vries J, den Oudsten BL. Do dissatisfied patients have unrealistic expectations? A systematic review and best-evidence synthesis in knee and hip arthroplasty patients. EFORT Open Rev. 2020;5(4):226–240. https://doi.org/10.1302/2058-5241.5.190015.

[39] Perez-Prieto D, Gil-Gonzalez S, Pelfort X, Leal-Blanquet J, Puig-Verdie L, Hinarejos P. Influence of depression on total knee arthroplasty outcomes. J Arthroplasty. 2014;29(1):44–47. https://doi.org/10.1016/j.arth.2013.04.030.

[40] Ponzio DY, Chiu YF, Salvatore A, Lee YY, Lyman S, Windsor RE. An analysis of the influence of physical activity level on total knee arthroplasty expectations, satisfaction, and outcomes: increased revision in active patients at five to ten years. J Bone Joint Surg Am. 2018;100(18):1539–1548. https://doi.org/10.2106/jbjs.17.00920.

[41] Van Onsem S, Van Der Straeten C, Arnout N, Deprez P, Van Damme G, Victor J. A new prediction model for patient satisfaction after total knee arthroplasty. J Arthroplasty. 2016;31(12):2660–2667 e2661. https://doi.org/10.1016/j.arth.2016.06.004.

[42] Calkins TE, Culvern C, Nahhas CR, Della Valle CJ, Gerlinger TL, Levine BR, Nam D. External validity of a new prediction model for patient satisfaction after total knee arthroplasty. J Arthroplasty. 2019;34(8):1677–1681. https://doi.org/10.1016/j.arth.2019.04.021.

[43] Gunaratne R, Pratt DN, Banda J, Fick DP, Khan RJK, Robertson BW. Patient dissatisfaction following total knee arthroplasty: a systematic review of the literature. J Arthroplasty. 2017;32(12):3854–3860. https://doi.org/10.1016/j.arth.2017.07.021.

[44] Clement ND, Walker LC, Merrie K, Bardgett M, Weir D, Holland J, Deehan DJ. Which patients are satisfied with their overall outcome but dissatisfied with their return to recreational activities after total knee arthroplasty? Knee. 2019;26(1):258–266. https://doi.org/10.1016/j. knee.2018.09.013.

[45] Nazzal MI, Bashaireh KH, Alomari MA, Nazzal MS, Maayah MF, Mesmar M. Relationship between improvements in physical measures and patient satisfaction in rehabilitation after total knee arthroplasty. Int J Rehabil Res. 2012;35(2):94–101. https://doi.org/10.1097/MRR.0b013e32834df63c.

[46] Schnurr C, Jarrous M, Gudden I, Eysel P, Konig DP. Pre-operative arthritis severity as a predictor for total knee arthroplasty patients' satisfaction. Int Orthop. 2013;37(7):1257–1261. https://doi.org/10.1007/s00264-013-1862-0.

[47] Ali A, Sundberg M, Robertsson O, Dahlberg LE, Thorstensson CA, Redlund-Johnell I, Kristiansson I, Lindstrand A. Dissatisfied patients after total knee arthroplasty: a registry study involving 114 patients with 8-13 years of followup. Acta Orthop. 2014;85(3):229–233. https://doi.org/10.3109/17453674.2014.916487.

[48] Barrack RL, Ruh EL, Chen J, Lombardi AV Jr, Berend KR, Parvizi J, Della Valle CJ, Hamilton WG, Nunley RM. Impact of socioeconomic factors on outcome of total knee arthroplasty. Clin Orthop Relat Res. 2014;472(1):86–97. https://doi.org/10.1007/s11999-013-3002-y.

[49] Scott CE, Howie CR, MacDonald D, Biant LC. Predicting dissatisfaction following total knee replacement: a prospective study of 1217 patients. J Bone Joint Surg. 2010;92(9):1253–1258. https://doi.org/10.1302/0301-620X. 92B9.24394.

[50] Kim TK, Chang CB, Kang YG, Kim SJ, Seong SC. Causes and predictors of patient's dissatisfaction after uncomplicated total knee arthroplasty. J Arthroplasty. 2009;24(2):263–271. https://doi.org/10.1016/j.arth.2007.11.005.

[51] Du H, Tang H, Gu JM, Zhou YX. Patient satisfaction after posterior-stabilized total knee arthroplasty: a functional specific analysis. Knee. 2014;21(4):866–870. https://doi.org/10.1016/j. knee.2014.03.007.

[52] Lizaur-Utrilla A, Gonzalez-Parreno S, Miralles-Munoz FA, Lopez-Prats FA, Gil-Guillen V. Patient-related predictors of treatment failure after primary total knee arthroplasty for osteoarthritis. J Arthroplasty. 2014;29(11):2095–2099. https://doi.org/10.1016/j.arth.2014.07.011.

[53] Scuderi GR, Bourne RB, Noble PC, Benjamin JB, Lonner JH, Scott WN. The new knee society knee scoring system. Clin Orthop Relat Res. 2012;470(1):3–19. https://doi.org/10.1007/s11999-011-2135-0.